히포크라시

NO _____

DATE _____   COMPLAINT _*hypocrisy*_

NAME _*modern medicine*_   DATE OF BIRTH _*amphibolic*_

히포크라시

히포크라테스를 배신한 현대 의학

AUTHORS
레이첼 부크바인더 · 이언 해리스

TRANSLATOR
임선희

PATIENT MEDICAL HISTORY
*hypochondriasis*

IMPRESSION
*R/O Opioid-induced hyperalgia*

*R/O Incidentaloma*

*R/O Fever of Unknown Origin*

Hippocrasy: How doctors are betraying their oath

Published by Chaeksesang
ISBN 979-11-5931-955-6 03510
KRW 22,000

TREATMENT
*observation*

책세상

이 책을 부모님들께 바친다.

책을 쓸 기회도, 동기도, 능력도 그분들 덕택에 생겼으므로.

또한 지식을 추정하기보다 찾는 이들에게 이 책을 바친다.

차례

히포크라테스 선서

1964년 루이스 라자냐가 작성한 현대판 선서

나는 내 최선의 능력과 판단력을 다해 이 서약을 이행할 것을 맹세합니다.

앞서간 선배 의사들이 힘들게 얻은 과학적 성과를 존중하고 나의 지식을 후배 의사들과 기꺼이 공유하겠습니다.

아픈 이들을 위해 필요한 모든 조치를 취하되 과잉 치료와 치료적 허무주의라는 두 가지 함정에 빠지지 않겠습니다.

의학에는 과학뿐 아니라 기술적인 부분이 있다는 점, 온정과 공감과 이해심이 외과의사의 칼이나 약사의 약을 능가할 수 있음을 명심하겠습니다.

'모른다'고 말하기를 수치스러워하지 않겠습니다. 환자의 회복을 위해 다른 의사의 솜씨가 필요할 때 동료에게 도움을 요청하겠습니다.

환자의 사생활을 존중하겠습니다. 환자의 비밀을 세상이 알게 된다면 환자는 내게 그것을 드러내지 않을 것이기 때문입니다. 무엇보다 생사 문제에 각별히 주의해야 합니다. 생명을 구할 기회가 주어진다면 감사할 뿐입니다. 생명을 앗아갈 힘이 내 능력 안에 있을 수도 있습니다. 지극히 겸허하게 자신의 나약함을 의식하면서 이 막중한 책임을 대할 것입니다. 무엇보다 신 놀음을 하지 말아야 할 것입니다.

내가 발열 차트나 악성 신생물을 치료하는 것이 아니라 질병으로 가족과 경제적 안정에 영향을 받을 수 있는 아픈 이를 치료하고 있음을 명심하겠습니다. 아픈 이들을 제대로 돌보려 한다면 질병에 관련된 이러한 문제들도 나의 책임하에 들어옵니다.

가능한 한 질병을 예방하겠습니다. 예방이 치료보다 낫기 때문입니다.

내가 병약한 사람뿐 아니라 건전한 마음과 몸을 지닌 모든 동료 인간들에 대한 특별한 의무를 갖는 사회의 일원임을 명심하겠습니다.

이 선서를 어기지 않는다면 나는 삶과 기술을 향유하고 살아 있는 동안 존경받으며 이후에는 애정을 담아 기억되게 하소서. 항상 나의 소명이 가진 훌륭한 전통을 보존토록 행동하게 하시고 나의 도움을 구하는 사람들을 치유하는 기쁨을 오래도록 누리게 하소서.

들어가는 말

수많은 의과 대학생들이 히포크라테스 선서나 그와 유사한 선서를 하고('무엇보다 해를 끼치지 말라' 같은 문구를 낭송) 졸업한다. 그런데도 오늘날 우리의 의료 시스템은 인간의 건강을 크게 위협하는 것 중 하나가 되어버렸다. 의사이자 연구자로서 우리 두 필자는 의학의 상당 부분이 애초에 하기로 했던 일, 즉 건강 개선이라는 일을 하지 않고 있음을 경험으로 안다. 현대 의료는 대중이 의료에 접하는 횟수를 극대화하면서 끊임없이 처방, 수술, 검사, 스캔하도록, 또 과학보다 사업을 우선시하도록 설계되었다. 이러한 시스템에서는 왜곡된 유인책과 의도치 않은 결과가 만연하며, 서비스를 제공받는 사람의 건강이 반드시 개선된다는 보장이 없다. 그로 인해 의료가 효율적·효과적으로 이루어지기 어렵고 돈이 낭비되며 피해가 생긴다.

우리는 근골격계 의학 분야의 의사이다. 이언은 정형외과 전문의이고 레이첼은 류머티스내과 전문의이며, 둘 다 과학 기반 의학 분야에서 국제적으로 인정받는 학자들이기도 하다. 우리 연구의 목표는 특정 의료 행위의, 사람들이 흔히 인식하는 것과는 매우 다른 진정한 가치를 판단하는 것이다. 두 필자 모두 그간 상당수의 글을 발표했는데, 과학 논문과 일반인 대상의 글이 합쳐서 1000편가량 된다. 이언은 외과 시술 다수가 효과 없다는 사실을 폭로한《가짜 수술: 누구도 말해주지 않는 비과학적 수술의 진실》

이라는 대중서를 저술했다. 《히포크라시》는 여기서 한 걸음 더 나아가, 탄생에서 죽음에 이르기까지 의료를 하나의 전체로 살펴본다. 학술 작업뿐 아니라 개별 환자를 진료한 임상 경험에도 근거하고 있다.

의학과 그것이 실행되는 방식을 보면 볼수록, 또 우리를 비롯한 연구자들의 연구 결과를 알면 알수록 의사들이 뭔가 잘못 생각하고 있다는 확신이 커진다. 의사들은 일상적으로 과잉 치료를 하며 치료가 끼친 해는 축소 보고되거나 적게 인식된다. 의사들은 종종 과학을 무시하거나 오해하고, 애초에 모르는 경우도 있다. 그리고 이러한 문제들은 의사 자신의 개인적 편견에서 비롯한다.

의사들은 다른 의사들의 선례를 모범 삼아 그것이 옳다고 전제하는 도제 제도 아래서 훈련받는다. 비판적 사고방식과 과학적 기술을 익히고 나서야 우리가 하는 많은 행위들이 쓸모없거나 해롭거나 둘 다임을 알아차린다. 두 필자는 여느 훌륭한 과학자가 연구 대상을 바라보듯 의사 역시 의학을 대할 때 자신의 편견을 인식하고 거기에서 벗어나, 공정한 (과학적) 방법을 이용해 당연시되는 기존 사고방식에 의문을 제기해야 함을 깨달았다.

두 필자는 수련 과정이나 직업적 경력에서는 서로 겹치지 않지만 매우 비슷한 궤적을 그려왔다. 각자 전문 분야 수련을 마친 후 우리는 스승들이 권장한 표준 관행에 의문을 품게 되었다. 둘 다 증거 기반 의학(임상 역학) 석사 학위를 받았고 이후 같은 분야에서 박사 학위를 받았다. 이러한 심화 학습을 통해 현대 의학에 강한 회의를 품었고 스스로 제기한 많은 질문에 답할 수 있는 과학 도구를 갖출 수 있었다. 그에 따라 통상적인 치료법의 효과를 연구하고, 비효과적인 치료법을 유해하게 쓰거나 남용하는 것에 반대하는 목소리를 내기 시작했다. 그러다 보니 불가피하게 두 사람의 노선이 겹쳤는데, 처음에는 같은 학술 행사들에 참석하면서 잠깐씩 보다가 2014년 옥스퍼드에서 열린 제2회 '과잉진단예방학회Preventing Overdiagnosis Conference'가 우리에게 확실한 계기가 되었다. 그 학회에서 동맹을 맺은 우리는 이후 여러 연구비를 따내고 임상시험, 지침, 그 외 프로젝트 등 학문적 지향을 함께하며 긴밀히 협력해왔다.

우리뿐 아니라 많은 이들이 현대 의학에 만연한 유해성과 과잉 치료를 인식하고 글을 썼다. 유수의 의학 잡지와 전 세계적인 운동 차원에서도 과잉 치료, 의료적 위해, 과잉 진단 및 '정상normal'의 의료화에 문제를 제기했다. 예를 들어 영국 의사 협회지인《영국 의학 저널》의〈과도한 의료Too Much Medicine〉와《미국 의사협회 저널》의〈적을수록 풍요롭다Less Is More〉는 그 문제만 정기적으로 다루는 섹션이다. 임상 의사가 주도하는 '현명한 선택Choosing Wisely' 운동의 경우 의학의 전문 분야별로 의사와 환자가 의문을 제기해봐야 할 검사나 치료, 또는 시술법 상위 다섯 가지씩을 선정하며, 현재 여러 국가에 지부를 두고 있다. 매년 열리는 과잉진단예방학회 같은 국제 학술 회의, 호주의 '더현명한의료연합Wiser Healthcare collaboration'처럼 같은 생각을 가진 의사와 의료 전문가, 학계, 소비자가 만든 단체 역시 이 책에서 제기하는 문제들을 구체적으로 다룬다. 안타까운 점은, 아직 이러한 개념을 일반적으로 알고 있거나 모두가 받아들이지는 않았다는 것이다. 그건 의사든 일반 대중이든 마찬가지다.

　우리는 의사들이 악의적이라고, 즉 효과가 없거나 해로운 치료를 의도적으로 권한다고 말하는 것이 결코 아니다. 많은 의사들이 이러한 비판을 제대로 인지하지 못한 채 선의로 계속 진료함으로써 문제를 강화한다. 의사들이 일반적으로 받아들여지는 사실이나 자신이 효과적이라고 여기는 것에 근거해 진료를 할 경우 자신도 모르게 종종 틀리기도 한다고 말하는 것이다. 그리고 그것은 모두에게 해를 끼친다.

　대다수 사람들은 의사가 뭘 추천하면 그건 분명 좋은 것이고 그 조언에 따라 행동해야 한다는 전통을 따른다. 그렇다면 의사들 사이에 견해가 그토록 크게 차이 나는 이유는 무엇일까? 왜 의사들은 자기 전문 분야에서 제공하는 치료법은 추천하면서 다른 이들이 제공하는 치료법은 폄하하곤 할까? 의료 자체가 주요 사망 원인으로 적잖이 꼽히는 이유는 무엇일까? 현대 의학의 많은 부분이 효과적이지 않고 해롭다면, 왜 의사들은 여전히 그것을 제공하는 걸까?

　이러한 질문에 답하기 위해 우리는 이 책에서 히포크라테스 선서(9쪽 참조)를 이용할 것이다. 히포크라테스 선서는 일반적으로 의료의 윤리적 토대이자 길잡이로 간주되는 일련의 서약문이다. 이 책은 의료계가 이 선서에서 밝힌 이상을 어떻게 위배하고 있는지 보여줄 것이다.

　의료가 히포크라테스 선서의 이상을 위배하는 것은 불필

요한 진료, 일상생활 속 과도한 의료 의존, 의료를 신뢰한 사람들이 겪는 직간접적인 피해로 드러나고 있다. 게다가 이 위배의 대가는 막대하다. 불필요하고 비싸고 비효과적인 검사와 치료에 집중하느라 우리의 노력과 자원이 효과적인 치료에 투입되지 못하고, 정작 필요로 하는 사람들이 치료를 받지 못하게 되었다.

의사는 의료의 많은 부분을 담당하고 상황을 개선할 위치에 있음에도 의료와 관련된 이러한 문제로 비난받는 경우는 드물다. 불필요한 치료가 큰 쟁점에 올라 있는데도 많은 사람들이 그런 불필요한 수술을 하고 불필요한 처방을 내고 금전적 보상을 챙기는 사람들, 즉 의사들을 탓하길 주저한다. 대신 '시스템'이 비난을 받는다.

의학 vs. 공중보건

의사들(그리고 현대 의학)은 일반적으로 높은 평가를 받지만 현대 의학이 이루어낸 성과의 상당 부분이 실제보다 더 부각되어 있다는 사실에 여러분은 놀랄지도 모른다. 지난 200여 년에 걸쳐 건강과 기대 수명 면에서 보인 주된 발전은 현대 의학 덕분이 아니라 깨끗한 물 공급, 상하수도 분리, 충분한 식량 확보, 전쟁 억제 등 공중보건과 정치 및 산업의 성취 덕분이다. 공중보건 조치가 엄청난 혜택을 가져왔는데도 우리 사회는 건강에 훨씬 더 긍정적인 효과를 낼 가능성이 있는 공중보건 프로그램과 기타 예방 전략에 초점을 맞추기보다는, 대부분의 자원을 개별화된 의료, 곧 기술 발전과 고가의 치료에 사용한다. 이를테면 비만은 제2형 당뇨, 심장 질환, 암, 관절염 등 여러 질환과 연관성을 보여 건강을 해치고 의료비를 증가시키는 주범으로 취급된다. 그러나 식품 관련 규제와 유인책을 수정하거나 비만 예방을 위한 대중 교육을 시행하고 '비만 유발' 문화를 바꾸는 식으로 비만을 공중보건의 문제로 대응하기보다는, 대중도, 의사도, 그리고 다른 의료 제공자들도 고위험, 고비용의 의학적 치료에 초점을 맞춘다.

의료가 보편적으로 혹은 지속적으로 건강이나 삶의 질을 개선한 것은 아니다. 물론 많은 생명을 구한 소아 백혈병 항암 치료라든가 고관절 치환술과 백내장 수술처럼 수백만 명의 삶의 질을 향상한 대단히 성공적인 의학적 치료들도 있다. 하지만 그 밖의 많은 의료 개입은 효과가 없고 심지어 해로운 것으로 입증되었는데도 여전히 일반적으로 적용되고 있다. **놀랍게도, 의료의 약 3분의 1은 가치가 없고, 별도로 10퍼센트는 오히려 해롭다고 추정된다.**

이를 뒷받침하는 광범위한 증거가 있는데도(이 책에서 증거를 상당수 언급하겠지만) 계속해서 많은 의사들이 효과가 없는 것으로 밝혀진 시술과 처방을 한다. 해롭거나 무익한 치료가 감소했다 하더라도 그러기까지 여러 해가 걸렸고 수십 년까지 소요되는 경우도 적지 않았다. 예를 들어 관절이 마모돼 나타난 무릎 통증을 치료하기 위한 관절경이 효과적이지 않다고 처음 밝혀진 때는 거의 20년 전이지만 10년 전에야 사용이 줄기 시작했고 일부 지역에서는 전혀 줄지 않았다.

효과가 없는 의료 행위를 포기하지 못하는 요인은 여러 가지인데, 효과가 있으리라는 뿌리 깊은 믿음, 뭐라도 하는 것이 아

들어가는 말

무것도 하지 않는 것보다는 낫다는 확신 등이 있겠다. 대다수 사람들은 의학적으로 발전한 부분을 일상적인 의료 행위에 도입할 때는 신중을 기해야 하며 그런 다음에야 그 가치를 인정해야 한다고 여기면서도, 정작 그 점을 실천하지는 못한다. 새로운 치료법이 유익하리라고 상정하고 그것을 사회에 전하고 싶다는 선의의 열망에서 상용화를 추진하지만, 성급하게 상용화하면 역효과가 나기 일쑤다. 그 이점은 으레 고평가될 수 있는 반면에 해악은 그 치료법이 도입된 후에야 명백히 드러날 수 있다.

우리가 이 책을 쓰기 시작한 이후 코로나19가 전 세계적으로 퍼졌다. 대유행 초기에 많은 지역의 의료진이 효과적인 말라리아 치료제이자 류머티스 관절염과 전신 홍반성 루푸스(흔히 루푸스로 알려진) 같은 자가면역 질환의 치료에 일반적으로 쓰이는 하이드록시클로로퀸을 기적의 약이라고 부르며 그 이점을 선전했다. 코로나 바이러스에 감염된 사람들에게 이 약이 대량 처방되기 시작했고, 호주의 의사들은 자신과 가족에게도 '예방 차원에서' 이 약을 처방했다. 하지만 이후 이 약은 코로나19에 효과가 없을뿐더러 치명적인 부작용이 나타날 위험성도 있다고 밝혀졌다.

코로나19 대유행으로 효과적이고 안전한 백신과 생명을 구할 치료법을 찾기 위해 가치 있는 시도가 많이 이루어졌지만, 우리가 이 책에 기술한 여러 문제들 역시 뚜렷이 드러났다. 코로나19를 예방하고 치료해준다고 널리 선전된 약물 중 지금까지 유익하다고 밝혀진 약물은 거의 없다. 감염률 감소에 크게 기여한 것은 공중보건 조치였다. 재택근무, 사회적 거리두기, 마스크 착용, 접촉자 추적과 같은 공중보건 조치를 채택한 국가는 바이러스의 영향을 최소화했으며 많은 경우 지역 사회 전파를 근절하다시피 했다.

조기에 나온 연구 결과를 섣불리 신뢰하면 또 다른 피해로 이어지기도 한다. 하이드록시클로로퀸의 경우, 루푸스같이 치명적일 위험성이 있는 질병으로 그 약을 복용하던 환자들에게 써야 할 약품이 모자라는 사태가 광범위하게 벌어졌다. 호주에서는 광업계의 거물이자 정치인 출신인 클라이브 파머가 호주 의약품 규제 당국의 허가를 받아 정부 비축량에 추가할 수백만 회 분량의 약물을 수입해 전 세계적인 약품 부족 사태를 가중시켰다. 한편 코로나19 대유행으로 대중이 감염 공포에 휩싸이자 이 점을 기회로 이용, 가짜 치료법을 마케팅해서 수익을 보려는 이들도 나타났다. 요리사인 피트 에반스가 출시한 '바이오차저BioCharger' 장치, 셰인 차터가 운영하는 '닥터 에이지리스Dr Ageless'사의 펩타이드 등이 그 예다.

의학적 유해성과 낭비 또는 '저가치' 치료(치료에 일정 비용이 들지만 의미 있는 유익성이 나타나지 않는 경우)는 수년에 걸쳐 제대로 기록됐지만 이러한 메시지는 대체로 평가절하되어왔다. 모든 의학적 검사와 치료는 가치 있으며 의료 서비스는 많을수록 좋다는 믿음이 기본 전제로 깔려 있기 때문이다. 이는 모든 사람에게 영향을 미치는 문제이다. 또한 건강과 의료 문제를 어떻게 다뤄야 할지에 대해 모두가 발언권을 가져야 한다. 따라서 우리 모두는 이러한 문제를 이해할 필요가 있다.

이 책을 쓴 이유

우리는 사회가 의료에 지나치게 의존해 생겨나는 피해를 일상적으로 접하다 책을 쓰기로 했다. 그 피해란 구체적으로 불필요하거나 효과가 미미하거나 없는 검사, 의약품과 시술을 처방하고 시행하는 과정에서 발생하는 낭비, 의료를 돈벌이 수단으로 취급해 생겨난 문제, 그리고 의료 제도 상 건강 증진에 기여하지 못하는 잘못된 유인책 등을 말한다. 의료를 개선하려는 시도도 방향을 잘못 잡고 있다. 현재 전 세계적인 의료 '적정성' 위기는 여기서 비롯한다. 경제성 및 생산·산출 기반 의료 모델(의료 행위가 늘어날수록 좋지만 더 효율적이어야 한다는 모델)을 통해 비용을 줄이는 데 치우쳐 있으며, 불필요하고 낭비적이며 유해한 의료를 줄여서 얻을 수 있는 비용 절감은 뒷전이다.

코로나19가 대유행했지만 21세기에 전 지구적으로 가장 건강을 위협하는 것은 다름 아닌 기후 변화라는 점은 의심할 여지가 없다. 우리는 기후 변화가 인간의 건강에 미치는 영향을 극명하게 드러내는 여러 사례를 최근에 목도했다. 2016년 호주 멜버른에서 발생한 이례적인 '뇌우 천식' 유행은 그중 하나로, 당시 1만 4000명이 병원에 내원했고 중환자실 입원이 3000퍼센트 증가했으며 10명이 사망했다. 2019~2020년 여름에 호주 남동부를 초토화시킨 산불 수백 건의 경우 수많은 사람이 목숨을 잃었을 뿐 아니라 대기 오염 수준이 위험 수준을 몇 배나 상회했고 1100만 명이 연기에 노출되었으며 신체적, 정신적 증상을 보고한 경우도 많았다. 장기적인 영향은 아직 알려지지 않았지만 다른 심각한 산불 사례에서 나온 증거에 따르면 조기 사망, 심혈관 및 호흡기 질환, 불안, 우울증, 물질 남용 및 외상후스트레스장애PTSD가 발생할 수 있다.

그런데 여기서 의료 자체가 환경을 해친다는 점은 간과되고 있다. 의료가 환경에 미치는 영향을 연구한 세계 최고 전문가인 호주 의사 포브스 맥게인이 주도한 연구가 2018년《랜싯 플래니터리 헬스Lancet Planetary Health》에 발표되었다. 그에 따르면 호주에서 의료가 생산하는 탄소량이 국내 총 탄소 배출량에서 약 7퍼센트를 차지하는 것으로 추산된다. 이해를 돕기 위해 비교해보자면, 이는 모든 건물, 수송관, 댐, 석유 굴착 장치, 도로 및 철도 건설 등 전체 호주 건설 산업에서 배출하는 전체 탄소량의 약 절반이다. 불필요하고 낭비적이며 유해한 의료 행위를 줄이는 것은 우리의 건강뿐 아니라 환경에도 이로우며 의료 시스템의 환경 지속성 면에서도 이치에 맞는 조처다.

이 책에서 기대할 수 있는 것

우리가 이 책에서 탐색할 주요 주제 몇 가지를 간단히 살펴보겠다.

의료화

의료화란 슬픔과 비통함, 경미한 혈압 상승, 수줍음, 완경 및 노화와 같이 '정상적인' 인간의 상태를 의학적 문제로 정의(및 치료)하는 과정을 말한다. 정상에서 '일탈'했다고 인식하는 것은 질병-질환 패러다임이라는 극도로 단순한 의료 모델의 관점에서 본 것으로, 이 패러다임은 모든 '이상異常'에는 추적 가능하고 직접적인 물리적 원인이 있다고 본다. 요컨대 정상에서 벗어나는 모든 것은 질환으로 진단되고, 일단 진단되면 '질환'은 치료의 대상이 된다. 물론 문제는 무엇이 비정상이며 그걸 누가 결정하는지, 어떤 이유로 비정상이라 불리는지, 그리고 그렇게 하는 것이 비정상이라고 분류된 사람들에게 도움이 되는지에 관련돼 있다.

의료화는 의사 자신과 의료 행위를 지원하는 업계(의약품 및 의료 기기 제조업체, 병원 소유주 등)에서 비롯하지만 사실 우리 모두가 거기에 관련돼 있으며, 우리는 의료화라는 과정이 (사실은 종종 그 반대이지만) 최선의 이익에 부합한다고 선뜻 믿으려 든다.

사회가 질병 치료에 도움이 되어서 의료적 개입을 하는 게 아닌, 무해한 삶의 고충에 불과한 것들을 해결하려고 의료 시스템에 과도하게 의존하는 현상 역시 의료화를 부추긴다. 한때 정상적인 삶에 속했던 일상의 두통, 가벼운 불안, 불규칙한 배변 습관 같은 불쾌한 느낌이 어느새 치료가 필요한 의학적 상태가 되었다. 그에 따라 불편함이나 불안을 유발하는 일상생활 속 기복을 견디는 회복력과 능력이 저하된다. 이제 사람들은 그 상태를 의료계에 위탁해 그에 대한 대처를 수동적인 과정으로 만든다. 그렇지만 그러한 대처는 그 상태를 겪는 사람이 가장 적극적으로 수행할 수 있으며, 어려움에 대처하고 적응하는 능력이 건강의 척도이므로 다른 사람에게 위임할 사안이 아님을 보여주는 일관된 증거가 있다.

지금은 의료 정보에 누구나 쉽게 접근할 수 있는 시대인데도 의사는 여전히 의학 지식 면에서 우위를 점하고 있다. 의사와 환자 사이의 이러한 '지식 비대칭' 역시 의료화를 부추긴다. 지식 비대칭으로 다음과 같은 일이 벌어진다. 결정은 의사가 내리고 위험 부담은 환자가 지는 도덕적 해이가 생겨난다. 그릇된 유인책이 만연하면서 의사들이 이윤이 많이 나는 치료(예: 의사가 치료비를 받는 수술. 우리나라의 비급여 치료—옮긴이)를 추천하며 이를 쉽게 정당화한다. 병원을 소유한 의사의 경우 이런 경향이 더욱 두드러진다. 의사는 의료적 개입을 하는 쪽으로 편향되며, 환자는 치료가 필요하다고 더 쉽게 믿는다.

이 책 전반에 걸쳐 의료화를 다룰 것이며 9장에서는 좀 더 깊이 살펴볼 것이다.

과잉 진단

과잉 진단은 기술적으로는 정확하지만 사람한테 도움이 안 되거나 오히려 해를 끼칠 우려가 있는 진단을 가리킨다. 건강한 사람이 암 검진을 받고 이상 소견이 나왔는데 평생 아무런 증상도, 임상적인 문제도 일으킬 가능성도 없을 경우 이를 과잉 진단이라고 본다. 애초에 진단을 받지 않았다면 그 사람은 자기한테 그런 문제가 있다는 걸 알지도 못했을 테고 똑같은 수명을 누렸을 것이다.

증상이 경미한 사람들을 불필요하게 검사하는 경우에도 과잉 진단이 나올 수 있다. 정밀영상검사를 하면 연령에 따른 현상으로 이상 소견이 나타날 수 있는데, 그것이 환자가 겪는 문제의 원인이 아님에도 그렇다고 잘못 추정된다. 또한 공식적 또는 비공식적으로 질병의 정의가 확장되어 이전에는 정상으로 간주되거나 정상 범위 내에 있던 사람들이 질병에 걸린 것으로 분류되는 경우에도 과잉 진단이 발생한다.

과잉 진단의 예로 고혈압의 기준을 낮추는 것, 골감소증(성긴 뼈), 주의력 결핍 과잉 행동 장애ADHD 등을 들 수 있다. 고혈압과 골감소증의 경우 단순히 질병의 위험 인자(고혈압은 심부전과 뇌졸중의 위험 인자, 성긴 뼈는 골절의 위험 인자)인데 이제 그 자체가 질병으로 분류된다. 또한 근감소증(약한 근육)과 여성 성기능 장애와 같이 새로 질병으로 명명되면서 과잉 진단이 일어날 수도 있다.

이 모든 경우에서 기술적으로는 정확한 진단이지만 사람에게 이롭지 않다. 과잉 진단은 건강 증진에 불필요할뿐더러 환자라는 낙인으로 인한 심리적 고통, 불필요한 치료로 인한 신체적 피해를 부르고 개인과 사회가 다 대가를 치르는 경우가 많다.

과잉 검사의 결과이자 과잉 치료로 이어지는 과잉 진단은 이 책 전반에 걸쳐 논의된다.

과잉 치료

과잉 진단과 마찬가지로 과잉 치료는 환자에게 아무런 이득이 되지 않는 의료(진찰, 검사, 약물, 시술 등)로 정의할 수 있다. 이는 흔히 혜택은 과대평가하고 피해는 과소평가하는, 의료에 대한 왜곡된 인식에서 비롯한다. 과잉 치료를 부르는 다른 요인으로는 소송을 피하려고 생겨난 방어 진료 관행, 건강 증진보다 검사·치료를 유도하는 의료 시스템, 치료 실패를 곧 돌봄 실패라고 보는 관습 등이 있다.

과잉 치료는 3장에서 자세히 다룬다.

거대 산업으로서의 의료

현대 의료는 어울리지 않는 사업 모델에 끼워 맞춰져왔다. 의료는 경제 법칙을 따르지 않는다. 예를 들어, 의사의 공급이 증가하면 수요가 발생한다. 의료를 상품으로 취급하면 결과보다 과정, 단순한 것보다 복잡한 것, 예방보다 치료가 장려된다. 게다가 의사(지출을 관리하는)는 의사意思 결정에 따른 비용 부담을 지지 않는다. 무엇보다 중요한 것은, 의료가 큰 사업이 되면 의료는 이윤 창출을 최우선시하는 쪽으로 작동할 수밖에 없다. 너무 흔하게도, 효과나 피해에 상관없이, 이윤은 가장 높은 가격에 더 많은 의료 서비스를 제공함으로써 획득된다. 의료 관련 대기업들이 건강보다는 이윤을 좇아 의료 시스템에 영향력을 발휘하는 일은 건강을 가장 크게 위협하는 요인이 될 수 있다.

의료계 내부에서 많은 의사와 학술 기구들이 의료에 문제를 제기한다. 이 책은 그러한 맥락 안에서 의료 관행에서 어떤 점이 잘못됐는지, 어떻게 하면 그것을 해결할 수 있을지 설명하려고 한다.

이 문제는 4장에서 자세히 논의한다.

이 책에 없는 것

대체 의료를 행하는 사람들이 현대 의학에 대한 필자의 견해를 공유하며, 자신들의 명분을 뒷받침하기 위해 우리의 작업을 이용하는 것을 흔히 본다. 그들의 지지는 받아들이지만, 우리가 의료를 비판하고 개선을 요구한다고 해서 그것이 대체 의료가 의료보다 우수하다는 의미는 아니라는 점은 분명히 밝혀야겠다.

우리는 의료 분야 밖에서 일어나는 행위의 이점과 해로움에 대해서는 언급하지 않는다. 우리의 목표에 전혀 맞지 않을 뿐 아니라 그런 내용까지 다룰 경우 의료 내부에 문제가 있다는 핵심 메시지가 손상될 수 있기 때문이다. 우리는 의료계 및 취약한 개인을 대하는 다른 전문 업종에도 우리가 의료계에 요구하는 것과 동일한 과학적·윤리적 원칙을 지켜주기를 기대한다.

이 책은 의료에 이용되는 여러 치료법과 검사에 대해 논의한다. 그러나 이를 개인적인 의학적 조언으로 받아들여서는 안 된다. 잠재적인 환자, 그리고 건강 관리 면에서 변화를 도모하려는 환자는 이 책에서 제기한 문제점들을 주치의와 상의해보기 바란다.

히포크라테스 선서에 관해

의사라면 누구나 히포크라테스 선서가 명시한 원칙을 준수하겠다는 뜻을 품고 있어야 한다고 필자들은 생각한다. 우리는 히포크라테스 선서의 서약에 각 장의 초점을 두고, 의사가 이 선서를 위배하는 방식으로 사람에게 해를 끼치고 도움이 못 되는 경우를 다룰 것이다. 가장 널리 채택된 선서인, 터프트 대학교 의과

대학 학장이 작성한 1964년('현대')판 히포크라테스 선서를 가져왔다. 히포크라테스(기원전 460~370년)는 의학의 아버지로 일컬어진다. 그가 작성한 선서는 오늘날 쓰이지 않을뿐더러 현대판에 담긴 이상을 온전히 담고 있지 않다. 원래의 선서 내용은 의사가 스승을 존경하고 재정적으로 지원하며, 환자의 사생활을 지켜주고, 환자에게 극약을 처방하지 않으며, 병든 이를 치료하고, '위해와 비행非行'을 삼가려 노력해야 한다는 점이 주를 이룬다.

'위해와 비행'을 삼간다는 원래 선서의 의도를 감안해, 흔히 연관되어 나오는 서약인 '우선, 해를 끼치지 말라'를 저자 재량으로 현대판 선서에 추가했다.

* * *

이 책을 통해 여러분도 우리가 깨달은 점을 알게 되기를 바란다. 즉 오늘날 의료가 편향과 왜곡된 유인책이 만연한 부풀려진 사업으로, 큰 비용이 들면서 상당한 피해를 유발하는 과잉 의료로 이어지기 십상이라는 점, 나아가 건강을 해치는 진료를 적잖이 제공하는 시스템이라는 점을 알았으면 한다. 그러한 유해성은 개별 환자 수준에서뿐 아니라 환경에도 영향을 끼쳐 인구 집단 수준에서도 발생한다. 최소한 이 책을 읽고 여러분이 의료를 의심의 눈으로 바라보고 의사에게 다음과 같은 적절한 질문을 할 수 있기를 희망한다.

- 양질의 연구에서 이 치료법의 효과가 입증되었나요?
- 실제 결과는 어땠습니까?
- 위험을 감수할 만큼의 이득이 있나요?
- 대체할 방법으로 어떤 것이 있지요?
- 아무것도 하지 않으면 어떻게 될까요?

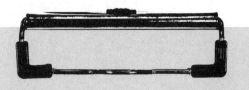

1장

무엇보다
해를 끼치지 말라

의사가 도움이 될 수 없다면
해를 끼치지 말아야 한다.
—히포크라테스

서약 '무엇보다 해를 끼치지 말라'의 근본적인 중요성을 보여주는 사례로 호주 최악의 의료 스캔들을 꼽을 수 있다. 1963년에서 1979년 사이에 시드니 근교에 있는 체엄스퍼드 병원Chelmsford Private Hospital에서 일어난 일이다. 이 기간 동안 우울증, 불안, 조증, 알코올의존증, 헤로인중독 등 다양한 문제를 지닌 환자 1000명 이상에게 '숙면 요법Deep Sleep Therapy'이 시행되었다. 원래 이 요법은 20세기 초 '포탄신경증shell shock' 치료를 위해 고안된 방법으로, 정신과의사 대다수가 효과가 없고 위험하다고 결론을 내렸음에도 이 사건이 발생한 것이다.

체엄스퍼드 병원에서 환자들은 2주 동안, 때로는 더 길게 혼수상태에 빠지게 하는 바르비투르산염Barbiturate 혼합제를 투여받았다. 위에 관을 삽입해 영양을 공급받고 일반 병동에서 알몸 상태로 모니터링도 없이 처치를 받았는데, 실금과 변비 증세를 자주 보였다. 환자들은 깨어날 경우에 대비해 족쇄로 침대에 묶여 있었고, 본인도 모르게 또는 동의 없이 전기 경련 치료를 당한 경우도 있었다. 이 치료를 받고 최소 24명이 사망했으며 입원한 지 며칠도 안 돼 사망한 환자들도 있었다. 추가 사망자 24명은 치료 후 1년 이내에 자살한 것으로 추정된다. 그 외 피해자도 수백 명에 이르는데, 체중이 심각하게 감소했고 혼돈 상태에 쇠약해진 채 깨어났으며, 일부 환자에게서는 흉부 및 비뇨기 감염, 혈전이 나타났다.

이 치료를 시행한 의사들은 효과를 확신했다. 심지어 그 병원에서 일했던 의사 2명(그중 1명은 해당 병원 일부를 소유)은 아직도 그 치료의 효과를 믿는 것으로 보인다. 2020년, 이 두 의사는 스티브 커네인이 쓴《공정한 게임: 호주에서 벌어진 사이언톨로지에 관한 믿을 수 없는 이야기Fair Game: The Incredible Untold Story of Scientology in Australia》(2016)를 출간한 하퍼콜린스 출판사를 상대로 수백만 달러 규모의 명예 훼손 소송을 제기했다가 패소했다. 이 책은 의사들이 환자 학대에서 한 역할과 그것을 폭로하는 데 한몫을 한 사이언톨로지를 언급했다. 판사는 두 의사가 자신들의 주장에 반하는 강력한 증거가 있는데도 '역사를 개작하고 자신들의 행위를 정당화'하기 위해 소송 절차를 이용했다고 판단해 사건을 기각했다. 정부는 대중이 항의하고 언론이 압박한 후에야 체임스퍼드 특별조사위원회를 꾸려 활동을 시작했고, 그 조사를 통해 비윤리적이고 지속적이었던 의료 과오의 증거를 발견했다.

이 충격적인 사건을 통해 이 책에서 강조하는 전형적인 문제를 알 수 있다. 이는 취약한 환자(이 사건에서 많은 환자가 숙면 요법이 무엇인지, 어떤 위험이 있는지 잘 알지 못했다)와 규제 기관 모두가 의사를 과도하게 신뢰했을 때 일어날 수 있는 일이다. 숙면 요법에 대한 민원이 수년간 접수되었지만 제대로 조사되지 않았다. 이와 같은 사건이 이의 제기 없이 혹은 이의 제기가 있어도 묵살되면서 일어날 수 있다면, 의료 시스템 내에서 의사에게 주어진 권력이 지나치게 큰 것임이 틀림없다.

숙면 요법 사례를 통해 우리는 그 치료법이 철저한 과학적 검토를 전혀 거치지 않은 채 도입되었고 10년 이상 지속되게 허용됐다는 점에서 과학에 대한 존중이 결여됐음을 알 수 있다. 비효과적인 치료법의 극단적인 형태인 이 치료법은 잘 듣는 것처럼 보였기 때문에 포탄신경증의 치료에 사용되었다. '정신적 휴일mental holiday'의 연장이라는 가설상의 이점이 실제로 발휘되는지, 안전한지, 다른 치료법과 비교했을 때 어떤지 등을 연구하지도 않았다. 주창자, 즉 그 치료법을 발명하고 홍보한 의사인 해리 베일리의 편견으로 이점은 지나치게 높이 평가되고(이익이 없었음) 유해성은 과소평가되었다(많았음). 당시 체엄스퍼드 병원의 수석 정신과의사였던 베일리는 해당 환자들의 사망에 1차적인 책임자였고 조사를 받던 중 바르비투르산염 과다 복용으로 목숨을 끊었다. 그는 끝까지 이 치료를 신뢰했으며 '사이언톨로지 신도들과 광기의 세력이 이겼음을 세상에 알려달라'는 내용의 유서를 남겼다.

이 사례를 통해 또 한 가지, 의료 관행이 얼마나 느리게 바뀌는지 알 수 있다. 포탄신경증을 앓는 군인들을 고작 몇 시간 동안 진정시킨 것에 기반한 빈약한 증거가 있었지만, 대다수 정신과의사는 체엄스퍼드 병원에서 이 치료법을 도입하기 훨씬 전에 이미 이 치료법이 소용없고 유해하다고 결론지었다. 여기서 사업 모델로서의 의료 문제와 이해관계 간의 충돌을 볼 수 있다. 의사는 치료를 처방함으로써 경제적 보상을 받았고, 그런 치료들로 이 작은 사립 병원은 지속적으로 운영되었다. 마지막으로, 이 사례는 삶의 정상적인 면에 속하는 상태를 의료화함으로써 발생하는 해악을 보여준다.

우리는 오래된 치료법이 더 이상 쓰이지 않으면 으레 더 효과적인 치료법이 나타나 폐기되었거나 대체되었으려니 생각하곤 한다. 하지만 숙면 요법과 같은 경우에서처럼 애초부터 효과가 전혀 없어서 폐기되는 일도 자주 있다. 대체로 그러한 치료법들은 효과가 **있어서**가 아니라 효과를 낼 **가능성**이 있다거나 **분명** 효과가 있을 것이라는 생각에 근거해 도입되었다.

숙면 요법 사건은 현대 의료의 또 다른 문제를 상징하기도 한다. 의사들은, 심지어는 그냥 놔두는 것이 더 나은 상태마저도 진단하고 치료하려는 열망으로 사람들에게 해를 끼친다. 해를 입히려는 **의도**에서 그러는 게 아니다. 자신의 행위로 인한 잠재적인 이익이 잠재적인 피해보다 더 크다고 믿는 것이다. 그러나 의사들은 의도치 않게 사람들에게 해를 입히며, 여러분이 짐작하는 것보다 훨씬 더 그러하다.

의료는 어떻게 작동해야 하는가

어떤 검사나 치료로 인해 이득과 피해가 생길 확률을 산출하려 할 때는 다수의 사람들이 참여하는 연구를 시행한다. 확률을 정확히, 편향되지 않게 도출하려면 통상 수백 명은 족히 필요하다. 연구 규모가 작을 경우, 생기지도 않을 이득을 발견하거나 자칫 중요한 이득을 놓칠 우려가 있다. 여타 잠재적 편향을 최소화한다면 연구 규모가 클수록 결과의 신뢰도도 높아진다. 예컨대 코로나 백신의 경우 그 효과를 정확하게 검증하기 위해 수천 명의 환자를 동원했는데, 널리 상용화되면서 그 검증이 정확했음이 판명되었다.

의사는 이러한 확률을 활용해, 개별 환자가 연구 참가자들과 얼마나 유사한지를 고려해서 그 검사나 치료가 해당 환자에게 적합한지 여부를 판단한다. 환자의 상황과 가치관, 선호를 감안하면서 제시된 검사 또는 치료의 잠재적 이득과 위해를 놓고 환자와 상의한다. 그런 다음 의사는 환자가 이 모든 정보를 따져보고 환자 자신에게 중요한 점을 고려하여 충분한 이해에 입각한 결정을 내리도록 돕는다. 치료는 효과를 내거나 내지 않거나 둘 중 하나이며, 최종적으로 이롭거나 해롭다. 해당 치료법이 효과를 내지 않더라도 적어도 가장 합리적인 방침, 가장 성공 가능성이 높은 쪽을 택하는 것이다.

의료는 통상적으로 어떻게 작동하는가

의사들은 의료적 개입을 할 때, 그것이 어떤 유형이든 간에 이득과 위험성의 균형을 그릇되게 인식하곤 한다. 흔히 이득을 과대평가하는 반면 피해는 과소 인식하고 과소평가한다. 이에 따라 의료 행위를 덜 하기보다는 더 많이 하는 쪽으로 의사 결정이 편향돼, 예상보다 큰 피해와 적은 이득이 발생한다. 대수롭지 않게 들릴 수도 있지만, 이러한 편견에서 비롯한 피해의 규모는 상당히 크다.

역사를 살펴보면 이득이 있을 것이라는 생각에 근거해 일상적으로 사용되다가 나중에 해롭다고 판명된 치료법이 수두룩하다. 예를 들면 임신부 입덧 치료용으로 탈리도마이드 처방하기, 관상동맥이 막힌 무증상 환자에게 스텐트 삽입하기, 무릎 통증이 있는 사람에게 관절경 수술 시행하기 등이 있다.

과거 세대들이 그랬듯 여러분도 그런 안타까운 과오는 지난 일일 뿐이고 거기서 배운 점이 있다고 생각할지도 모르겠다. 애초에 그 생각은 틀렸다. 그런 오류는 되풀이되고 있다. 오늘날 우리가 사용하는 치료법 상당수가 환자에게 해로우며, 다음 세대가 그 점을 확인하게 될 것이다. 설상가상으로, 현재 이용하는 많은 치료법이 전혀 도움이 되지 않거나 해롭다는 사실을 이미 알고 있으면서도 계속해서 그 방법을 쓰고 있다.

주요 의학 학술지에 2001년부터 2010년까지 게재된, 의학 치료의 효과를 다룬 논문 2000편 이상을 검토한 연구가 2013년에 발표되었다. 표준 진료로 간주되는 것을 검증한 논문 363편 가운데 40퍼센트에서 표준 진료가 효과적이지 않음이 드러났다. 효과가 없다고 밝혀진 그 치료법들은 전부 널리 사용되었으며(다수는 여전히 사용됨) 해를 끼칠 위험이 있다. 예를 들어 완경(폐경)이 된 건강한 여성에게 심장 질환 예방을 목적으로 호르몬 대체 요법을 시행하는 경우, 실제로는 심장 질환의 위험성이 상승하며 특히 치료 첫해에 그러하다. 또 다른 예로 당뇨 환자에게 심장마비와 뇌졸중 위험을 줄여주려고 혈당을 고강도로 제어하는 경우가 있는데, 그렇게 조절해도 사망률이나 심혈관계 예후가 개선되지 않았고, 적어도 2건의 연구에서는 그보다 느슨하게 혈당을 제어한 사례에 비해 사망 위험성을 오히려 증가시킬 수 있음이 밝혀졌다.

의료 피해의 문제

최근 수십 년 사이에 그전보다 훨씬 더 많은 연구가 이루어졌는데도 여전히 의사를 비롯한 의료 전문가와 일반 대중 모두가 의료 피해라는 개념을 제대로 이해하지 못하고 있다. 의료 피해는 치료 부작용이나 수술 후 합병증뿐 아니라 의사가 내리는 모든 결정으로 인한 피해를 일컫는다. 그 피해는 진단 누락이나 진단 지연 또는 오진처럼 진단과 관련될 수 있고, 이러한 문제 중 다수는 잘못된 약물 치료(맞지 않는 약, 잘못된 용량 등)나 치료 실패, 과도한 치료 시행과 같은 치료적 오류로 이어진다.

알려진 모든 예방 조치를 취한다 해도 의료 피해를 완전히 예방할 수 있는 건 아니다. 예를 들어 페니실린 같은 항생제를 처음 복용할 때 알레르기 반응이 일어날지 예측할 방법이 없고 수술 후 감염 역시 세심한 주의를 기울이더라도 전부 예방할 수는 없다. '필요하다'고 전제된 치료를 제공하는 과정에서 생기는 의료 피해, 즉 안 맞는 약을 처방하거나 용량을 잘못 주거나 수술해야 할 팔다리가 아닌 다른 팔다리에 실수로 수술을 하는 것 등에 따른 피해만 통상 예방 가능한 피해라고 간주한다.

그러나 이 경우는 치료가 정당했던 것으로 가정한다. 예방 가능한 피해의 상당 부분이 불필요하거나 부당한 의료 개입 때문에 발생한다는 사실, 즉 검사를 처방하지 않았거나, 진단을 내리지 않았거나, 애초에 치료를 제공하지 않았더라면 피할 수 있었던 피해였다는 점이 점점 더 널리 인식되고 있다.

의료 서비스 전달상의 실수 때문에 발생하는 피해는 비교적 제대로 연구된 반면, 애초에 부당하거나 불필요한 치료로 인한 피해는 훨씬 덜 주목받고 있다. 알려진 이점이 알려진 위험을 능가하지 않는다면 그 치료는 불필요하다고 볼 수 있다. 이를테면 어떤 치료법이 위약(치료가 아니지만 환자가 약물이나 수술을 받고 있다고 여기도록 위장한 것) 또는 더 안전한 다른 치료법보다 나은 점이 없다고 입증되었지만 그에 상관없이 제공되는 경우, 불필요한 치료가 발생한다. (항생제가 효과적이지도, 필요하지도 않은) 감기에 처방된 항생제를 복용하고 심각한 알레르기 반응이 나타나는 것도 그러한 예이다. 우리는 이 책에서 불필요하거나 부당한 의료 개입이 불러오는 예방 가능한 피해에 관심을 둔다. 그러나 필요한 치료에 기인한 의료 피해는 어느 정도인지, 그에 대해 알려진 것을 먼저 탐색해볼 필요가 있다.

의료 과오와 예방 가능한 합병증

우리가 알고 있는 의료 피해는 대부분 병원에서 시행한 의료와 관련돼 있다. 병원에 입원한 사람 10명 중 1명은 합병증을 겪는데, 많은 경우 예방이 가능하다. 미국의학연구소US Institute of Medicine는 1995년 보고서에서 1980년대에 수행된 연구를 기반으로 미국 병원의 의료 과오 정도를 상세히 기술했다. 이 보고서는 미국에서 매년 4만 4000명에서 9만 8000명의 사람들이 입원 중에, 주로 수술실이나 중환자실 또는 응급실에서 발생하는 의료 과오나 투약 오류로 사망한다고 결론지었다. 이후 2000년대부터 발생한 입원에 대한 네 건의 연구 자료를 이용한 미국 연구에서는 그 수가 훨씬 더 많다는 사실이 밝혀졌다. 매년 21만 명에서 40만 명이 입원 중 의료 과오로 사망하는 것으로 추정되며, 치명적이지 않은 피해(예: 처방된 약물의 부작용 및 부정확하거나 비효과적인 시술로 인한 합병증)는 그보다 10배에서 20배 정도 흔한 것으로 추정되었다.

    미국 이외의 지역에서 시행된, 상응하는 연구들에서도 비슷한 결과가 나왔다. 예를 들어, 1995년에 발표된 호주 의료의 질 연구Quality in Australian Health Care Study는 호주에서 의료 과오의 결과로 매년 1만 8000건의 예방 가능한 사망이 발생하고 병원 입원의 15퍼센트 이상에서 수술 후 상처 감염 또는 혈전과 같은 부작용이 나타난다고 보고했다. 여러 국가의 연구에 따르면 병원 치료로 인한 부작용은 약 10퍼센트에서 발생한다. 즉, 입원 10건당 1건의 부작용을 예상할 수 있다. 다만, 예방 가능하다고 판단되는 것의 비율에는 약간의 차이가 있다. 미국, 캐나다, 영국, 호주, 뉴질랜드의 연구를 검토한 2008년의 연구에서는 부작용 비율이 9.2퍼센트였고 그중 약 절반이 예방 가능한 종류였으나, 아일랜드의 최근 연구는 부작용의 70퍼센트가 예방 가능하다고 보고했다.

    개발도상국에서도 입원으로 인한 피해 비율은 비슷하다. 아프리카와 중동 국가 몇 곳을 대상으로 한 2012년 연구에 따르면 부작용 비율은 8.2퍼센트였으며 대부분은 예방 가능한 것으로 간주되었다. 여러 연구 결과에 나타난 전반적인 일관성(연구 방법이 서로 다르다는 점을 감안해도)으로 볼 때 이 현상은 단지 일회성 발견이거나 한 지역 또는 한 가지 의료 시스템에만 국한된 것이 아니다.

미국에서 주요 사망 원인 중 세 번째가 의료 과오라고 결론 낸 보고서가 있을 만큼 의료 과오는 큰 문제이지만 실제로는 과소평가된 것으로 보인다. 사망 증명서에 사인으로 기재되지도 않고 질병 진단명 목록에도 등재돼 있지 않기 때문이다. 의료 과오를 말라리아, 결핵과 함께 전 세계적인 질병(및 사망) 부담에 영향을 주는 건강 문제 중 14위로 선정한 연구도 있다. 경제협력개발기구OECD 보고서는 의료 과오의 피해에 드는 직접 비용과 생산성 손실을 강조했다. 또 다른 문제는 '예방 가능'을 정의하기가 어려운 탓에 어느 정도 판단이 요구된다는 점이다. 예를 들어 중증 환자의 경우 의사가 어떤 치료를 하든 사망할 위험성이 있으므로 의료 과오가 사망의 요인이 되었는지, 또 얼마나 크게 작용했는지 판단하기 어려울 수 있다.

병원에서 일어나는 의료 피해 정도를 추산한 연구를 두고 그것이 적절한지, 또 정확한지 등 많은 비판이 일었지만, 의료 피해가 큰 문제임을 부정한 경우는 없었다. 따라서 우리는 의료 과오가 주요 사망 원인 중 몇 번째인지를 단정할 수는 없어도 그것이 사망과 피해를 유발하는 흔한 원인이라고는 확실하게 말할 수 있다. 그러나 의료 과오는 공식 보고서에 사망이나 장애의 원인으로 기재되지 않기 때문에 식별해서 조치하기가 어렵다. 실제로 의

1장 무엇보다 해를 끼치지 말라

료 과오로 인한 피해 비율이 높은데도 그에 상응하는 예방 조치는 이루어지지 않고 있다.

병원 밖 의료 과오

병원 밖 인구 집단을 대상으로 수행한 연구에서도 의료 과오가 상당한 비율로 나타난다. 예를 들어, 지역 주민들이 보고한 의료 피해 자료를 이용한 인구 기반 조사에 따르면 미국인 5명 중 1명 이상이 치료를 받던 중 의료 과오를 겪었으며 그 대부분이 병원 외의 장소에서 발생했다. 가장 흔한 사례로는 진단 누락, 진단 오류 및 지연, 약 처방 오류가 있었고 이는 의료 제공자가 세부 사항에 부주의했던 것과 가장 큰 관련이 있었다.

불필요한 치료로 인한 피해

의료 과오로 인한 피해가 관심을 끌지 못하는 이유는 또 있다. 의사는 이로운 일만 한다는 통념에 부합하지 않기 때문이다. 의료 피해는 현대 의학을 누리기 위해 지불해야 하는 대가에 속하며, 의사들은 가급적 그런 피해를 최소화하려 한다고 생각하기 쉽다(대부분 그렇게 생각한다). 의사들이 피해를 최소화하지 않을 이유가 있느냐고? 이 물음에 답하자면, 많은 의사들이 그 문제가 어느 정도인지 모르거나 문제라고 여기지 않는다.

의료 피해 대부분이 의학이 제공하는 혜택과 **별개**라면? 그 피해가 현대 의학이 틀림없이 제공할 이득이 든 '패키지의 일부'가 아니거나 그 이득을 누리기 위해 우리가 '지불하는 대가'가 아니라면? 사망 혹은 심각한 감염과 같은 치명적인 합병증이 예방 가능하고 불필요한 치료 때문에 발생한다면, 그것은 비극이다. 그런 상황은 전적으로 막을 수 있으며 행여 이득이 따랐다 해도 그 피해는 상쇄되지 않는다.

병원 및 인구 기반 연구에서는 제공된 치료의 특성(항생제 투여, 욕창 발생 가능 신체 부위에 대한 적절한 확인 등)에 따른 부작용을 예방할 수 있는지만 조사했다. 그 치료가 애초에 필요했는지 여부는 고려하지 않았다. 치료의 **필요성**은 거의 문제 삼지 않는데, 예방 가능한 과오건 예방 불가능한 과오건 간에 애초에 치료를 하지 않았다면 쉽게 막을 수 있다. 어떤 치료법이 위약 즉 가짜 치료보다, 또는 아예 치료하지 않는 것이나 더 안전한 치료보다 나을 게 없음을 뒷받침할 증거가 확실하다면, 해당 치료로 인한 피해는 방지 가능하다고 간주할 수 있다. 이는 모든 유형의 의료에 적용된다. 즉 처방 약, 수술, 항암 화학 요법, 방사선 치료, 물리 및 심리 치료, 혈액 검사, 정밀영상검사, 혈관 조영술이나 생검 같은 침습적인 검사 등이 해당한다.

불필요한 치료는 일반적으로 생각하는 정도보다 훨씬 많이 행해진다. 결코 작지 않은 문제다. 미국의학연구소는 미국에서 의료에 지출되는 비용 1달러당 30센트가 불필요한 치료에 쓰이며 이는 연간 총 7500억 달러에 달한다고 추산했다. 그 외 여러 선진국의 경우도 비슷할 것이다. 병원 내 의료 과오의 가장 흔한 원인이 약물 이상 반응과 수술이라는 점을 감안하면, 그 부분에서만이라도 과잉 치료(불필요한 치료)가 일어날 여지를 살펴볼 필요가 있다. 그러면 '예방 불가능한' 많은 합병증을 예방 가능한 합병증으로 전환할 수도 있기 때문이다. 예컨대 심장 질환이 있는 사람에게 불필요한 심장 스텐트를 삽입하는 일, 건강한 사람에게 전신 종합검진을 실시하는 일, 편도 절제술, 다양한 암 선별검사 등을 줄이거나 없앨 수 있다면 거기서 발생하는 합병증도 줄일 수 있을 것이다.

그게 전부가 아니다

지금까지 의학적 결정이 유발할 수 있는 직접적인(신체적) 피해를 살펴보았다. 그런데 의학적 의사 결정으로 인한 피해는 그보다 광범위하다. 환자가 무례한 대우를 받거나, 깔보는 투의 말을 듣거나, 건강에 대한 염려가 대수롭지 않게 취급되거나 전혀 의사소통이 되지 않아서 생겨나는 정신적·정서적 피해도 의료 피해에 속한다. 이러한 피해 때문에 치료에 불만이 생기는 것은 물론이고 건강이 악화되며 환자가 향후 의학적 도움을 청하는 일을 꺼릴 수 있다. 진단명을 붙이는 일 역시 적잖이 해롭다. 그렇게 꼬리표를 붙이고 나면 건강한 사람이, 또는 약간 증상은 있지만 그것만 빼면 아무 이상 없는 사람이 질병이나 장애가 있는 사람이 되어버린다. 설령 치료를 하지 않더라도 말이다.

과잉 치료로 인한 또 다른 피해는 비용, 그중에서도 기회 비용이다. 환자와 의료진이 불필요한 치료에 들이는 시간은 비생산적인 시간이다. 불필요한 치료에 지출한 돈은 또한 필요한 치료에 쓰이지 않은 돈이기도 하다.

의료 피해의 역사

100여 년 전 조현병이 진단명이 된 이후 조현병의 치료법으로 환자 감금, 유황이나 기름 주입 등 독성 약물 사용, 심지어 기도나 교회에 가는 것까지 처방되었다. 1910년 윈스턴 처칠은 조현병과 같은 심각한 정신 질환을 지닌 사람들을 대상으로 한 대규모 불임 시술을 제안하기도 했다.

인류 역사상 치유자가 생겨난 이래로 비효과적이고 해로운 치료법 역시 존재해왔다. 효과에 대한 잘못된 믿음에 근거해 치료하는가 하면, 그릇된 진단에 근거하기도 했다. 물론 사기꾼도 항상 있었다. 각 시대 사람들은 과거를 돌아보고 그러한 치료 과오를 미개한 시대의 산물로 여겼다. 많은 사람들이 당대에는 치료 과오가 없다고 봤지만 그다음 시대가 오면 그 시대를 반성했다. 다음 예에서 알 수 있듯이 우리는 실수에서 교훈을 얻지 못한 것 같다.

방혈放血

의사가 제공한 치료법 가운데 가장 초기에 널리 퍼진 방법으로 환자의 피를 뽑아내는 방혈을 꼽을 수 있다. 정맥을 절개하거나 거머리를 사용(1800년대 초 방혈 목적으로 프랑스에서만 매년 약 6000만 마리를 사용)하는 등 여러 방법으로 수행되었으며, 주로 신체에서 '나쁜' 것을 제거하는 데 중점을 둔 여러 이론으로 정당화되었다. 방혈은 발작, 발열, 두통, 폐렴, 치핵, 상처로 인한 출혈에 이르기까지 광범위한 건강 문제를 치료하는 데 이용되었다.

사람에게서 피를 뽑는 해로운 의료 행위는 2000년 이상 지속되다가 19세기 초 심각하게 의심을 받게 되었다. 먼저, 방혈이 감소하면서 폐렴 사망자도 동시에 감소했다는 조사 결과가 실마리가 되었다. 1816년, 군의관 알렉산더 르사시어 해밀턴은 군인 환자 366명을 치료하면서, 교대 근무하는 외과의사 3명 중 1명은 방혈 시술을 하고 나머지 2명은 하지 않는, 최초의 '대조' 시험에 속하는 사례를 기술했다. 그는 방혈로 치료한 병사들의 사망률이 10배 더 높다는 사실을 발견했다.

결국, 몇 가지 특정 의학적 상태(진성眞性적혈구증가증, 혈색소 침착증 등)에 적용하는 경우를 제외한 방혈 관행은 폐기되었다. 그러나 뿌리 깊은 인습적 관행은 바뀌기 어려워 20세기까지도 방혈 행위는 실행되고 권장되었다. 실제로 존스 홉킨스 대학교에서 발간한 1920년 산과 교과서를 보면, 자간증(임신에 연관된 쇼크로 사망에 이를 수 있음)의 치료를 논하면서 다른 모든 방법이 실패할 경우 의사가 혈액을 1파인트(약 570밀리리터) 빼내야 한다고 했다. 이렇게 하면 아기와 산모의 주요 장기에 산소를 공급하는 신체 능력이 더욱 저하되기 때문에 그 상황에서 최악의 조치가 될 것이다. 몇 년 후, 현대 의학의 아버지로도 꼽히는 윌리엄 오슬러는 널리 쓰이는 교과서인《의학의 원리와 실제The Principles and Practice of Medicine》 1923년 판에서 폐렴의 치료 선택지로 방혈을 권장했다.

방혈 시술에 반론을 제기하는 과학적 연구가 발표되었을 때 의사들이 보인 반응을 보면, 전통의 강한 영향력과 더불어 개인적 신념을 과학적 증거보다 우선시한 사례를 발견할 수 있다. 1836년, 한 의사는 《미국 의과학 저널American Journal of Medical Sciences》에 다음과 같이 썼다. "의사들은 전통과 자신의 경험을 통해 검증된 치료법이라면, 아무리 많은 이들이 반대한다고 해도 폐기할 생각이 없다." 이 인용문구는 오늘날 많은 의사들이 전통과 자신의 믿음에 위배되는 증거에 맞닥뜨렸을 때 공통적으로 보이는 견해이다.

필자들의 경우, 요통에 이용되는 약물 치료나 증상이 있는 무릎 골관절염에 행하는 관절경 시술 등 특정 의료 행위를 논박하는 내용으로 강의를 하거나 논문을 낼 때 의사들의 거부 반응을 자주 경험한다. 오늘날 생겨나는 의료 피해의 근원에는 의사들의 이러한 문제, 즉 과학적 증거를 이해하지 못하거나, 믿지 않거나, 무시하면서 자신의 굳은 신념을 고수하는 문제가 자리하고 있다.

수술로 인한 의료 피해의 잔재

외과의사와 그 전임자들의 역사는 내과의사의 역사만큼이나 오래됐다. 수천 년 전부터 고대 그리스, 북미와 남미, 아프리카, 폴리네시아, 극동 등 여러 지역에서 '악'을 내쫓기 위해 두개골에 구멍을 뚫는 두개 천공술을 시행했다는 증거가 있다. 이 시술은 각 지역에서 독립적으로 고안한 것으로 보인다. 그 이래로 외과의사들은 매우 의심스러운 이론을 내세워 사지를 절단하고 장기에 수술을 해왔다.

단순히 수술의 효과가 없는 문제를 넘어 사망을 초래하

는 경우가 다반사였다. 수술에 매우 유용한 마취라는 방법이 생겼지만, 환자가 수술 자체를 견디기가 조금 나아졌을 뿐, 수술의 위험성에는 변화가 없었다. 19세기 초, 마취하에 시행된 초창기 절단 수술에서, 손이 빠르기로 유명했던 스코틀랜드 외과의사 로버트 리스턴은 다리 절단 수술 한 건으로 환자와 수술 보조(수술 중 손가락 두 개가 잘림), 그리고 그걸 보다가 심장마비를 일으킨 사람까지 세 사람을 죽게 만들었다. 리스턴은 단 3분 만에 완료한 또 다른 절단 수술에서 실수로 환자의 고환까지 잘라버렸다.

20세기까지도 의사들은 정신 질환을 치료한다는 명목으로 다양한 장기를 제거했다. 방혈과 마찬가지로 당시 이것은 터무니없는 생각이 아닌 주류 의학의 일부였다. 기록이 가장 잘 되어 있는 두 가지 사례는 여성의 자궁을 제거하는 것(자궁 절제술)과 뇌의 일부를 파괴하는 것(뇌엽 절제술)이다. 최근 사례로는 유방암 치료를 위한 골수 이식이 있다.

자궁 절제술

수백 년 동안 의사들은 자궁이 몸 속을 돌아다니면서 증상을 유발할 우려가 있다고 여겼다. 심지어 히포크라테스도 이에 대해 기록했다. 실제로 '히스테리아'('자궁'을 의미하는 그리스어 hystera에서 유래)라는 명칭을 보면 그 증상(불안, 숨 가쁨, 실신, 불면증, 과민성, 초조함, 성적 방종)이 '방황하는' 자궁에서 왔음을 나타낸다는 사실을 알 수 있다. 이 진단을 내린 사람이 남성이었다는 점을 언급할 필요는 없을 듯하다. 히스테리가 있는 불운한 환자는 그 치료로 자궁 절제술을 받았다. 이 시술은 오늘날에도 흔히 행해진다. 각기 다른 사유에서, 하지만 때로는 자궁내막증과 같이 여전히 의심이 가는 이유로 말이다. 1952년이 되어서야 미국정신의학회는 '히스테리아'라는 용어를 삭제했다.

뇌엽 절제술

20세기 중반까지만 해도 의사들은 우울증, 공황장애, 조증, 조현병 등 제대로 정의되지 않은 정신 및 행동 문제를 다스리기 위해 일종의 송곳을 눈 위쪽에 삽입해 뇌의 일부를 파괴하는 전두엽 절제술을 시행했다. 행동 문제를 없앤다는 측면에서는 효과가 있었지만 개인의 성격과 지능이 희생됐다. 사망하거나 자살한 사람들도 있었고 심각한 뇌 손상을 입은 경우도 있었다.

이 시술을 창안한 포르투갈 신경학자 안토니우 에가스 모니스는 일부 정신병에 대한 이 시술의 치료적 가치를 발견한 공로로 1949년 노벨 생리의학상을 받았다.

1951년까지 미국에서 약 2만 건의 뇌엽 절제술이 시행되었고 비율로 따지면 영국에서는 더 많이 시행되었으며 주로 여성이 시술을 받았다. 이전 시대의 방혈과 마찬가지로 뇌엽 절제술은 이제 의학적 야만의 상징이자 의학적 오만함의 사례로 비판받는 시술이다.

과거에 사용된 몇 가지 유형의 치료법은 오늘날의 관점으로는 필요로 하는 것과 완전히 반대되는 것으로 보인다. 상처로부터의 출혈로 혈액이 부족한 사람에게 방혈을 하고, 뇌로 가는 혈액

이 모자라 생기는 뇌졸중에 대해 뇌에 혈액을 공급하는 경동맥을 묶거나, 수술 상처 부위에 '고름 생성을 촉진'하기 위해 일부러 이 물질을 남기는 것 등이 그 예이다. 많은 환자들이 이런 치료를 당하고도 살아남은 것은 인체의 회복력과 치유력 덕분이었다. 그런데 이 점은 동시에 중요한 문제를 드러낸다. 살아남아 회복한 환자들이 있었기에 의사는 그것을 치료 덕분이라고 생각했다. 바로 이 논리적 오류, 즉 '선행하는 것이 곧 원인'(post hoc ergo propter hoc; 라틴어로 '이후에, 그러므로 이것 때문에')의 오류는 비효과적인 치료가 지속되는 명백한 이유이다.

유방암 치료를 위한 골수 이식

좀 더 근래에 등장한 이 시술은 사전에 유방암 환자에게서 채취한 골수 세포를 이식(기술적 표현으로는 '구제rescue' 또는 '자가 이식')해 초고용량 항암제를 쓸 수 있도록 하는 것을 의미한다. 어떤 화학 요법이 유익하다면 그 양이 많을수록 더 좋다는(일부 혈액암의 경우에서처럼) 생각에서 나온 방법이다. 물론 이런 치료는 골수 이식만으로도(고용량 항암제는 말할 것도 없고) 많은 부작용이 나타날 수 있어서 위험성이 아주 높았지만, 높은 유익성 또한 잠재되어 있었다.

이런 상황이면 보통은 치료를 받은 환자군과 받지 않은 군을 비교하는 연구인 비교 또는 '대조' 임상시험을 거치는 게 이상적이다. 이는 치료의 실제 효과를 검증하는 가장 좋은 방법이다. 그러나 이 경우 대조 임상시험을 하지 않았고, 일부 환자가 호전되었다는 관찰을 근거로 유익한 시술이라고 상정되었다. 이를 **관찰** 증거라고 하는데 일반적으로는 이것만으로 환자가 꼭 그 치료를 **받아서** 호전됐다고는 결론지을 수 없다. 일부 환자가 좋아졌다는 이유만으로 그 시술이 도입된 것은 경솔해 보이지만 놀랍게도 사실이다. 다소 급진적인 이 치료가 기존의 치료보다 더 효과적이라거나, 환자에게 부작용 없이 유익함을 준다는 (과학적 의미에서) 양질의 비교 증거는 없었다.

1990년대까지 골수 이식은 일부 환경, 특히 미국에서 아주 빠르게 유행했고 이 (매우 고가의) 치료를 보장하지 않는 의료보험사는 수백만 달러짜리 소송을 당했다. 이렇게 된 데에는 남아프리카공화국 암 전문의인 베르너 베즈워다가 비교 연구라고 주장했던 연구를 수행해 아주 긍정적인(하지만 전부 사기인) 결과를 발표한 것이 한몫을 했지만, 해당 시술을 한 의사들이 그걸 신봉한 것 역시 작용했다.

1990년대 말, 제대로 된 비교 시험이 시행되어 마침내 양질의 증거를 얻었고 결론이 나왔다. 이 치료법은 효과가 없었다. 해당 시술은 중단되었지만, 이미 많은 유방암 환자들이 아무런 이득도 없이 고용량 항암치료와 골수 이식을 함께 받은 뒤였다. 이득은커녕 부작용으로 감염, 심각한 구강궤양(점막염), 혈구 수 감소로 인한 빈혈, 저혈소판증에 따른 출혈 등이 나타났다. 그뿐 아니라 많은 여성들이 이 시술을 받고 사망했다. 전 세계적으로 약 3만명의 여성이 이 치료를 받았고 그중 1~3퍼센트가 그 부작용으로 사망했다고 추산된다.

또 주목할 부분은, 임상시험을 완료하기까지 통상적인 경우보다 훨씬 오래 걸렸다는 점이다. 이전 연구들에서 나온 결과가 아주 긍정적이었던 탓에 여성들은 골수 이식을 받을 확률과 받지 않을 확률이 반반인 임상시험에 참여하기를 꺼렸다. 새로 나온 치료법이 대단히 효과가 좋으리라고 믿게끔 유도되었기에 환자들은 치료를 받고 싶어 했던 것이다.

크나큰 비약

과학적 증거를 기반으로 치료법이 도입될 때도 있지만, 그 증거가 인간에게 직접 적용 가능하지 않을 수 있다. 다시 말해 실험실 연구 수준에서 행해졌거나 동물 대상 실험에서 나온 증거일 수 있다. 아니나 다를까, 의사들은 진짜 환자한테서 **진짜** 증거를 얻기도 전에 효과가 **있을** 거라고 성급히 판단한다. 예를 들면 1990년대에는 실험 수준에서 얻은, 세포의 산화가 나쁜 것이라는 증거를 바탕으로 의사들이 항산화 비타민A와 E를 권장했다. 물론 사실일 수도 있지만 항산화제가 사람에게 유익하다고 말하는 것은 심한 비약이다. '인간'은 다수의 세포로 구성된, 어마어마하게 복잡한 조합이며 실험실에 살고 있지 않다. 잠재적인 이점에만 초점을 맞춤으로써 의사들은 중요한 질문을 간과했다. 이 항산화제에 어떤 다른 작용이 있을까? 고용량에서 독성이 있을까? 의도하지 않은 결과는 무엇일까? 항산화 보충제가 홍보되고 널리 사용된 **뒤에** 이루어진, 20만 명 이상이 참가한 시험 67건의 사망률 감소 효과를 요약하면, 비타민을 섭취한 경우 그러지 않은 사람보다 사망률이 더 높았고 비타민이 도움이 된 경우는 없었다.

때로 어떤 치료법은 효과가 전혀 없지는 않고 특정 환자군에서만 나타나는데, 그에 해당하지 않는 사람을 치료하는 데 훨씬 더 광범위하게 사용되기도 한다. 예를 들어 편도 절제술이 도움이 되는 경우는 일부 환자에 국한되는데도, 세계 여러 지역에서 어린이 환자 대다수를 대상으로 편도 절제술이 시행된 적이 있다(3장 참조).

아프지 않은 사람 치료하기: 탈리도마이드

전혀 이상이 없는 건강한 사람에게 약물을 투여해 심각한 해를 입힌 사례도 많다. 탈리도마이드도 그 비극적인 사례이다. 탈리도마이드는 1950년대 중반부터 1960년대 초반까지 입덧을 치료하는 '경이로운 약'으로 전 세계에서 판매되었다. 서독 제약회사인 케미 그뤼넨탈에서 개발한 약으로, 처방전이 필요 없는 일반 의약품으로 출시되었고 곧 그뤼넨탈의 라이선스 하에 다른 제약 회사에서 탈리도마이드를 생산해 판매했다. 호주, 뉴질랜드, 영국, 캐나다 등 46개국에서 임신부를 대상으로 판매했으며 수십만 명의 여성에게 처방했다. 탈리도마이드는 사람에게는 말할 것도 없고 임신한 동물을 대상으로도 검증하지 않았는데도 임신부에게 안전하다고 대대적으로 허위 광고를 했다.

그런데 이 약이 미국에서는 판매된 적이 없었다. 미국 식품의약국FDA에서 이 약을 검토한 캐나다계 미국인 약리학자이자 의사인 프랜시스 켈시가 안전성 증거가 부족하다고 우려를 표했기 때문이다. 훗날 존 F. 케네디 대통령이 연방 공무원에게 주는 최고 공로상을 수여하면서 켈시 박사는 이 상을 받은 역대 두 번째 여성이 되었다.

탈리도마이드는 사상 최대 규모로 꼽히는 의학적 재앙을 불러왔다. 신생아 약 2만 명에게서 선천적 기형이 발생했으며, 그 외 8만 명이 태내에서 사망하거나 사산되었다. 이 비극을 계기로 전 세계적으로 의약품 규제가 정비되었다.

탈리도마이드는 1961년 호주를 비롯한 여러 나라에서 퇴출되었는데, 한센병과 일부 골수암 등 희귀 질환 치료를 위해 2001년에 재도입되었다. 의약품 설명서와 약병에 붙은 경고문을 통해 임신부에 대한 위험성을 알리고 여성에게 처방시 엄격한 제한이 있음을 밝혔음에도, 브라질과 아르헨티나 같은 곳에서는 새 세대 '탈리도마이드 기형아'가 태어나고 있다. 한센병 유병률이 높은 지역에서는 약물을 나눠 먹는 일이 만연하고 보건 교육은 열악하다. 임신부 그림 위에 가위표를 그은 경고 표시가 잘못 해석되어 피임약으로도 판매된다.

질병이 아닌 숫자 치료하기: 로시글리타존

당뇨병에서 혈당 수치는 오랫동안 치료 성패의 척도였다. 그러나 혈당 수치를 낮출 수 있다는 연구 결과가 나오고 1999년에 몇몇 당뇨병 신약이 출시되자, 수치에만 의존했을 때의 문제점이 드러났다. 당시 출시된 약 중 하나인 로시글리타존은 이후 다른 당뇨병 약 및 위약(약제가 들어 있지 않은 알약)과 비교했을 때 심장마비와 돌연사의 위험을 높이는 것으로 나타났다. 정확히 말하자면, 로시글리타존을 복용한 사람들은 혈당 수치가 더 낮았으나 사망 가능성은 더 높았다. FDA는 처음엔 포장지에 경고문을 싣는 조치만 취했다가 이후 증거가 명확해지자 그제야 이 약을 퇴출했다. 로시글리타존은 10년 이상 시판되었고 전 세계적으로 연간 약 30억 달러의 매출을 기록했다.

이 사건을 마무리하며 FDA 자문위원회는 "이른바 '경이로운 약'이라던 로시글리타존은 업계의 압력을 받는 힘 없고 예산도 부족한 정부 기관이 그릇된 판단에 의해 성급히 승인한 약으로, 환자에게 부당한 해를 입혔다"고 지적했다. 자문위원장은 "제2형 당뇨병 치료제의 규제 경로를 시급히 바꾸어 임상적 결과들을 대리변수가 아닌 1차 평가변수로 설정해야 한다"고 밝혔다. 이제 새로 출시되는 당뇨병 치료제는 유해성 여부 확인을 위해 심혈관계 결과를 보는 임상시험에서 평가받아야만 FDA의 승인을 받을 수 있다.

불리한 연구 결과를 은폐하고, 해당 약물에 비판적인 의사를 위협하고, 약을 홍보할 때 안전상의 위험성을 축소하는 데 제약 회사가 어떤 역할을 했는지는 다른 지면에서도 적잖이 논의되었다. 로시글리타존 사태에서 제약 회사가 비난받은 것은 당연한 일이지만, 여기서 우리는 의사가 했던 역할에 더 주목하고자 한다.

어찌 보면 의사들은 주어진 증거와 FDA의 권고를 따랐을 뿐이다. 그러나 어쨌든 처방전에는 의사의 서명이 기재되고, 따라서 약품이 안전하고 효과적인지 확인할 책임은 의사에게 있다. 의사들은 또한 이 약품에 대한 연구에 참여했고 그 연구들 중 일부는 발표가 보류되었으며, 제조사에서 돈을 받은 의사들도 많다. 이해가 얽힌 의사들은 해당 약품이 계속 판매될 수 있도록 규제 기관에 로비까지 했으며, 약이 퇴출되어서는 안 된다고 결정한 위원회의 구성원이었다. 대개 제약 회사와 정부 규제 기관을 악당으로, 의사를 영웅으로 그리기 쉽지만 그렇지 않은 경우가 흔하다. 제약 회사는 주주의 이익을 극대화하겠다는 '선서'를 한다. 의사는 '해를 끼치지 말아야' 할 사람이며 의사의 선서는 환자들에게 하는 것이다.

있지도 않은 문제 해결하기: 아편 유사제 유행

의사들이 최선의 의도로 행한 일이 어떻게 막대한 피해를 초래했는지를 보여주는, 현재 가장 확실한 사례는 아편 유사제의 유행일 것이다. 이는 미국에서 가장 두드러졌지만 캐나다, 호주, 유럽에도 영향을 미쳤다. 인도, 아프리카, 중동을 포함한 개발도상국도 아편 유사제로 초토화되고 있지만 그 참상이 널리 알려지지 않아, 유엔은 이 사태를 '또 다른 아편 유사제 위기'라고 칭했다.

이 비극은 '의인성醫因性' 유행, 즉 의사와 의료 시스템이 유발한 것으로, 현대 의학의 통증 관리 역사상 가장 큰 잘못이라 불린다. 아편 유사제는 통증 완화라는 최선의 의도로 투여되었지만, 그 약의 효과와 피해에 대한 추정치가 완전히 빗나가고 말았다.

1990년대 초, 미국 병원에 치료받지 못한 급성 통증이 만연하다는 우려가 널리 퍼졌다. 응급실 간호사 등의 의료진이 환자의 자기 보고에 비해 환자의 통증을 상당히 과소평가한다는 연구들이 나왔다. 1990년대 중반, 미국 통증 학회는 통증이 맥박 수, 혈압, 체온, 호흡 수와 함께 병원에 갈 때마다 수집되어야 하는 필수 정보로, 제5의 '활력 징후'가 되어야 한다고 표명했다.

이 개념은 빠르게 유행했고 환자의 통증을 숫자 척도로 평가하는 것이 의무화되었다. 동시에 통증 치료가 의무가 되었다. 정례적으로 통증을 평가함으로써 통증 평가가 향상되었는지, 또는 환자의 통증 수준을 유의미하게 낮추었는지를 판단하기 위한 대규모 연구는 수행되지 않았다. **모든 환자를 대상으로 통증 여부**를 선별하는 일이 정말 필요한지, 또 이것이 아편 유사제 남용으로 이어질 위험성은 없는지를 두고 우려하는 목소리가 초기에 있었으나 그 외 사람들은 이를 인권 문제로 삼았다. 심지어 2004년에는 통증 완화를 인권으로 장려하는 세계 통증의 날 캠페인이 벌어지기도 했다.

통증 측정은 병원 인증에 쓰이는 '진료의 질' 지표에 포함되었으며, 필요에 따라 통증을 치료하는 것이 아니라 통증을 확실히 '제거'하는 치료 알고리즘이 개발되었다.

의도는 좋았으나 통증을 활력 징후로 만듦으로써 의도하지 않은 심각한 결과가 나타났다. 전통적으로 의사들은 아편 유사제에 대한 내성, 의존성, 중독을 우려해, 만성 비非암성 통증을 겪는 사람들에게 아편 유사 진통제(통증 완화제)를 처방하는 데 신중을 기해왔다. 그런데 1990년대 초반부터 미국에서 아편 유사제 처방 횟수가 해마다 증가했고 1990년대 후반에는 가속화되었다. 해당 업계는 중독률이 매우 낮다는 주장으로 의사들을 속여서 안심시켰다.

1995년 옥시코돈(옥시콘틴으로 판매됨)이라는, 장시간 작용하는 서방형 아편 유사제가 통증 치료용으로 미국 FDA 승인을 받았다. 승인된 표시 사항에는 약물 중독이 '매우 드물고' 천천히 흡수되므로 남용 가능성이 감소했다고 명시되었다. 입증되지 않은 이러한 주장은 2001년까지 삭제되지 않았다. 오히려 이 약의 제조사인 퍼듀 파마는 전문가들에게 돈을 주고 해당 주제에 대해 강연을 시키면서 이 주장을 확고하게 굳혔다.

2012년까지 미국에서만 매년 아편 유사제가 2억 5500만 건 처방되어 소매 약국에서 조제되었는데, 이는 100명당 81.3건이 처방된 셈이다. 미국 국립약물남용연구소National Institute on Drug Abuse는, 2018년에 매일 128명 이상의 미국인이 처방된 아편 유사제, 헤로인과 펜타닐 같은 합성 아편 유사제(역시 처방된 약)를 과다 복용해 사망했다고 밝혔다. 미국 질병통제예방센터CDC에 따르면, 2016년에 4만 2000명이 넘는 미국인이 아편 유사제 과다 복용으로 사망했다(최근 통계로 2021년에는 펜타닐로만 7만 1238명 사망—옮긴이). 약 200만 명이 처방 아편 유사제 남용 장애로, 별도로 50만 명이 헤로인 중독으로 추정되며 이 약물들은 중복 사용되고 있다.

만성 통증에 아편 유사제를 처방받은 환자의 약 4분의 1이 이를 오용한다. 과량 복용처럼 처방된 방법과 다르게 복용하거나 향정신성 효과를 얻을 목적으로 복용할 수 있다는 의미이다. 아편 유사제를 처방받은 10명 중 1명은 중독이 되고 헤로인을 처음 사용한 사람들의 약 80퍼센트가 처방 아편 유사제를 오용한 적이 있다. 미국을 비롯한 여러 지역에서 이러한 공중보건상 폐해는 줄지 않고 있다. 미국 대부분의 주에서 아편 유사제 과다 복용은 매년 30퍼센트 이상, 일부 대도시에서는 50퍼센트 이상 계속 증가하고 있다. 미국 인구는 세계 인구의 5퍼센트 미만을 차지하지만 전 세계 아편 유사제 공급량의 80퍼센트 이상을 사용한다.

그렇다고 다른 국가들이 이 문제에서 안전하다고는 볼 수 없다. 호주는 1992년에서 2012년 사이에 아편 유사제 조제가 15배 증가했으며, 미국과 마찬가지로 지방과 농촌 지역에서 가장 크게 증가했다. 이와 함께 처방 아편 유사제로 인한 사망이 증가하여 현재 전체 약물 관련 사망의 약 4분의 1을 차지하게 되었고, 그중 약 3분의 1은 펜타닐(모르핀보다 100배 강력함) 때문이다. 1990년대에는 헤로인으로 인한 사망이 처방 아편 유사제로 인한 사망보다 2.5배 더 흔했지만 지금은 그 반대이다.

수년에 걸쳐 퍼듀 파마는 미 연방과 주 정부가 여러 차례 부과한 수백만 달러의 벌금을 납부했다. 옥시콘틴이 다른 진통제보다 중독성이 적고 오용과 의존성을 유발할 가능성이 적다는 허위 주장, 허가 범위 초과 사용 촉진, 기만적인 마케팅에 대해 유죄가 인정되었다.

퍼듀 파마는 오용 방지 조치로 약물 조성을 변경한 뒤 이전보다 수익이 감소하자, 옥시콘틴의 유해한 영향을(예방 가능한 아편 유사제 관련 사망 등)를 뻔히 알면서도 처방을 많이 하는 의사들에게 집중 홍보했다. 해당 의사들은 옥시콘틴을 처방하는 전체 의사의 7퍼센트 미만을 차지하지만 나머지 93퍼센트의 처방을 합친 분량보다 더 많은 아편 유사제를 처방한다. 퍼듀 파마는 최상위 처방 의사(50만 달러에 달하는 경우도 있었다)와 다른 약국에서 거부당한 처방전을 받아 조제해주는 약국에 리베이트를 주었으며, 전자 의무 기록 회사와 공모해 의료 소프트웨어에서 옥시콘틴 처방을 추천하는 알림 기능을 만들었다.

2020년 10월에 이루어진 최근의 합의를 통해, 퍼듀 파마와 그 소유주인 새클러 일가에 대해 당시까지 제기되었던 미국 연방 형사 및 민사 소송은 모두 종결되었다. 회사 임원 3명만이 벌금을 부과받았고 새클러 일가 중 과오를 인정한 사람은 없었다. 그러나 판매량 증대를 위한 무분별한 마케팅 등 아편 유사제 판촉과 피해 축소 면에서 새클러 일가가 했던 범상치 않은 역할은, 《뉴요커》에 실린 2건을 비롯해 수많은 폭로 기사의 소재가 되었다. 코리 데이비스는 2021년 《뉴잉글랜드 의학 저널NEJM》에 기고한 글에서 퍼듀 파마와 새클러 일가가 저지른 약물 관련 불법 행위에 어째서 정의가 구현되지 않았는지 따져 물었다.

한편, 개발도상국에서는 그뤼넨탈(탈리도마이드를 만든 제약 회사)이 만든 덜 강력한 아편 유사제인 트라마돌이 대규모로 남용되어 왔다. 이 약을 옹호하는 사람들은 중독성이 덜하다고 주장했지만 약물 의존과 흥분 효과를 노린 오용이 만연했다. 예를 들어 이집트에서는 국가 중독 시설에서 치료를 받는 전체 사람 중

70퍼센트가 트라마돌 중독이다. 나이지리아에서는 전 인구의 절반을 조금 넘는 수의 사람들이 트라마돌을 오용하고 있고, 그중 90퍼센트 이상이 처방전 없이 이 약품을 손에 넣는다. 이는 약물의 위험성을 과소평가한 규제의 허점이 부른 폐해라는 주장이 제기되고 있다. 트라마돌에 초점을 맞춘 2019년 《로스앤젤레스 타임스》 탐사 보도에 따르면, 그뤼넨탈은 문제가 되는 건 불법 위조 약품이라고 하면서, 규제가 더 엄격해지면 통증 환자가 해당 약을 사용하기가 어려워진다고 주장하며 트라마돌이 규제를 받지 않도록 조직적인 활동을 벌였다.

그렇다면 이 모든 일이 어떻게 일어난 걸까? 활력 징후로서 통증 확인이 의무화되면서 의사는 환자에게 통증이 있는지 물어봐야 했다. 종류를 불문하고 통증이 보고되면 의사는 통증을 줄이거나 완전히 없애기 위한 치료를 처방해야 했다. 그리고 환자들이 이를 예상하도록 조건화시켰다. 그러나 대부분의 임상 의사는 통증을 측정하고 관리하는 방법에 대한 적절한 지식을 갖추지 못했다. 그들은 많은 경우 아편 유사제 처방은 올바른 대응책이 아니라는 점을 인식하지 못했다. 아편 유사제 처방이, 나아가 고용량으로 처방하고 증량하는 것이 통증과 고통을 완화하는 주문呪文이 되어버렸다. 의사들은 '무엇보다 해를 끼치지 말라'라는 서약을 망각했다.

의사로서 필자들은 모든 통증이 제거되어야 한다는 기대가 일상적인 관행에 미치는 영향을 목격해왔다. 부상 등으로 인한 급성 통증으로 아편 유사제를 처방받고 그 뒤로도 계속 처방받는 환자를 자주 본다. 이 환자는 머지않아, 약을 끊으면 쉽게 짜증이 나고 통증은 더 심해지며 종종 메스껍고 잠을 잘 못 잔다는 걸 알게 되는데, 의사는 그런 증상이 원래의 부상 탓이 아니라 아편 유사제 탓이라는 것을 모르고 약을 계속 처방한다. 역설적이게도 아편 유사제는 문제의 원인이자 치료제이므로 계속 처방된다. 우리는 환자에게 이러한 점을 설명하고 약을 끊게 하기가 얼마나 어려운지 증언할 수 있다. 추가로 처방전을 써주는 것이 훨씬 쉽다.

이러한 아편 유사제 이야기에서 가장 큰 반전은, 이 약물이 애초부터 비암성 통증에 그다지 효과적이지 않다는 것이다. 비마약성 진통제에 비해 통증을 더 완화시키지 못하는 경우가 잦고 아편 유사제 대다수가 사람들에게 신체적(아주 흔하게는 졸음과 변비), 심리적으로 엄청난 영향을 미친다.

수술 후 퇴원한 환자에게 이러한 문제가 나타나는 것을 보고, 우리는 그런 환자에게 통상적으로 처방하는 강력한 아편 유사제(옥시콘틴)와 처방전 없이 살 수 있는 훨씬 더 순한 아편 유사제 및 파라세타몰 복합제를 비교하는 맹검 연구(무작위 대조 시험)를 수행했다. 환자들에게 옥시콘틴 또는 순한 약을 주었는데 둘 다 포장이 같아 환자들은 본인이 어떤 것을 복용하는지 알 수 없었다. 연구 결과 퇴원 후 며칠 또는 몇 주 동안 통증 수준에는 차이가 없었고, 복용량에도 차이가 없었다(환자가 통증에 따라 용량을 조절할 수 있었음). 이 두 군의 환자 사이에서 나타난 유일한 차이는 더 강한 약물을 복용한 환자들에서 합병증의 비율이 훨씬 더 높았다는 것이다. 이에 따라 우리는 처방 패턴을 바꾸었지만, 범위를 넓혀 관행을 바꾸기란 훨씬 어려운 일이다.

강력한 아편 유사제가 덜 해로운 약물보다 효과가 우월하다는 증거는 우리가 생각했던 것보다 훨씬 적으며, 연구자들은 아편 유사제와 위약을 비교하는 연구처럼 수십 년 전에 이미 완료했어야 하는 연구를 이제서야 하고 있다. 왜 아무도 이전에 그런 연구를 하지 않았을까? 아편 유사제가 강력할수록 통증 완화에 분명 더 좋을 것이라고 가정했기 때문이다.

의료용 대마가 답일까

의료용 대마는 답이 아니라고 본다. 뉴스나 기사를 보면 많은 의사들이 의료용 대마가 답이라고 단언한다. 그러나 증상이 나아진 일부 사람들을 봤다고 해서, 또는 효과가 있기를 바란다는 이유로 효과가 있다고 가정할 수는 없다. 우리는 타당한 과학에 근거해야 하는데 질환(암성·비암성 만성 통증, 메스꺼움, 치매, 관절염, 경련)을 불문하고 약용 대마의 효과에 대한 가장 신뢰도 높은 증거에 따르면 약용 대마는 효과가 별로 없거나 전혀 없다.

《영국 의학 저널》에 실린 한 연구는 암성·비암성 만성 통증에서 의료용 대마의 효과를 최소 한 달 이상 추적 관찰하고 거기서 나온 모든 가용한 증거를 요약했는데, 이에 따르면 의료용 대마로 통증이 개선될 가능성은 적으며, 개선되더라도 그 정도가 미미하다. 이러한 결과는 통증이 암에 의한 것이든 다른 원인에 의한 것이든 상관없이 유사하게 나타났다.

의료용 대마 복용자 10명 가운데 기껏해야 1명만이 위약 복용과 비교해 통증이 개선되었다. 그 경우 10점 만점에 평균 0.5점 정도 통증이 덜해졌다. 신체 기능과 수면의 질에 대해서는 이점이 더 적게 나타났다. 또한 위약 복용자와 비교해 의료용 대마 복용자 10명 중 약 1명은 어지러움을 느꼈고, 그보다 적은 수(2~5퍼센트)에서는 메스꺼움, 구토, 졸음, 주의력 감소, 일시적인 사고思考장애(이들 증상 중 일부 또는 전부)도 겪었다. 이 결과는 2019년 영국 의료용 대마 지침 마련을 위한 검토 결과와도 일치했는데, 이 검토에서는 통증에 대한 평균적인 효과가 무시해도 좋을 정도라고 결론지었다.

왜 오류가 계속되는 걸까

이 장에서 우리가 간략히 다룬 사례는 모두 사람들에게 해를 끼쳤거나 지속적으로 유발하고 있다. 하나같이 좋은 의도로 행해졌으나, 선한 의도와 개인적인 경험만을 근거로 하는 의료 행위가 얼마나 부적절한지 알 수 있다. 환자들은 그 이상을 누릴 자격이 있고 바라야 한다. 의사의 의도와 행위는 과학으로 뒷받침되어야 한다.

문제의 핵심이자 상당한 의료 과잉의 배후에 있는 원인은 의료의 혜택 및 피해에 대한 인식과 **실제**가 서로 일치하지 않는 것이다. 의사가 자기 의료 행위의 이점을 정확히 판단하지 않고 **과대평가**한다는 것을 보여주는 증거는 상당히 많다. 또 의사는 자기 의료 행위가 유발하는 피해도 잘못 추정한다. 의사는 피해를 **과소평가**한다.

이 문제는 의사에 국한되지 않는다. 환자들도 마찬가지다. 이 주제에 관련해 2015년 발표된 검토연구를 보면 환자 약 3분의 2가 치료로 얻을 수 있는 이점을 과대평가하고, 또한 약 3분의 2가 피해를 과소평가했다. 의료의 이익과 피해에 대한 이러한 추정 오류는 지역 사회에 만연하며 이는 의사 등이 그것을 표현하는 방식, 즉 이익은 부풀리고 피해는 줄여서 보고하는 데에서 비롯한 것으로 보인다.

예컨대 당신이 무릎 통증이 있는 60세 남성이고 무릎 관절경 수술을 고려할 만한지 알아보려고 닥터 구글에서 정보를 검색한다고 해보자. 당신이 접하는 거의 모든 사이트는 그 수술을 매우 낙관적으로 표현할 것이며, 약 15퍼센트만이 사실상 이점이 없다고 설명할 것이다. 대다수 사이트는 잠재적 위험성에 관해 약간의 정보를 주기는 하지만 그것이 발생할 가능성에 대해 명시적으로 안내하는 사이트는 훨씬 적으며 그 내용은 사이트에 따라 크게 다를 것이다.

필자들은 2017년에 이러한 사이트들을 조사했기 때문에 이 사실을 안다. 해당 웹사이트들 가운데 약 절반은 호주에 기반을 두었고 나머지는 대부분 미국 기반이었다. 웹사이트의 소유(운영)자는 소비자 정보 회사나 조직, 정부, 보험사, 전문 학회, 병원, 정형외과의사 등으로 다양했으며, 활용 가능한 지침이나 권고안이 있음을 언급한 사이트는 없었다. 우리의 연구 결과는 여타 유사한 연구 다수와 일치한다.

언론 역시 독자의 관심을 끌기 위해 편향된 정보를 제공하는 경우가 흔하다. 약으로 인한 피해는 거의 보도되지 않고 대신 이점을 과장하는 희소식과 획기적인 발견 뉴스가 끊임없이 흘러나온다. 유의미한 이점을 제공하지 않는다고 밝혀진 것들조차도 생명을 구하는 획기적 발견이라고 발표한다. 예를 들면 로봇을 이용한 수술은 언론에서 빈번히 과장된다. 수술에 로봇을 사용했을 때 기존 수술에 비해 환자가 얻는 결과가 더 낫다는 증거가 거의 없는데도 병원들은 수술용 로봇을 구입하는 데 수백만 달러를 지출한다. 담낭 제거술이나 무릎 관절(슬관절) 치환술에서와 마찬가지로 전립선 절제술, 자궁 절제술에서도 그렇다. 최근 어느 검토 연구는 오히려 로봇 수술이 일부 영역에서 상태를 악화시킬 수 있음을 시사했다.

새로 나온 것이 항상 더 나은지 여부를 검증하고자, 호주에 새로 도입된 고관절 및 슬관절 치환용 삽입물을 5년 동안 검토한 연구자들은 새 삽입물 중 거의 30퍼센트가 기존 삽입물보다 성능이 좋지 않았고 새 삽입물 중 어느 것도 기존 것보다 나은 성능을 발휘하지 못했음을 밝혔다.

이른바 '획기적인' 항암제도 다르지 않다. 새 항암제의 이점은 언론 매체에서 터무니없이 과장되기 일쑤다. 물론 정말로 획기적인 예는 몇 가지 있다. 흑색종을 비롯한 여러 암에 대해 면역 관문억제제를 사용한 면역 요법, 특정 암에 대한 일부 표적 치료 등이 그러하다. 그런데 미국에서 새로 승인된 항암제를 대상으로 수행한 연구는, 승인 당시 대부분의 약물이 삶의 질이나 생존 기간을 개선한다는 증거가 없었다는 사실에 주목했다. 몇 년이 지난 후에도 그 약제들 대부분은 생존에 임상적 이점을 보이지 않았다. 항암제는 전체 생존율에 미치는 영향보다는 종양의 크기를 줄이거나 무병 생존율(치료 후 암의 증상이나 징후 없이 생존할 확률―옮긴이)을 개선하는 능력을 근거로 사용 및 급여화가 승인되는 경우가 잦다. 하지만 사람들을 더 오래 살게 하는('전체' 생존율을 높이는) 능력이 단연코 가장 중요한 결과일 것이다.

2002년에서 2012년 사이에 '고형' 종양(백혈병과 같은 혈액암 제외)에 대해 잇따라 승인된 항암제 71개에 대한 검토연구에 따르면 생존 기간이 2.1개월(중앙값) 증가했다(입원, 약물 투여 기간, 항암 치료 중 몸이 좋지 않았던 기간 포함). 다만 현실적으로는 이득이 이보다 적을 가능성이 많다. 예컨대 치료를 받고 부작용이 나서 치료를 중단하는 비율이 실제로는 더 높기 때문이다.

의료에 유독 관대한 이유

왜 우리는 의료에 대해 이렇듯 긍정적인 견해를 고수할까? 적어도 6가지 이유를 생각할 수 있다.

1. 그렇게 믿고 싶어서

의사는 자신이 하는 일이 환자에게 도움이 된다고 믿고 싶어한다. 또한 자신의 믿음을 뒷받침하는 증거에 더 열려 있고 수용적이다. 이를 가리켜 '확증 편향confirmation bias'이라고 하는데, 자신의 기존 신념을 확인하는 방식으로 정보를 찾고 해석하고 상기하는 경향을 말한다. 그리고 자신의 믿음과 반대되는 증거에 맞닥뜨렸을 때 우리는 그것을 묵살하기 위해 그 증거에서 결함을 찾으려 한다. 양립할 수 없거나 상충하는 견해에서 생겨난 '인지 부조화'를 머릿속에서 이런 방식으로 대처하는 것이다.

2. 불확실성 때문에

때로는 증거가 불충분한 탓에 위험성과 이득의 발생 확률을 정확하게 알 수 없다. 이렇게 불확실성이 있는 경우 편견이 발동하며 우리는 진실을 입증할 증거가 나타나기를 기다리기보다는 효과가 있다고 가정해버린다. 불확실성을 기다릴 근거로 삼지 않고 치료할 구실로 삼는 일이 적지 않다.

3. 증거를 이해하지 못해서

증거가 있고, 의사가 그 증거를 객관적으로 평가하려 하지만 그러는 데 필요한 과학적 지식과 기술을 못 갖춘 경우가 많다. 의사들이 임상역학(임상의학의 기초 과학)과 통계(2장 참조)를 제대로 배우지 못해 생겨난 일이다. 의사는 이러한 과학적 방법과 비판적 평가에 숙련돼 있을 거라고 대개 오해하는데, 그렇지 않은 경우가 많다.

4. 기적의 사고법

우리는 숫자를 알면서도 성패에 관련된 확률을 왜곡하고, 확률상 불리해 보이는데도 운이 따를 수도 있다고 여긴다. 이를 복권 심리라고도 한다. 복권이 당첨될 실제 확률은 매우 낮은데도(가령 100만 분의 1) 당첨(이득) 가능성을 과대평가하는 것을 말한다. 반면에 잃을(해를 입을) 가능성에 관해서는 가능성이 훨씬 높은 일들을 죄다 도외시하거나 무시한다. 예를 들어 수술로 사망할 확률인 1000분의 1은 일어날 가능성이 아주 낮은 걸로 곧잘 간주된다.

5. 너무 쉽게 오도되어서

과학을 이해하지 못한 결과, 우리는 근거 없는 주장에 취약하다. 광고주, 회사 대표, 동료, 친구, 이웃, 대단한 의학적 성과에 대한 뉴스 보도 등은 우리에게 해당 치료법이 효과가 있다고 설득력 있게 반복해서 말한다. 돈을 받고 때로 '지도'까지 받은 의학 오피니언 리더가 힘을 보태 만든 미사여구와 교묘한 마케팅이 새로운 검사나 치료법에 따라붙기 때문에 그 실체를 간파하기 어려워질 수 있다. 의사가 과학을 이해하고 독립성을 갖는 것이 중요한 이유가 여기에 있다.

6. 이익에 맞아서

사실 알고 보면 치료가 효과를 발휘하는 것은 모든 사람에게 이롭다. 치료해줄 방법이 없다면 의사는 자괴감과 무력감을 느낄 것이다. 시술이 효과가 있다고 가정하면 의사뿐 아니라 의료 산업에 종사하는 모든 사람들이 생업을 이어갈 수 있고 사업은 이익을 낼 수 있다. 치료가 효과적일 거라고 믿는 것은 환자와 그 가족의 이익에도 부합된다.

의료는 지구에도 해롭다

과잉 의료는 개인에게 해를 끼칠 뿐만 아니라 지구에도 해로운 영향을 미치며 결국 환경적으로 건강에 큰 위협이 된다. 서문에서 언급했듯이 호주의 경우 총 탄소 발자국의 약 7퍼센트가 의료에서 생겨난다고 추정된다. 그중 절반은 병원에서, 20퍼센트는 의약품에서 나온다.

이런 사실은 호주가 세계에서 1인당 탄소 배출량이 가장 높은 국가 중 하나라는 점과 통한다. 미국의 경우 국가 탄소 발자국에 의료가 일조하는 정도는 10퍼센트로 추정된다. 두 국가 모두 4퍼센트인 영국보다 현저히 높은데, 영국은 2008년 '영국 기후변화법'이 통과된 이후 의료 관련 탄소 배출량을 줄이기 위해 적극적으로 노력했다. 지속 가능한 저탄소 의료 서비스를 위해, 국가보건서비스National Health Service, NHS 즉 공중보건 및 사회복지 서비스를 지원하는 지속가능개발부Sustainable Development Unit(현재 Greener NHS라고 함)를 만들었다. 그에 따라 NHS는 지난 10년 동안 의료가 기후에 미치는 영향을 줄이려는 괄목할 만한 조치를 취했으며 2040년까지 NHS를 '온실가스 순배출 제로Net Zero'로 만들겠다고 약속했다.

먼저, NHS는 2008년부터 탄소 발자국과 탄소 배출량 감소 진행 상황을 측정했다. 일부 병원들에서 전기를 저탄소 난방과 조명 등 100퍼센트 재생 가능한 전력으로 전환했고, 낭비를 줄였는데 특히 일회용 플라스틱과 종이 사용을 줄였다. 또한 전체 차량을 전기 자동차로 전환했다. 천식 치료제를 주입할 때 쓰는 정량식 흡입기와 데스플루란 같은 전신 마취 가스의 사용 역시 상당히 줄였는데 이 둘 모두 환경에 크게 해로운 영향을 미치는 것들이다. 2019~2020년에 영국 일차의료기관 754곳이 지속 가능성을 높이기 위해 건강을 위한 녹색 영향Green Impact for Health 도구를 이용했고 이제 영국의 모든 의료 기관은 지속 가능성을 달성할 방법에 대한 명확한 계획을 갖고 있어야 한다.

병원은 난방, 전기, 물, 제공하는 상품과 서비스의 형태로 막대한 에너지를 소비한다. 재활용이 불가능한 플라스틱을 대량 사용하며 엄청난 양의 의료 폐기물을 배출하고 처리해야 한다. 전 과정 평가Life-cycle assessment는 원자재 획득, 가공, 제조, 유통 및 운송에서부터 그것의 사용 즉 재사용과 유지 관리, 재활용, 폐기물 관리 등에 이르기까지 특정 제품 또는 서비스의 전체 환경 발자국을 측정하는 데 쓰이는 방법 중 하나다. 이를 통해 그 제품 또는 서비스가 이산화탄소 배출, 수질, 공해에 미치는 영향을 판단할 수 있다.

이 접근법을 이용해 아편 유사제(양귀비 농장에서부터 포장된 약품까지), 자궁 절제술, 마취제, 흔히 시행되는 병원 병리 검사가 환경에 얼마나 영향을 미치는지 측정해왔다. 해당 연구들은 모두 의료가 환경에 미치는 영향을 고려함으로써 얻을 수 있는 환경적 이득과, 중요하게는 불필요한 의료를 줄임으로써 얻을 수 있는 이득을 부각했다.

의사들은 지나친 의료 행위가 환경에 해롭다는 사실을 아직도 잘 모른다. 광범위한 환경 표준을 호주의 병원 인증 과정에 통합하는 것을 초반부터 지지했던 두 의사 포브스 맥게인과 그랜트 블래스키는 엔지니어 케빈 문, 간호사 피오나 암스트롱과 함께 15년 전 《호주 의학 저널》에 이렇게 썼다. "모든 의료인의 업무에 토대가 되는 원칙이 '해를 끼치지 말라'라면, 의료 산업이 자연 환경에 미치는 유해한 영향을 해결하는 것이 우선순위가 되어야 한다."

* * *

의사는 자신이 하는 행위의 해로움을 과소평가하고 이점을 과대평가하여, 종종 혜택의 여지도 없이 수많은 환자에게 해를 끼친다. 그렇게 해서 의사들은 '무엇보다 해를 끼치지 말라'라는 의료의 제1원칙을 어겼다.

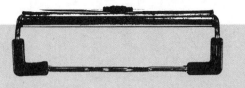

2장

과학이 중요하다

앞서간 선배 의사들이 힘들게 얻은
과학적 성과를 존중하고 나의 지식을
후배 의사들과 기꺼이 공유하겠습니다.
　　　　　　　　　　　　　　　−히포크라테스 선서

사실 학문과 의견은 다르다.
전자는 지식을 낳고, 후자는 무지를 낳는다.
　　　　　　　　　　　　　−히포크라테스

과학은 인류가 받은 아름다운 선물로, 왜곡해선 안 된다.
　　　　　　　　　−압둘 칼람(인도의 과학자이자 전 대통령)

히포크라테스 선서에서 '힘들게 얻은 과학적 성과를 존중'한다는 것은 모든 결정의 배후에 있는 증거(과학)를 **알고** 이를 적절하게 의료 행위에 **반영함**을 의미한다. 안타깝게도 우리는 두 가지 측면에서 실패를 목격한다. 최선의 증거를 알지 못하는 의사와, 증거를 알면서도 의사 결정에 반영하지 않는 의사이다. 이를 보여주는 가장 현대적인 예로 손 씻기를 들 수 있다.

손 씻기의 역사

이탈리아의 의사이자 시인인 지롤라모 프라카스토로(1478~1553)가 최초로 주장했다고 알려진 질병의 미생물 이론은 많은 질병이 세균이나 기타 미생물에 의해 발생한다는 것이다. 이 이론은 질병을 일으킬 수 있는 미생물이 존재한다는 과학적 증거가 없어 수백 년 동안 대체로 묵살되었다.

의학계는 새로운 지식이 기존에 확립된 의견과 상충될 때 새 지식을 종종 무시하고, 자신이 받아들인 신념에 도전하는 사람들을 조롱하기도 한다. 확고한 규범이나 신념 혹은 패러다임과 모순된다는 이유로 새로운 지식을 반사적으로 거부하는 것을 '제멜바이스 반사'라고 부른다. 이 명칭은 헝가리 의사 이그나츠 제멜바이스Ignác Semmelweis(1818~1865)의 이름을 딴 것으로, 그의 견해가 당대 사람들에게 조롱받고 거부되었던 데에서 비롯했다.

1847년 제멜바이스는 환자를 검사하기 전에 소독제(염소화 석회 용액)로 손을 씻으면 산모에게 나타나는 흔한 합병증이자 때로 치명적인 출산 후 발열(산욕열)을 크게 줄일 수 있음을 알게 되었다. 이 놀라운 결과(분만 후 사망이 10퍼센트 이상에서 약 1퍼센트로 감소)에도 불구하고 그의 견해는 기존 의견과 상충되었다. 그 당시에는 미생물이 질병을 일으킬 수 있다는 증거가 아직 없었기 때문에 그의 견해를 납득되게 설명할 수 없었다. 심지어 자신들이 손을 씻어야 한다는 제안에 모욕감을 느낀 의사들도 있었다!

애석하게도 제멜바이스는 사망 후 수년이 지나, 프랑스의 생화학자인 루이 파스퇴르(1822~1895)가 세균 이론을 확증한 후에야 그 공로에 걸맞은 인정을 받았다. 제멜바이스와 파스퇴르의 작업을 바탕으로 영국 외과의사인 조지프 리스터(1827~1912)는 병원의 불결함과 수술 후 사망 사이의 연관성을 증명했다. 그는 제멜바이스와 유사한 방식으로, 미생물을 죽이는 소독제(현재 페놀로 알려진 석탄산)를 사용해 수술 기구를 살균하고 상처를 소독함으로써 사지 절단 수술 후 사망할 위험성을 낮출 수 있음을 알아냈다.

그렇다면 150년 이상 전에 제멜바이스가 제시한 견해를 토대로 지금 우리는 미생물의 전파 위험성을 줄이기 위해 어떻게 하고 있는가? 의사를 비롯한 의료인은 환자를 보기 전에 일상적으로 손을 씻거나 항균제를 사용하는가? 세계보건기구에 따르면 선진국 환자 100명 중 7명, 개발도상국 환자 100명 중 10명은 평생에 한 번 이상 의료 관련 감염증에 걸린다. 그중 다수는 의료인이 적절한 손 위생 방법을 따르면 예방 가능하다. 최근 10년 사이에

2장 과학이 중요하다

비로소 병원 인증을 위한 정기적인 손 씻기 의무 교육이 생겨나 병원 내 손 위생 준수율이 향상되었다.

코로나19 대유행 이전의 최근 자료에 따르면 의료 종사자의 15퍼센트가 여전히 최적의 손 위생 방법을 준수하지 않고 있었다(의사군에서 미준수율이 가장 높음). 코로나19 대유행으로 병원의 손 위생 실천이 늘었지만 이러한 개선이 장기적으로 지속되지는 않을 수 있다. 개선된 데에는 사람들 각자가 위험성을 더 많이 인식하고 그에 따라 자신과 가족을 보호할 필요성도 더 느끼게 된 영향이 일부 있다고 보인다. 사회적 거리 두기와 마스크 착용, 또 물론 국경 봉쇄의 영향도 있지만, 그에 더해 양질의 손 위생 실천이 코로나19 대유행 기간 동안 전 세계의 독감과 감기 발병률을 낮추는 데에도 기여했을 가능성이 크다.

증거 존중하기

의사들은 주류 의학 밖에서 의료 행위를 하는 사람들에게 문제를 제기할 때면 과학적 우월성을 재빨리 주장하지만, 그 기준을 자신들의 진료에 적용할 때는 그리 재빠르지 못하다. 예를 들어, 의사가 동종요법이나 자연요법, 카이로프랙틱 같은 대체의학 치료자를 비판하는 경우는 흔하다. 그러한 치료법의 많은 부분이 엄격하게 수행된 무작위 대조 시험을 통해 생성된 증거로 뒷받침되지 않기 때문이다. 그러나 그 의사들 중 다수는 자신의 진료를 뒷받침할 증거가 부족하다는 사실은 인식하지 못한다.

대중은 의사가 대체로 과학적 원리에 따라 의료 행위를 한다고 여기지만, 의사가 지시하는 검사와 처방하는 치료의 상당 부분은 효과가 입증되지 않았거나 뒷받침하는 증거가 미약하다. 사실상 오늘날 처방되는 치료 중 절반 미만만 적절한 증거로 뒷받침된다고 추정된다. 상당 부분이 아직 연구되지 않은 상태이고, 따라서 많은 의료 서비스가 개별 임상의사의 판단에 기반하며, 이 판단이 매우 가변적이고 흔히 자의적이며 자주 틀린다는 것을 필자들은 알고 있다. 힘들게 얻은 과학적 성과는 아직 구현되지 않았거나 무시된다.

이 점을 보여주는 사례가 있다. 최근 한 검토 논문에서는 허리와 어깨, 목의 통증을 포함한 근골격계 통증 및 골관절염에 대한 수술 시행을 뒷받침하는 증거를 살펴보았다. 이 증상들은 사람들이 가장 흔하게 호소하는 건강 문제에 속하며 병원을 찾는 가장 흔한 이유이기도 하다.

이 논문에서는 이 분야에서 가장 흔히 시행하는 수술 14가지(관절 치환술, 척추 유합술, 수근관 감압술, 관절경 수술 등)를 다룬 연구를 모두 검토했다. 수술을 받은 군群과 받지 않은 군으로 참가자를 무작위 배정한 연구 6782건을 검토했는데, 이러한 연구 유형이 수술을 받는 것이 받지 않는 것보다 나은지 여부를 가장 잘 보여주기 때문이다. 수술을 받지 않은 사람들은 일반적으로 운동과 같은 비수술 치료를 받거나 위장僞裝 수술(절개는 하지만 수술은 실행되지 않음)을 받았다.

발표된 모든 무작위 임상시험 중 1퍼센트 미만(단 64건)에서만 수술을 하는 것과 하지 않는 것을 비교했다. 대다수 임상시험은 단순히 다른 수술 기법이나 외과적 장치와 비교했다. 그러니까 그 연구들은 수술이 효과가 있는지에 대해 사실상 답을 하지 않은 것이다. 이는 놀라워 보일 수 있지만 사실 예상된 것이었다. 의사들은 대부분 자신이 하는 수술에 효과가 있다고 믿으며 그러한 전제를 검증하는 연구를 하길 꺼린다. 환자의 절반이 수술을 못 받게 되는 그런 연구는 비윤리적이라고 생각하는 외과의사들도 있다. 우리는 그 반대가 맞다고 생각한다. 검증을 통과하지 못한 경우 그 외과적 시술은 행하면 안 된다. 양질의 증거가 뒷받침하지 않는 수술을 하는 것이야말로 비윤리적이다.

그런데 더욱 놀라운 점은, 수술한 군과 그렇지 않은 군을 비교한 대부분의 연구에서 수술을 하는 것이 안 하는 것보다 나을 게 없다고 나타난 것이다. 실제로 64건의 연구 중 9건에서만 수술이 낫다고 밝혀졌다.

과학적 증거가 있는데도 많은 의사들은 그 증거를 받아들이지 않거나 그에 따라 행동하지 않는다. 미국의 2003년 연구에서는 제2형 당뇨병, 두통, 천식과 같은 30가지 흔한 질환을 의사들이 어떤 방식으로 관리하는지 검토하고, 이를 높은 수준의 과학적 증거를 기반으로 권장하는 관리 방법과 비교했다. 연구자들은 권장 치료를 준수하는 경우가 (평균적으로) 간신히 절반을 넘는다는 사실을 발견했다. 다시 말해 의사가 효과가 있는 방법을 알고 있어도 절반 정도에서만 올바른 치료를 제공하는 것이다. 이 연구 결과를 좀 더 세분해서 보면, 환자의 절반 미만이 마땅히 받아야 할 치료를 받지 못했고, 약 10퍼센트 이상의 환자는 권장되지 않고 잠재적으로 해로운 치료를 받았다.

이것은 미국에서만 일어나는 일이 아니다. 7000명 이상의 환자와 3만 5000건 이상의 진료를 검토한 호주의 한 연구에 따르면 적절한 치료를 받은 사례가 57퍼센트에 불과했다.

관행 변화는 느리다

대중은 새로운 증거가 등장하면 곧바로 의사를 비롯한 임상 의료인들이 그 증거를 임상 진료에 반영하려 할 것이라고 마땅히 가정할 것이다. 그러나 앞서 보았듯 의사들이 아는 것과 행하는 것 사이에는 큰 간극이 있다. 새로운 증거를 습득해 늘 최신의 지식 상태를 유지하는 것은 엄청난 작업이며, 단순히 증거를 '아는 것'은 '하는 것' 즉 증거를 행하는 긴 여정의 첫 단계일 뿐이다. 여기에는 보통 수년이 걸리며 종종 수십 년씩도 걸린다. 호주의 일차의료 의사이자 증거 기반 의학 전문가인 폴 글라지우 교수는 '지식' 부분을 '인식'이라고 일컬으면서 이는 증거를 실천에 옮기는 첫 단계일 뿐이라고 설명한다. 또한 증거는 수용되어야 하고 적용 가능해야 하며, 가용 해야 하고 활용과 실행이 가능해야 하며, 그에 기반해 수행되어야 하고, 동의받고 준수될 수 있어야 한다. 이 각각은 상당한 장애물이 될 수 있으며, 그렇기 때문에 새로

　　　　　　　　　2장 과학이 중요하다

운 연구가 일상 진료에 적용되기까지 약 17년(추정)이 걸리는 것이다. 이 '지식-행위 간 격차'의 해소는 금세기 공중보건의 가장 중요한 과제에 속한다. 그런데 앞으로 보게 되겠지만 이 격차를 해소하는 일은 수백 년 동안 문제였다.

관행 변화는 왜 그토록 더딘가

전체 연구의 약 5분의 1은 발표를 위한 논문으로 작성조차 되지 않고, 그렇기에 묻히고 만다. 많은 경우, 결과가 '부정적', 즉 연구자의 기대나 바람과 달랐기 때문이다. 이는 '발표 편향publication bias'이라는 문제로 이어진다. 긍정적인 연구 결과는 부정적인 것보다 발표될 가능성이 높다.

연구를 논문으로 작성해 학술지에 투고해도 거의 절반은 게재 승인을 받지 못한다. 한 연구가 때로는 여러 학술지에서 거부당하기도 한다. 심지어 연구가 발표되었더라도 기술적인 결함(예컨대 연구 대상자가 너무 적거나 질문에 답할 수 있는 올바른 연구 방법을 사용하지 않음)이 있으면 결과를 신뢰할 수 없다. 그리고 색인을 생성하는 중앙 도서관에서 그 연구를 분류하기에 적합한 단어나 용어를 쓰지 않거나 특정 학술지를 아예 소장 목록에 올리지 않아서 연구 논문을 쉽게 찾을 수 없는 경우도 있다.

이 모든 장애물을 잘 피했다 해도 발표된 연구 결과가 검토 논문이나 권고안으로 요약 또는 종합되는 데 6년에서 13년이 더 걸리고, 임상 진료에 수용되거나 반영되는 데 **추가로 9년**이 걸린다.

정말 이렇게 오래 걸린다는 사실이 믿기지 않을 수도 있다. 그러나 연구 결과로 새로운 치료나 수행 방식이 이전 것보다 **훨씬 낫다**는 사실이 밝혀지더라도 그것이 환자에게 혜택이 되기까지는 여러 해가 걸릴 수 있다. 2000년에 발표된 한 연구가 이 문제를 강조한다. 이 연구에서는 1968년에서 1993년 사이에 발표된 역사적으로 중요한 연구 결과 덕분에 2000년 현재 혜택을 받는 사람들의 비율을 추산했다. 일례로 1968년에 발표된 중요한 임상시험에서 위험군(노인 등)을 대상으로 한 독감 백신 접종의 이점을 명백하게 입증했지만, 2000년 조사 결과 위험군의 55퍼센트만이 독감 백신을 맞고 있었다. 마찬가지로, 1993년에 당뇨 환자의 경우 발 관리가 도움이 된다고 밝혀졌는데도 2000년 기준으로 해당 환자의 20퍼센트만이 정기적으로 발 관리를 받고 있었다. 그리고 1971년 연구에서 효과가 밝혀졌음에도 2000년에 심장마비 환자의 20퍼센트만이 혈전 용해제를 복용하고 있었다.

의사들은 왜 이렇게 그릇된 행동을 할까? 힘들게 얻은 과학의 성과를 왜 존중하지 않을까? 첫째 이유로는, 이해하지 못하는 대상은 불신하거나 의심해 묵살하기 쉬워서다. 과학적 방법을 충분히 이해하지 못하고, 어떤 연구가 다른 연구 혹은 자신의 경험보다 진실을 알려줄 가능성이 더 높은 이유를 이해하지 못하면 그 연구를 묵살하고 경험과 전통의 익숙함으로 회귀하기 쉽다. 늘 해오던 대로, 남들 모두가 하는 대로 계속하기가 더 쉬운 것이다.

의학에서 비판적 평가와 문제 해결을 포함한 과학적 원리를 가르치는 것은 제대로 강조되지 않는다. 스스로 이러한 것을

2장 과학이 중요하다

찾아 배우는 의사들도 있지만 대부분은 그렇지 않다. 전통적으로 임상 의료 훈련은 도제 제도가 그렇듯 다른 사람을 관찰하고 모방함으로써 배우는 과정이었다. 이는 병력 청취, 신체 진찰, 혈액 채취, 정맥주사로 확보 등의 기술을 익히는 데 필수적이지만, 반면에 자신이 하는 행위와 그걸 왜 하는지에 대해 비판적으로 문제 제기하는 법을 배우는 일은 덜 강조돼왔다. 정보에 즉각적으로 접속할 수 있는 오늘날, 특정한 증상에 대해 가능성 있는 수많은 진단명이나 정확한 약물 용량을 의대생이 배울 필요성은 줄어들었다. 그러나 양질의 정보와 저질 정보를 구별하는 능력은 훨씬 더 중요해졌다. 새로 나온 정보가 이용 가능해졌을 때 그것을 찾고 평가하는 것을 평생 실천해야 한다.

의사가 최신 증거를 파악하고 임상 행위를 변경해야 하는지 여부를 결정할 때는 반드시 과학을 이해하고 존중해야 한다. 그런데 그 기술의 교육과 강화가 의학 교육에서 누락되어 있으며 많은 전문과에서 거의 논외로 취급된다. 과학 기반 진료의 역사가 풍성한 종양내과 같은 여러 전문과에서는 표준 교육에 속하지만 다른 영역에서는 훨씬 뒤처져 있다. 모든 의학 분야에 걸쳐, 비판적 평가 기술(연구 설계, 통계, 기타 연구 방법을 다루는 지식 등)은 좋은 의료에 있어 **필수적**이다.

이 문제에 대한 인식과 의학 교육 면에서 일부는 개선되었지만 여전히 많은 의사들이 연구 논문을 상세하고 분석적으로 평가할 기술을 갖추지 못했다. 어이없게 들리겠지만 의사들 다수는 연구 결과를 신뢰하지 못하게 만드는 결정적인 결함을 찾아내지 못할 것이다. 결론이 상충하는 두 연구 중 어느 것이 더 타당한지, 따라서 사실일 가능성이 더 높은지 알아내는 방법을 모른다. 이용 가능한 최선의 증거가 진료 지침이나 명시적 권고안으로 통합되더라도 정작 의사는 그에 따라 자신의 진료에 변화를 주어야 하는지 아닌지를 결정할 동기나 기술이 없을 수 있다. 실제로 이러한 지침 중 임상 진료에서 일상적으로 준수되는 것은 3분의 1 이하로 추정된다. 지침을 따르기까지 넘어야 할 장벽이 많은데(한 연구에서 총 293개의 장벽이 확인됨), 그중 다수가 의사의 지식, 태도, 견고한 기존 관행에 대한 뿌리 깊은 신념과 관련이 있다.

뿌리 깊은 신념은 바꾸기 어렵다

만약 당신이 의사이고, 진료한 기간 내내 한 가지 방법을 써왔는데 누군가 당신에게 그것이 효과가 없다고 말한다면 어떻겠는가? 그들이 틀렸다는 생각이 맨 처음 들 것이다. 우리는 증거를 찾기 시작할 때 자신이 갖고 있던 생각을 뒷받침하는 증거를 찾으려 하며 그것을 믿을 가능성이 크다. 이것이 앞서 언급한 '확증 편향'으로, 사람들이 변화를 받아들이는 데 큰 걸림돌이 된다.

직업군은 사회 집단이기 때문에 어떤 직업군에서건 변화는 어렵다. 눈에 띄고 싶어하는 사람은 없다. 그 이유 중 하나는 대세를 거스르면 동료 앞에서나 법정 또는 학회에서 자신의 결정을 변호하기가 어려울 수 있어서다. 유감스럽게도 남들이 하는 대로 하는 것이 훨씬 쉽다. 따라서 방대한 양의 과학적 증거가 매일 전 세계적으로 발표, 공개되는데도 진료 행위의 변화는 사회 현상으

2장 과학이 중요하다

로 남는다. 다시 말해 그 변화는 직접적인 인간 상호 작용에 의해 점진적으로 일어난다.

　　의료 행위는 같은 사회 집단에 속한 의사들 간에 유사한 경향을 보인다. 이를테면 한 병원에 소속된 의사들은 모두 같은 방식으로 질병을 치료하고, 다른 병원의 의사들은 그 질병에 대해 다른 치료법을 쓰는 경우가 매우 흔하다. 서로 다른 병원의 의사 간에 소통이나 교류를 하는 일이 별로 없기 때문이다.

　　물론 변화를 원하지 않는 데에는 금전적 이유도 있다. 그 변화 때문에 주요 수입원을 포기해야 하는 경우라면 더욱 그렇다. 예를 들어 심장 스텐트 삽입이 주요 수입원인 의사라면, 어떤 연구에서 스텐트 삽입이 그 외의 더 저렴하고 안전한 치료보다 나을 것이 없다는 결론이 나왔을 때 거기에 동의하고 싶지 않으리란 걸 쉽게 이해할 수 있다. 그 의사는 해당 연구의 결함에 초점을 맞추고, 연구 참가자와 자신의 환자 간의 차이점을 강조하고, 그 연구에서 스텐트 시술을 한 의사의 기술을 폄하하거나 해당 스텐트의 종류를 비판할 수도 있다. 의료에서 금전적 유인책의 문제는 7장에서 더 자세히 논의할 것이다.

　　의사도 그저 인간이기에 종종 과학을 받아들이지 않는다. 한 번도 만난 적 없는 누군가(이를테면 연구 논문 저자)의 말보다는 자신의 경험을 믿는 것이 인간의 본성이듯, 오로지 상관관계만 존재하는 곳에서 원인과 결과를 보는 것도 인간의 본성이다. 진화론적으로 우리의 뇌는 우리가 목격한 사건에 대한 인과적 설명을 찾을 때 즉각 결론을 내리도록, 최선의 추측을 해 그것을 따르도록 학습했다. 이러한 지름길 사고방식에 따라, 예컨대 누군가 특정 유형의 산딸기를 먹은 후 아팠다면 우리는 그 열매가 유독하다고 **추정**하고 더 이상 먹지 않을 것이다. 그 추정은 사실일 수도 있고 아닐 수도 있지만, 그런 결론을 내려서 손해 볼 일은 거의 없다.

그러나 이런 매우 인간적인 지름길 사고가 항상 도움이 되는 것은 아니다. 가령 누가 어느 날 염소를 죽였는데 그 다음 날 가뭄이 끝났다면, 그 뒤로는 염소 희생이 가뭄의 해결책이 될 수도 있다. 이런 종류의 주술적 사고를 기원으로 수많은 미신이 생겨났을 뿐 아니라 많은 전통 치료법도 나왔다. 최근까지 무릎 관절염 환자에게 행하는 치료법으로 열쇠 구멍keyhole 수술을 통해 무릎을 '씻어내는' 경우가 흔했는데 그 치료 근거는 해당 수술 후 환자가 나아졌다고 느꼈다는 인식뿐이었다. 이 수술이 일반화되고 몇 년이 지나서야, 세척을 하는 것과 하지 않는 것을 비교한 양질의 연구들을 통해 세척이 효과가 없음이 드러났다.

우리가 만든 이 생각의 지름길은 '선행하는 것이 곧 원인'이라는 논리적 오류이다. 인간은 매번 그 오류에 빠지게끔 각인되어 있다. 그러한 오류에 빠지지 않도록 어떤 상황에서도 논리를 통해 생각하는 의식적이고 결연한 노력을 해야 한다. 의사들이 그토록 오랫동안 방혈 장사를 해온 것은 일부 환자가 이후 호전되었고, 그것이 치료 **덕분**이라고 결론 내렸기 때문이다.

이런 식이라면 의사는 치료를 위해 마법을 썼던 고대 치료사들과 다를 바가 없다. 위약을 쓰면서 임상 환경을 조작(일례로 환자의 기대치 조정)하면 효과를 본듯한 착각을 주게 된다.

2장 과학이 중요하다

과학이 더 나은 앎의 방식인 이유

환자가 치료로 호전되었는지 또는 다른 이유로 호전되었는지, 아니면 어쨌든 결국 나을 것이었는지 검증하는 과학적인 방법이 있다. 치료로 인한 것인지 여부를 검증하는 가장 좋은 방법은 '대조군을 둔' 임상시험을 하는 것이다. 이는 동일한 질병이 있고 여러 특성이 유사한 환자 집단을 구성해 검증할 치료법으로, 다른 집단(대조군)은 다른 방식으로 치료하거나 때로는 아예 치료하지 않음을 의미한다. 한 집단은 치료를 받고 다른 집단은 받지 않으면, 회복 면에서 두 집단 간의 차이가 치료에 기인하는지 **공정하게** 확인할 수 있다.

의학에서 최초의 대조 시험 중 하나는 1747년에 해군 군의관 제임스 린드(1716~1794)가 수행했다. 그는 일명 '바다의 역병'에 걸린 뱃사람들에게 오렌지와 레몬을 먹이면 죽지 않는 반면 그런 감귤류 과일을 주지 않은 뱃사람들은 죽는다는 사실을 발견했다. 이제 우리는 그 '역병'이 비타민C 결핍으로 발생하는 괴혈병임을 알고 있다.

간단한 과학적 비교 검증을 한다는 개념은 이해하기 쉽지만 그것이 일상화되고 널리 실행된 지는 불과 몇십 년밖에 되지 않았다. 그리고 신약 도입을 할 때는 이제 대조군 비교 검증이 표준이 되었지만 앞서 언급한 무릎 관절 세척과 같은, 오래되고 전통적인 치료법 다수는 '기득권 인정'으로 도입되어 그러한 검증을 받지 않았다. 그러나 최신 수술 기법의 경우에도 여전히 대조 시험을 통한 검증이 통상적이지 않으며 병리 검사(예: 혈액, 소변)나 영상 검사(예: 엑스선 촬영, CT, MRI)의 가치를 판단하는 데에도 거의 적용되지 않는다.

의료를 수행하는 현대적인 방법을 '증거 기반' 의학이라고 한다. 증거 기반 의학은 임상 경험과 환자의 가치관을 최선의 증거와 **합쳐** 환자 개개인이 자신이 받는 치료에 대해 최선의 결정을 내리도록 돕는 것이다. 현대 의학은 과학에 대한 더 큰 존중을 요한다는 점을 제외하고는 '전통적인' 의학과 크게 다르지 않다. 단순히 임상 경험과 전통에 대한 신뢰에 의존하는 것만으로는 더 이상 충분하지 않다. 의사들은 임상 경험에 의존한 결과 종종 오류에 빠졌고 사람들에게 해를 끼쳤다. 처음 적용했을 때 '기적'처럼 보이던 새로운 치료법이, 더 엄격한 과학적 검증을 통해 기적이 아니라고 밝혀지는 경우는 흔하다.

이쯤 되면 여러분은 사실로 믿기 어려울 정도로 좋아 보이는 치료법에 대해 사람들이 더 회의적일 거라고 생각했을지 모른다. 그러나 전 세계의 환자들은 효과가 없다고 증명된 치료로 계속 해를 입고 있다(그게 아니라도 도움을 받지는 못하고 있다).

증거의 '서열'상, **실험** 증거(대조 임상시험)는 언제나 **관찰** 연구에서 도출된 증거에 우선한다. 후자는 환자 집단이 통상적인 의료의 일환으로 특정 치료를 받았을 때 나타난 현상을 기술한 것이다. 대조 시험을 통한 연구 중에서도 다른 것보다 더 신뢰할 만한 연구가 있다. 이 신뢰성은 '무작위화'와 같은 과학적 수단을 사용하는 방법에 달려 있다. 무작위화란 환자들에게 무작위로 치료를 할당해 연구 대상인 치료와 그것과는 다른 치료를 받을 가능성이 같은 것을 의미한다. 최고 수준의 무작위 대조 시험은 상황을 더욱 객관적으로 설정하기 위해 연구 참가자, 의사, 연구 관련자 모두를 눈가림(맹검) 처리한다. 참가자를 비롯한 누구도 참가자가 어떤 치료를 받았는지 알지 못하므로 더 공정한 검증이 가능해진다는 뜻이다. 예를 들어, 신약 임상시험에서 약물이 안 들어 있다는 점 외에는 모든 것이 진짜 약품과 동일한 위약을 사용해 눈가림을 할 수 있다. 물론 누군가는 누가 어떤 약을 복용했는지 알아야 하지만 그 내용을 비밀로 유지하고 시험에 관련된 다른 누구와도 소통하지 않으며 결과 분석 후에만 공개한다. 치료법이 연구되는 방식을 더 신뢰할 수 있게 됨에 따라 그 치료법이 주는 혜택은 종종 줄어드는 것으로 보이며, 줄어들다가 완전히 사라지기도 한다.

척추 성형술 사건

심한 통증을 수반하는 척추골절은 골다공증이 있는 노인에게 흔히 발생하며 미국에서만 매년 약 70만 건이 새로 발병한다. 호주에서는 2012년에 2만 5500건 이상 발병한 것으로 추정되었고 2022년까지 3만 5000건 이상으로 증가하리라고 예상된다.

척추골절은 일반적으로 몇 주에서 몇 달 안에 치유되지만 그러기까지 극심한 통증과 장애를 겪을 수 있다. 척추 성형술은 일종의 아크릴 시멘트를 척추골절 부위(척추체)에 주입하는 치료법으로, 1980년대 후반에 처음 도입되었다. 영상의학과 전문의나 외과의사 외에도 다양한 분야의 의사가 이 치료법을 시행할 수 있다. 초기에 척추 성형술을 받은 사람들을 관찰한 결과들이 이후 15년에 걸쳐 발표되었는데 통증이 빠르게, 극적으로 개선되었음이 나타났다. 30개의 **관찰** 연구에서 평균적으로, 10점 만점 기준 약 8점(0은 통증 없음, 10은 매우 심한 통증)이었던 통증이 약 2.5점으로 개선되었으며 심각한 합병증은 3분의 1 미만에서 보고되었다. 2003년 6월 런던의 《텔레그래프》는 척추 성형술을 병상에 누워 지내던 사람이 다시 걸을 수 있게 해주는 '나사로 효과'의 사례로 보도했다. 그만큼 이 치료법은 기적이라 널리 칭송받았고 빠르게 표준 치료로 자리 잡았다.

첫 번째 **실험** 연구는 2003년과 2006년이 되어서야 수행되었다. 이 대조 시험에서는 모든 환자에게 척추 성형술을 제시했고 거부한 환자가 대조군, 즉 비교군이 되었다. 2003년 연구에서, 척추 성형술을 받은 환자는 거부한 환자에 비해 시술 직후 통증이 훨씬 덜했지만 6주 후 두 군의 통증 수준은 비슷했다. 2006년 연구에서 척추 성형술을 받은 환자도 예후가 더 좋아서 시술 직후 통증이 즉시 감소했지만 애초에 치료를 받은 환자의 치료 전 통증 수준이 훨씬 높았다. 척추 성형술을 받기로 한 사람들이 거부한 사람들보다 통증 완화를 더 절실히 원했을 수 있음을 고려할 때 아귀가 맞는 것 같다. 그러나 처음부터 통증 수준이 높으면 개선의 여지도 더 많으므로 비교가 공정하지 않다. 이 경우 치료의 가치를 과대평가했을 가능성이 있다. 이 연구에서는 참가자들에게 **무작위로** 치료를 할당하지 않았기 때문에 두 집단의 사람들은 받은 치료에서뿐 아니라 여러 면에서 서로 달랐다. 즉, 연구자들은

2장 과학이 중요하다

사과와 오렌지를 비교한 셈이다.

2007년에야 최초로 행해진 척추 성형술 무작위 대조 시험에는 소수의 사람들만 포함되었다. 이번 연구에서도 척추 성형술을 받은 사람들에서 시술 직후 통증 완화 정도가 더 컸지만 2주 후에는 두 군의 통증 정도가 동일했다. 이전 연구들에서와 마찬가지로 환자와 연구자를 포함해 시험에 참가한 모든 사람은 '맹검 처리'되지 않았고 누가 어떤 치료를 받았는지 알고 있었다. 이 것은 척추 성형술을 받은 사람들은 효과가 있을 것이라 기대를 해 치료의 이점이 과장될 수 있었던 반면 대조군의 사람들은 척추 성형술을 받지 않았음을 알기에 개선을 기대하지 않았을 수 있음을 의미한다. 담당 의료진이 그 치료를 열정적으로 옹호함으로써 척추 성형술의 이점이 과장되었을 수도 있다.

척추 성형술이 도입된 지 20년도 더 지난 2009년, 척추 성형술에 대한 2건의 **무작위 맹검** 시험 결과가 발표되었다. 이 책의 필자인 레이첼이 그중 한 연구의 책임자였다. 이전 시험과 달리 두 시험의 비교군은 위장偽裝 시술을 받았다. 즉, 비교군은 척추 성형술을 받지 않았다는 점을 빼면 척추 성형술 군과 똑같은 방식으로 치료를 받은 것이다. 수면 마취제, 국소 마취 주사, 척추에 주사를 놓는 것 등, 시멘트 주입을 제외한 모든 처치를 받았다.

이 두 시험의 참가자들은 모두 맹검 처리되었기 때문에 척추 성형술 군과 위장 시술 군 간의 차이는 기대한 느낌 같은 요인 때문이 아니라 척추 성형술의 진정한 효과에 기인했다고 할 수 있다. 두 시험 모두 연구자들도 맹검 처리해 두 군을 다르게 치료할 가능성을 줄였다. 맹검 처리되지 않은 사람들은 시술을 수행하는 사람들뿐이었고 그들은 모든 참가자를 정확히 같은 방식으로 치료하라는 엄격한 지시를 받았다.

이 두 임상시험의 결과는 거의 같았다. 위장 시술을 받은 사람들과 척추 성형술을 받은 사람들이 거의 같은 정도로 호전되었다. 2010년, 정형외과의사이자 학술지《척추 저널The Spine Journal》의 편집자인 유진 캐러지 박사는 척추 성형술 연대기를 담은 탁월한 편집 후기를 썼다. 그는 이 후기에 〈척추 성형술 사건: 효과가 점점 사라지는 신비한 사례〉라는 제목을 붙였다.

많은 이들은 제대로 평가되기도 전에 도입된 치료법에 대한 진실을 마침내 확립한 이 2건의 임상시험을 칭찬했다. 그러나 척추 성형술을 지지하는 사람들은 연구 결과를 불신(과 그보다 더 나쁜 것)으로 대했다. 연구 결과가 자신들이 실제로 관찰한 것과 모순돼 보였기 때문에 그들은 시험의 신빙성을 떨어뜨리려 했다. 예상대로 그들은 해당 연구들이 부적절한 환자, 예컨대 통증이 충분히 심하지 않았거나 통증이 너무 오래 지속된 환자를 연구했다거나 치료가 올바르게 수행되지 않았다고 넌지시 말했다.

이에 대해 전문 단체들이 상반된 입장을 보이면서 혼란이 가중되었다. 미국정형외과학회AAOS 등 몇몇 단체는 척추 성형술 사용을 강력하게 **반대**하는 권고안을 발표했다. 반면, 영국 국립보건임상평가연구소NICE 등 다른 단체들은 이 2건의 위장 시술 대조 시험 결과가 척추 성형술의 효과에 의문을 제기하기는 했지만 자신들은 이 시술이 효과 있는 것으로 보이는 임상 경험에 근거해

2장 과학이 중요하다

그 효과를 확신한다고 말하면서 사용을 **권고**했다. 이는 과학이 이해되어야 하는 방식과 정반대이다. 즉, 후자는 시술의 진정한 효과를 더 객관적으로 측정한 수준 높은 **실험** 연구가 아닌 **관찰** 증거 (자신의 경험 포함)를 믿기로 택했다. 양질의 증거가 그들의 신념에 상충하기 때문에 믿지 않는다는 것인데, 이것이 바로 과학에 대한 이해가 다루어야 할 문제다.

현재 추가적으로 이 질문을 연구한 위장 시술 대조 시험 3건이 완료되었다. 이 시험 중 2건의 결과는 이전 시험에서와 정확히 일치해 척추 성형술의 이점이 드러나지 않았다. 세 번째 시험에서는 일부 제한적인 이점이 있다고 주장했지만 이것이 임상적으로 의미가 있는지는 논쟁의 여지가 있다. 결국 모든 시험에서 얻은 정보를 종합하면 척추 성형술이 유익하지 않다는 설득력 있는 증거가 된다.

현재까지 수십만 명의 환자가 척추 성형술을 받았다. 반대되는 증거가 많은데도 세계 곳곳에서 이 의료 행위가 오늘도 계속되고 있다. 게다가 많은 피해 사례가 보고되었다. 감염, 늑골과 추가적인 척추골절, 시멘트 파편이 폐에 박히거나 심장에 천공을 유발하고, 시멘트가 척수를 눌러 유발되는 영구 마비, 나아가 사망까지 피해의 정도는 광범위하다. 하지만 언제쯤에나 의사들이 이 시술을 중단할 만큼 충분히 납득할지는 아직도 불확실하다.

과학을 이해하면 어떻게 척추 성형술이 초기에 그렇게나 기적처럼 보였는지도 알 수 있다. 평가하려는 결과변수가 환자의 판단(통증, 기능, 수면의 질)에 근거할 때 참가자와 연구자를 맹검 처리하지 않는 연구에서는 치료의 이점이 평균 25퍼센트 정도 과대평가된다. 이는 척추 성형술에 대한 초기 연구 결과가 위장 시술 대조 임상시험 결과와 완전히 일치함을 의미한다. 초기 연구에서 추정된 치료 이점이 위장 시술 대조 임상시험보다 평균적으로 약 25퍼센트 더 컸기 때문이다.

척추 성형술은 시술 키트(2016년 북미 시장에서만 매출 7200만 달러 추정)를 공급하는 의료 기기 회사에는 물론이고 이를 수행하는 의사에게 수지맞는 돈벌이가 된다. 그들은 이 시술을 계속하기 위해 무엇이든 할 것처럼 보인다. 언론인 조 핀스커는 《애틀랜틱》에 기고한 2015년 기사 〈위키 백과를 편집하려는 사람들의 은밀한 세계: 수익을 위하여〉에서 캐나다 응급의학 전문의이자 위키 백과의 의학 부문 편집자인 제임스 헤일먼이 밝힌 내용을 보도했다. 헤일먼은 의료 기기 제조업체와 그 업체로부터 막대한 지원을 받는 의사가 위키 백과에서 척추 성형술 및 그와 비슷한 풍선 척추 성형술(8장 참조)을 다룬 공개 기록을 변경하려고 시도하는 것을 발견했다. 기록을 바꿔서 그 시술을 더 유망해 보이게 만들려는 시도였다. 추가하려던 한 가지 사항은 이 시술에 '논쟁의 여지가 있음'을 나타내는 진술 뒤에 붙일 '일부에서 그렇고 이 시술을 실제로 하는 의사들 사이에서는 아님'이라는 표현이었다.

임상적 관찰은 어떻게 해서 잘못될 수 있는가

지금까지, 확실한 증거가 있음에도 의사들의 행동을 바꾸기 어렵게 만드는 여러 이유를 살펴보았다.

2장 과학이 중요하다

과학에 대한 존중 결여는 자신들의 결론에 실제로 결함이 있음에도 답을 안다고 생각하는 의사들의 자만이나 오만에서 비롯한다. 이는 다시 과학을 알고 이해하는 문제로 회귀한다. 그런데 우리가 관찰한 것이 어떻게 우리를 그토록 오도할 수 있을까? 나중에 치료 이점이 없거나 그 이점이 치료 덕분이 아니라고 판명된 치료에서 기적적으로 이점을 보는 것이 어떻게 가능할까?

진료실에서의 관찰은 **관찰** 연구와 사실상 다를 바가 없다. 의사는 모든 사람을 똑같이 치료하는 경향이 있다. 즉 '대조군'이 없는 것이다. 그러므로 개별 환자에게서 관찰된 호전이 실제로 우리 치료의 결과인지, 어차피 그리 됐을 일이었는지, 아니면 다른 치료 덕분에 나타난 결과인지 정확히 알 수는 없다.

물론 관찰 증거만으로 충분할 때도 있다. 비행기에서 뛰어내릴 때 낙하산이 효과적인지 확인하기 위해 대조 실험을 할 필요는 없다. 이 비유는 무작위 임상시험을 비판하는 사람들이 겉보기에 명백한 치료 이점을 정당화하려 할 때 자주 사용하지만, 낙하산과는 달리 질병이 진단 직후에 사망으로 이어지거나 치료가 병의 경과를 즉각 역전시켜 거의 모든 환자를 구하는 경우는 드물다.

임상 관행을 정당화하려고 낙하산 비유를 끌어들인 글들을 검토한 결과, 언급된 임상 관행의 약 3분의 2에 대해 그 가치를 판단한 무작위 임상시험이 실제로 수행되었음을 발견했다. 이 가운데 27퍼센트의 임상시험에서만 해당 관행이 유익한 것으로 나타났다. 23퍼센트에서는 효과가 없다고 나왔고, 또 다른 23퍼센트에서는 결과가 엇갈렸다. 나머지는 시험이 중단되었거나 진행

중이었다.

사람들은 관찰에서 나온 증거가 매우 설득력 있다고 생각한다. 치료 효과를 '알기' 때문에 더 객관적이고 실험에 의한 연구가 필요하지 않다고 의사들은 흔히 주장한다. 그러나 실험에서 증거가 도출되었을 때 그 결과는 종종 정신을 번쩍 들게 한다. 앞서 언급한, 괴혈병 치료를 위해 감귤류 과일을 쓴 유명한 연구에서 괴혈병에 효과가 있다고 알려진 다른 많은 치료법(황산, 해수, 식초 사용)과 감귤류를 비교했다. 사람들에게 효과가 있는 것과 없는 것이 무엇인지 확신시키기 위해서는 집단을 직접 비교한 연구가 필요했다.

또한 테니스 엘보, 두통, 인플루엔자와 같은 많은 건강 문제는 자기 제한적self-limiting, 즉 치료를 전혀 하지 않아도 시간이 가면 호전되는데, 이에 속은 의사와 환자는 치료 효과가 있었다고 믿어버릴 수도 있다. 이렇게 질병에 대해 아무것도 하지 않았을 때 일어나는 현상을 질병의 '자연사自然史'라고 한다. 감기라든가 심각하지 않은 급성 요통 등에 대한 각종 치료가 효과 있는 것**처럼 보이는** 이유가 바로 이것이다. 겉모습(관찰)은 과학(실험 연구)에 의해 드러나고 설명될 수 있는 환상이다. 그러한 상태에 있는 사람들은 모두 시간이 지나면 호전되고 치료는 그와 무관하다.

사람들은 보통 증상이 가장 심할 때 의학적 도움을 구한다. 예를 들어, 반복적이고 증상이 오락가락하는 무릎 통증이 있는 경우 참을 수 없는 지경이 되면 병원에 갈 것이다. 증상이 **항상** 최악인 것은 아니기 때문에 다음에 병원에 갔을 때는 호전되었을

2장 과학이 중요하다

가능성이 있다. 이를 '평균으로의 회귀', 곧 극단적인 것들이 시간이 지남에 따라 평균으로 돌아가는 경향이라고 한다.

또 다른 문제는 '맥락' 효과라고도 하는 위약 효과이다. 일부 임상시험에서는, 관찰된 이점의 최대 60퍼센트를 맥락 효과로 설명할 수 있다. 맥락 효과란, 치료에 효과가 있을 것이라는 기대와 그 치료를 믿으며 처방하는 의료인이 있는 것 등에 의해 결과의 해석이 달라지는 것을 말한다. 맥락 효과란, 치료가 효과를 발휘하는 쪽에 더 많은 것을 걸었을 때 더 커진다. 예를 들어 치료를 받기 위해 큰돈을 썼다면 더 기꺼이 효과가 있다고 믿을 것이다. 연구에 따르면 주사나 수술과 같은 침습 치료가 알약 복용보다 훨씬 더 큰 위약 효과를 나타낸다.

그리고 더욱 놀랍게도, 위약을 받고 있다는 사실을 알더라도 위약 효과의 혜택을 얻을 가능성이 여전히 있다. 요통이 있는 사람들을 대상으로 한 포르투갈의 무작위 대조 시험에서 참가자의 절반에게 위약을 주었다. 그 사람들은 그것이 위약이라 들었고 위약이란 치유력이 전혀 없는 약이라는 말도 들었다. 그러나 위약을 알고 먹은 군에서 약을 먹지 않은 군보다 좋은 결과가 나왔다. 실제로, 연구가 끝난 후 몇 사람은 어디에서 그 위약을 살 수 있는지 알고 싶어했다.

처음에는 획기적이라던 수많은 치료법이 나중에 효과가 없다고 밝혀졌고 그중 다수를 이 책에서 다룬다. 그러한 현상이 그 자체로 해로운 것이 아님을 언급하는 것이 중요하다. 의학은 유망한 새 치료법을 계속 찾아내어 검증해야 한다. 일부는 진정한 진보로 밝혀질 것이고 다수는 그렇지 않을 것이다.

문제는 이른바 '획기적인' 치료법이 제대로 검증되기 전에 통상적인 진료로 수용될 때 발생한다. 척추 성형술처럼 이미 표준 치료가 된 경우 투자를 거두기는 훨씬 더 어렵다. 실제로 일부 지역에서는 이 시술에 대한 의료비 지원이 철회되었지만 다른 지역에서는 의사와 대중 모두의 반발이 두려워 철회 시도조차 하기 어렵다고 판단했다.

무릎 관절경: 철 지난 치료

무릎에 작은 절개 구멍(키홀)을 내서 카메라와 수술 도구를 삽입하는 무릎 관절경은 전 세계에서 가장 흔한 외과 시술 중 하나이다. 골관절염이나 반월상 연골이라는 작은 연골의 갈라짐, 쪼개짐, 찢어짐과 같은 '무릎의 변성'에 일반적으로 시행된다.

2000년대 초부터 발표된 많은 연구에서는 대부분의 증상에서 무릎 관절경 치료가 위약이나 운동 요법보다 더 효과적이지는 않다고 나타났지만, 이 시술은 2000년대 내내 계속 증가했다. 연구들에서 두 군의 환자들 모두 대체로 호전되었지만 관절경 치료를 받은 환자가 비교 치료 또는 위장 수술을 받은 환자보다 더 나아지지는 않았다.

퇴행성 무릎 환자에게 무릎 관절경을 시행한 후 환자가 호전된 것을 보았을 때, 그것이 자기가 한 치료의 직접적인 결과라고 결론 내리는 것이 외과의사가 보기에는 논리적일 것이다. 인간이 만드는 논리적 '지름길' 때문에 관찰 증거는 외과의사에게 매우 설득력이 있다. 자신이 수행하지 않은 실험에서 도출된 증거를 받아들이기는 외과의사(또는 모든 의사)에게 매우 어렵다. 특히 자신의 관찰에 내재된 편향과 실험적 증거의 힘을 인식하지 못하는 경우에는 더욱 그렇다.

일부 지역(노르웨이, 호주 등)에서는 무릎 관절경 시술 건수가 크게 감소한 반면, 많은 국가와 지역에서는 그렇지 않았으며 계속 증가하는 지역도 있다. 그러나 확인된 그 감소 추세조차도 초기 증거가 나온 지 수년이 지난 2011년 이후에야 나타났다. 시술률이 적정 수준 근처에라도 도달하려면, 예컨대 퇴행성 질환의 경우 0에 가까워지려면 아마도 20~30년은 더 걸릴 것이다. 증거의 무게감으로 인해 변화는 있겠지만 안타깝게도 유의미한 변화는 이후 세대 의사들에게 달려 있다.

어깨 인대 수술: 역시 쓸모없을까

현재 어깨 수술 영역에서도 앞서와 비슷한 상황이 전개되고 있다. 어깨 통증을 치료하는 가장 흔한 수술 중 하나는 어깨 심부 인대(회전근개)가 어깨 관절과 그 위의 뼈 사이를 지날 때 일어나는 '충돌'을 해소하는 '감압술'이다. 이 시술은 어깨 관절경을 이용하여 뼈가 회전근개 인대에 충돌하는 것을 막기 위해 뼈를 일부 깎아내는(견봉 성형술) 일이다. 현재 두 연구에서 견봉 성형술이 위장 시술보다 나을 바 없음이 드러났다. 위장 수술 군의 사람들은 수술 군이 받은 모든 조치(마취, 수술 절개, 카메라 삽입 등등)를 받았지만 견봉 성형술은 받지 않았다.

영국과 핀란드에서 수행된 견봉 성형술에 관한 위장 수술 연구 2건은 2018년 발표되었을 때 큰 뉴스가 되었다. 그러나 견봉 성형술은 이미 어깨 전문가들 사이에서 논쟁 주제였다. 많은 전문가들은 이 수술에 이점이 없다고 여겼고, 반대로 가치 있고 종종 필요하다고 본 이들도 있었다. 중요한 것은 이전 연구들에서도 이 수술과 비수술적(운동) 관리를 비교했을 때 수술이 더 효과적이지는 않았다는 점이다. 그러나 위장 연구들의 결과가 발표되고 나서야 많은 외과의사들이 이를 주목했다. 그중 일부 의사들은 위장 시술 연구에 비판적이었으나 모든 연구에서 나타난 일관된 결론은 수술에 아무런 이점이 없다는 것으로, 이는 매우 설득력 있는 증거이다.

외과의사는 자주 틀리면서도 의심은 절대 하지 않는다고들 한다. 다른 많은 수술도 오로지 통증 완화를 위해서만 수행된다(암이나 충수염의 경우처럼 치료하기 위해서가 아니라). 위장 수술과 비교한 경우는 그중 소수에 불과하다. 의심스러운 구석이 있다면 그런 비교 연구를 수행하는 것이 뚜렷한 이점이 있을뿐더러 윤리적 의무인데도 말이다. 유감스럽게도 외과의사의 머릿속에서 그런 의심은 거의 찾아볼 수 없는데, 철학자 버트런드 러셀의 다음과 같은 말이 그러한 태도를 나타낸다. "(사람들이) 원하는 것은 지식이 아니라 확실성이다."

엉뚱한 데 화풀이하기

우리는 과학 뿐 아니라 과학자들에 대한 존중도 부족하다. 의학의 역사에는 사람들이 좋아하지 않거나 인정된 믿음에 반하는 연구 결과를 낸 과학자에게 사적인 공격을 하고 평판을 훼손하려 한 사례가 많다. 살균을 위한 손 씻기의 가치를 증명한 제멜바이스는 평생 동안 의료계에서 거부당했다. 그는 47세에 동료들에 의해 정신병원에 감금되었고(자신의 연구 결과를 믿고 전파하려고 주장하는 과정에서 신경쇠약에 걸렸다고 추정됨) 병원 경비원에게 구타당한 지 2주 만에 사망했다.

'불편한' 연구 결과를 낸 연구자들을 향한 인신공격은, 특히 다른 의사들이 그 공격을 조직했을 때, 히포크라테스 선서에 대한 궁극적인 배신으로 보인다.

기후 변화를 인간이 초래했음을 입증한 연구 때문에 공격당한 저명한 과학자 마이클 만 박사는, 과학을 받아들이지 않고 오히려 전달자를 표적으로 삼는 것을 일컬어 '세렝게티 접근법'이라고 했다. 사자가 얼룩말 무리 가장자리에 있는 취약한 얼룩말을 먹잇감으로 삼는 일에 빗댄 표현이다. 그의 말에 따르면, "부정적인 과학적 증거에 직면한 특수 이익 집단들은 한 번에 전체 과학 분야와 대결하기보다는 개별 과학자를 표적으로 삼는다." 해당 주장을 하는 과학자의 인성이나 동기를 매도해서 연구에 대한 진정한 과학적 토론을 피해가는 것 역시 논리적 오류이며, 이를 가리켜 ad hominem('사람에게', 인신공격)이라고 한다.

배리 마셜 박사: 위궤양

1980년대 초중반, 호주 소화기내과 전문의 배리 마셜 교수는 위궤양이 스트레스나 매운 음식의 다량 섭취, 또는 위산 과다 때문이 아니라 세균으로 유발된다고 주장했다가 널리 조롱받았다. 그는 병리학자인 로빈 워런 교수와 함께 헬리코박터 파일로리라는 세균이 위궤양의 원인이 된다는 사실을 발견했다. 두 사람은 처음에 이 연구 결과를 호주소화기학회에 제출했는데 반려되었다. 심사위원들은 그 논문을 1983년에 제출된 논문 중 하위 10퍼센트 수준이라고 평했다. 마셜 교수는 연관성을 증명하기 위해 세균이 든 국물을 섭취했다가 3일 후 극심한 위염을 얻었다. 20년 후인 2005년, 마셜과 워런의 이론이 수용되고 그에 따라 위궤양 치료가 성공하자 그들에게 노벨상이 수여되었다.

과학적 증거가 힘 있는 이익 집단에 위협이 될 때 위험성은 훨씬 높다. 흡연이 미치는 악영향을 부정하는 운동을 벌인 사람들의 경우가 그 예다. 《영국 의학 저널》이 '영국의 뛰어난 건강 운동가'라고 표현한 마이크 도브 명예 교수는 담배 회사와 그 동맹 단체가 자신들에게 위협이 된다고 생각한 사람들을 욕 보이기 위해 시도했던 여러 행위를 공개한 바 있다 기나긴 내역을 밝혔다. 2015년 《호주 의학 저널》에 기고한 글에서 그는 이렇게 말했다. "블로그, 트위터, 이메일을 통한 인신공격과 육두문자 보내기는 예사다. 좀 더 온건한 발언으로는 담배 규제를 주도한 사람들을 가리키는 이런 표현들이 있었다. 거짓말쟁이, 사기꾼, 저능아, 멍청이, 증오로 가득 차 있고, 비윤리적이며, 부정직하고, 히스테리적이고, 경멸스럽고, 비상식적으로 심술궂고, 사악하고, 역겨운 미치광이, 제약업계에서 돈을 받아먹은 꼭두각시 등."

베넷 오말루 박사: 만성외상성뇌병증

법의병리학法醫病理學 전문의 베넷 오말루 박사는 미식축구 선수의 만성외상성뇌병증을 처음으로 알아차린 사람 중 한 명이다. 일종의 치매인 이 상태는 머리가 반복적으로 타격을 입었을 때 유발되며 이전에 권투 선수에게서 확인된 바 있다. 미국 프로 미식축구 리그는 7년 동안 이 연관성을 공개적으로 인정하지 않았으며, 보수를 주고 전문가들을 동원해 오말루 박사의 연구를 깎아내리고 정보 은폐를 시도했다.

이와 비슷한 상황이 현재 호주에서도 벌어지고 있다. 2019년《뉴욕 타임스》기사에 따르면, 전직 호주 풋볼 선수 100여 명은 호주 풋볼 리그AFL가 선수들을 이미 위험하다고 알려진 뇌진탕에 반복 노출하고도 책임을 회피하려 했고 의료비 지불 요구에도 응하지 않았다며 고소했다. 그런 상황에서 호주 풋볼 리그는 현역 선수를 위해 뇌진탕 규정을 실시하게 했다.

현재 유명한 호주 풋볼 선수들과 최소 2명의 전직 선수의 뇌에서 만성외상성뇌병증이 확인되었다. 1980년대 후반부터 1990년대까지 활약한 전 AFL 선수 숀 스미스에게 최근 140만 호주 달러의 역사적인 보험금이 지급되었다. 그는 선수로 뛰면서 얻은 뇌 손상으로 '전적이고 영구적인 장애'를 입은 것으로 밝혀졌다.

셰린 가브리엘 박사: 실리콘 유방 보형물

앞선 경우와는 반대로, 의학적 개입이 끼치는 유해성을 연구 결과로 확인해주지 **못할** 때도 과학자는 괴롭힘과 위협을 당할수 있다. 세계적인 류머티스 전문의인 셰린 가브리엘 교수가 그런 일을 겪었다. 가브리엘 교수에게 죄가 있다면 해당 문제를 제대로 조사하기 위한 첫 번째 양질의 연구를 통해 실리콘 유방 보형물과 자가면역질환의 발병에 연관성이 없음을 밝힌 것뿐이다. 1994년《뉴잉글랜드 의학 저널》에 발표된 이 연구는, 1964년부터 1991년까지 미네소타주 옴스테드 카운티에 거주하는 모든 주민의 의료 기록을 검토한 결과, 유방 보형물 삽입 수술을 받은 이지역 여성 749명 중 단 1명도 평균을 초과하는 의학적 문제를 겪고 있지 않다는 결론을 내렸다. 이 연구 결과는 이후 많은 연구에서 사실로 확인되었다.

그 당시 유방 보형물이 해롭다는 것을 근거로 보형물을 삽입한 여성들에게 수백만 달러의 배상금이 지급되었고 그 이상의 것들이 논의 중이었기 때문에 이 연구 결과는 골칫거리가 되어버렸다. 가브리엘 교수는 이 연구 때문에 살해 위협과 각종 인신공격을 받았다. 인신공격 대부분은 보형물이 건강 문제를 일으킨다는 걸 보여주려는 소송으로, 수익을 챙기는 강력한 기득권 집단인 원고의 변호사들이 가한 것이었다. 가브리엘 교수와 메이요 클리닉의 동료들은 기득권과는 완전히 독립적으로 이 연구를 고안하고 설계했으나 연구를 시작한 지 몇 달 뒤 미국성형외과학회의 교육 부문인 성형외과교육재단에서 일부 자금 지원을 받았다. 가브리엘 교수는 이 연구 결과로 격앙될 사람들이 있겠다는 예상은 했지만 자신이 그 정도로 심한 독설의 희생자가 되리라고는 꿈에도 생각지 못했다.

해당 논문 게재를 허용했다는 이유로 같이 괴롭힘을 당한 《뉴잉글랜드 의학 저널》의 당시 편집장 마샤 에인절 박사는 논문과 함께 실린 편집 후기에서 언급하기를, 환자들에게 배상을 명령한 유방 보형물 소송의 판결은 인과성을 결코 증명할 수 없는 질병 이력만을 근거로 내려졌지만, 그 결론은 거의 반박할 수 없는 진리처럼 받아들여졌다고 했다. 이후 에인절 박사는 《재판대에 오른 과학: 유방 보형물 사건에서 의학적 증거와 법의 충돌》(1996)이라는 책을 써서 출간했다.

필자가 받은 인신공격

우리 두 사람도 증거 기반 의학을 옹호한다는 이유로 의사들에게 인신공격과 위협을 받았다. 레이첼은 약 20년 전 처음으로 곤욕을 치렀다. 2002년, 권위 있는 《미국의사협회 저널》에 논문이 발표된 바로 그 주에, 레이첼은 전혀 모르는 사람에게서 전자레인지에 머리를 넣고 돌리라는 말이 적힌 이메일을 받았다. 듣자 하니, 레이첼이 발뒤꿈치 통증이 있는 사람들한테 기적적인 치료를 못 받게 하고 삶을 망가뜨렸다는 것이다. 그에게 부과된 죄목은? 신장결석을 없애는 데 효과적인 치료법인 체외 충격파 치료가 (족저근막염으로 인한) 발뒤꿈치 통증에 대해서는 위약보다 나을 게 없음을 임상시험으로 밝혔다는 것. 당시 레이첼은 몰랐지만 논문이 발표되었을 때가 공교롭게도 미국 FDA가 해당 치료법을 승인한 시점이었기 때문에 그 결정에 위협이 된 것이었다. 레이첼은 그런 이메일을 몇 통 더 받았고 그중 하나에는 친절하게도 레이첼의 연구 동기를 둘러싼 수많은 음모론을 다룬 블로그 링크가 덧붙어 있었다.

레이첼이 겪은 다음 사건은 척추 성형술 임상시험에 관련된 것으로, 연구 결과가 알려지기도 훨씬 전에 시작되었다. 개인적인 경험을 통해 확고한 믿음이 있었던 맹신자들은 이 임상시험이 비윤리적이라고 여겼고, 학회장에서 매번 레이첼에게 고함을 치고 야유를 퍼부었다. 임상시험 결과가 발표된 날부터, 그 수술을 적극적으로 지지하는 한 사람이 레이첼에게 날마다 이메일을 보내고 전화를 걸었다. 또 임상시험 연구비를 지원한 국립보건의료연구위원회와 대학 보직자들에게 항의 편지가 날아들었다. 공격성 이메일과 전화는 대학 측에서 법적 조치를 취하겠다고 경고한 뒤에야 멈추었다. 레이첼의 평판을 훼손하려는 시도는 다른 방식으로 계속되었다. 일례로 척추 성형술 지지자들은《호주 의학 저널》이 레이첼에게 의뢰한 편집 후기의 게재를 막으려 했고, 막는 데 실패하자 철회를 요구했다.

2년 후, 레이첼이 척추 성형술에 관해《영국 의학 저널》에 추가 논문을 발표하자 미국의 일류 의료 기관에 소속된 어느 의사는 의료 기기 회사에 이메일을 보내면서 레이첼을 참조란에 넣었다. 그 의사는 레이첼의 해당 논문이 자신의 업무를 망쳤으며 더는 척추 성형술 연구에 참여하지 않을 것이라고 불만을 드러냈다.

이어 그는 레이첼이 "빨갱이 사기꾼으로 중국이나 쿠바에서 의료 행위를 하는 편이 더 적합하다"고 하면서 "그 둘 중 한 나라에서라도 면허를 받을 수나 있을지" 의심스럽다고 했다. 그러고는 부디 레이첼이(다른 위약 대조 임상시험의 연구 책임자와 더불어) 척추골절을 당하길 바라며 골절되었을 때 척추 성형술을 거부당하길 소망한다고 했다. 거친 말로 써내려간 이 이메일이 그 의사가 소속된 기관의 최고경영자에게 전달된 후에야, 메일 작성자는 본인의 실책을 알아차렸다.

우리가 겪은 사례가 또 있다. 골관절염에 대한 특정 치료법의 증거 기반을 두고 우리가 의견을 표명하자 어떤 의사가 우리 두 사람을 비판하는 편지를 동료 모임에 보냈다. 그런데 글쓴이의 분노는 우리 중 정형외과의사가 아닌 사람 즉 레이첼에게 주로 향했다. 그 편지에서 그는 우리가《호주 의학 저널》에 기고한 사설에 대해, 또 ABC의 대표적인 시사 프로그램 〈포 코너스Four Corners〉의 2015년 방영분 중 노먼 스완과 조엘 토저가 의료 시스템 속 낭비와 과잉 진단을 폭로한 '낭비된 의료Wasted' 편에 우리가 출연한 데에 불만을 토했다. 이어서 그 의사는 "많은 사람들은 … 학계에 있는 류머티스내과 전문의가 무릎골관절염의 외과적 관리에 대해 자꾸 가르치려 드는 것은 더닝 크루거 효과Dunning-Kruger Effect의 한 예라고 생각한다"라고 썼다. 더닝 크루거 효과를 보이는 사람들은 주어진 주제에 대한 지식이나 능력은 부족하면서, 자신의 능력을 극적으로 과대평가하고 자신의 무능력에 대한 통찰력은 결여돼 있다. 이것은 실제 문제에서 다른 쪽으로 주의를 돌리려 하는 인신공격의 완벽한 예다.

요즘에는 의사들이 트위터나 페이스북 같은 소셜 미디어
사이트에 새로운 의학 연구 결과나 치료법을 알리는 일이 흔하다
(이 장의 히포크라테스 선서에서 '힘들게 얻은 과학적 성과를 공유'하겠다는 서약
을 이행하려는 것 같다). 동시에 이러한 플랫폼은 상대를 위협하거나
가짜 정보를 퍼뜨리기도 쉬워, 많은 의사들이 과학 기반 의학에
대해 의견을 내놓기 어려워하는 요인이 된다. 대체로 가장 널리
퍼지는 게시물은 제일 요란하고 충격적인 게시물이지, 가장 과학
적인 게시물이 아니다.

알렉산드라 바렛 박사: 유방암·전립선암 선별검사

시드니에서 활동하는 알렉산드라 바렛 교수는 세계적으
로 유명한 역학자로, 20년 동안 과학적이고 균형 잡힌 방식으로
암 선별검사를 전문적으로 연구하고 강의와 저술 활동을 해왔다.
바렛 교수는 연구를 통해 유방암 및 전립선암 선별검사에서 암 과
잉 진단(선별검사가 아니었으면 결코 발견되지 않았을 '무해한' 암)과 위양성
검사 비율이 높은 점 등 부정적인 면을 밝혔다. 일례로, 암 선별검
사로 발견된 유방암의 약 20~30퍼센트는 위험성이 낮은 비진행
성 암이라는 사실을 알아냈다.

암 검진 프로그램이 이러한 문제를 인지하거나 알리지 못
한다는 점을 밝혔다는 이유로, 바렛 교수는 틀렸고 어리석고 제대
로 알지 못하며 위험하고 나쁜 사람 취급을 당했다. 사람들이 유
방암과 전립선암 선별검사를 거부하게 만들었으니, 말로 사람들

을 죽이는 것과 다름없다는 소리를 들었다. 정부 고위급 의료 자문가는 바렛 교수가 무책임하며 공개 발언을 중단해야 한다고 말했다. 호주 최고의 의학 저널 중 한 곳의 편집자는 바렛 교수에게 평생 다시는 암 연구비를 받지 못할 거란 사실을 알고 있느냐고 물었다. 암 연구 기관 고위직에 있는 사람들은 유방암 과잉 진단의 위험성을 여성들에게 알리는 연구를 공동으로 하자는 바렛 교수의 요청을 거절하고 만나기도 거부했으며 그를 블랙리스트에 올려 위원회에 참여하지 못하게 하고 전문 분야에서 소외시켰다.

그러나 바렛 교수가 옹호하는 것, 즉 선별검사의 주요 단점인 과잉 진단에 관한 정보는 이제 영국에서 유방암 선별검사 대상인 여성에게 보내는 안내문에 통상 포함된다. 2012년 영국에서 유방암 선별검사에 대해 독립적으로 검토한 결과, 선별검사를 통해 발견된 유방암의 약 20퍼센트가 과잉 진단된 것으로 밝혀졌고 그에 따라 생겨난 조치이다. 호주 여성들을 위한 선별검사 안내문에는 과잉 진단과 과잉 치료에 대한 정보가 여전히 누락되어 있다.

바렛 교수만 그런 일을 겪은 것은 아니다. 유방암과 전립선암 선별검사(3장 참조)는 정치적이고 감정을 자극하는 주제이다. 그에 관해 과학적인 문제를 제기했다가 논란이 일어 대중 영역으로까지 번진 사례는 역사가 유구하다. 다른 나라에서도 과잉 진단에 대해 대중에게 알리려 힘쓴 의료 전문가와 언론인들은 그와 유사한 반발에 부딪혔고 업계의 압력과 따돌림을 계속 겪었다.

미나 요한손 박사: 복부대동맥류

스웨덴 일차 진료의인 미나 요한손은 주로 남성에게서 흔히 나타나는, 대동맥의 국소적 팽창인 복부대동맥류를 박사 학위 주제로 다뤘다. 동맥류는 대부분 작고 증상을 일으키거나 파열될 가능성이 거의 없지만 커지기도 하는데 파열되면 사망률이 80퍼센트 이상이다. 파열되기 전에 발견되면 보강할 수 있는데 그 경우 사망할 위험성은 2~5퍼센트 정도 된다. 2000년대부터 스웨덴, 영국, 미국에서는 65세 이상의 남성을 대상으로 복부대동맥류 선별검사 프로그램을 마련했다. 흡연이 복부대동맥류와 그 성장의 주요 위험 인자이다. 그런데 흡연율이 감소함에 따라 동맥류의 수와 파열되는 동맥류의 수도 감소했다. 이는 선별검사의 위험성 대 이득 비율이 달라졌을 가능성이 있음을 뜻한다.

요한손은 박사 학위 논문에서 복부대동맥류 선별검사의 과잉 진단 비율을 계산했다. 그 결과, 특히 흡연율이 감소한다는 관점에서, 선별검사의 현재진행형 가치에 의문을 제기했다. 요한손은 검사를 받는 남성들에게 적어도 선별검사가 끼칠 잠재적 이점과 해로움을 모두 알려야 한다고 주장했다. 그 해로움에는 불필요한 치료로 인한 부작용은 물론이고 시한폭탄이 몸 안에 있을지도 모른다는 불안도 포함될 수 있다. 2014년 첫 번째 논문 발표 이후부터 요한손은 학술 행사에서 "당신이 죽인 모든 남자들을 생각해봐라. 그러고도 밤에 잠이 오나?" 같은 말을 하며 다가오는 사람들을 마주쳤고 극도로 성차별적인 내용이 담긴 무시무시한 익명의 증오 메일을 받고 있다고 한다.

혈관외과 교수들 역시 요한손이 박사 학위를 받지 못하도록 자신들의 학계 내 권력을 이용했다. 요한손을 연구 사기로 고발하고 '선별검사를 종교적일 정도로 반대하는 광신자'라는 인신공격을 했다. 이런 비난을 스웨덴 학계의 영향력 있는 사람들에게 편지를 보내 퍼뜨렸다. 요한손이 박사 학위를 받고 다른 연구 직위로 옮겨가자, 상사가 될 사람에게 연락해 요한손 박사를 뽑은데에 이의를 제기했다. 그 의사들은 이런 일에 가담하고도 아무런 대가를 치르지 않았다.

과학이 틀릴 때

윈스턴 처칠의 말을 약간 바꿔 표현하자면, 과학은 앎을 추구하는 최악의 방식이다. 더 나쁜 다른 것들을 다 제외한다면 그렇다. 과학은 어수선하고 힘들지만, 여전히 우리가 가진 것 중 최선이다.

2012년 《네이처》에 실린 한 논문에서는, 연구자들이 임상 전단계 암 연구 분야에서 53개의 역사적인 또는 획기적인 논문을 독립적으로 재현해보았다고 보고했다. 다시 말하면, 유명한 실험 연구들을 택해 그때와 동일한 재료와 기술을 써서 다시 실험할 경우 동일한 결과를 얻을 수 있는지 확인한 것이다. 그 과학적 실험이 옳다면 재현 가능할 테고, 재현 불가능하다면 그 연구 결과는 아무 짝에도 쓸모가 없으며 신뢰해서는 안 된다는 생각이 깔려 있다.

이 연구자들은 53건의 실험을 충실하게, 때로는 각각 수차례씩 수행했는데도 그중 6건의 결과만 재현된다는 결과를 얻었다. 이들은 제대로 하고 있는지 확인하기 위해 논문 원저자들에게 연락을 취하기까지 했다.

그중 한 사례에서 원래의 연구자는 자신의 연구 결과를 재현할 수 없다는 사실에 놀라지 않았다. 자신도 발표한 결과를 얻기까지 수십 번 시도했기 때문이다. 즉, 실험을 계속하다가 어느 날 요행으로 원하던 결과를 얻었고 이전에 겪은 모든 실패는 언급하지 않은 채 결과를 발표했던 것이다. 이런 식으로 결과를 선택해 보고하는 것은 연구 재현성 문제의 일부에 지나지 않는다. 결과를 선택적으로 보고하든, 특정 데이터만 취하고 나머지 데이터는 버리든, 원하는 결과를 도출해주는 통계 방법을 택하든, 근본적인 문제는 연구자들이 지닌 편향성이다. 연구자들은 뉴스가 될 만한 연구 결과를 발표하고 싶어할 수도 있고, 치료법에 더 가까워지기를, 상을 받기를, 연구비 수주의 근거를 마련하거나 수주액을 키우거나 승진하기를 바랄 수도 있다. 이유가 무엇이든, 어떤 유형의 연구 결과가 자신에게 더 바람직한지 알게 되면, 그들은 (의식적으로든 무의식적으로든) 객관적이고 과학적이면서 순리대로 일이 진행되게 하기보다는 그 바람직한 결과를 달성하려고 노력할 것이다.

대중은 아마도 과학 연구자를 결코 자기 연구로 장난치지 않을, 엄격히 과학적이고 객관적인 사람이라고 여길 것이다. 오랫동안 연구를 해왔고 유명 학술지에 자주 논문을 발표한 우리 두 필자 역시, 연구자 대다수는 선한 의도를 가지고 있으며 연구 결과를 의도적으로 조작하거나 날조하지 않으리라는 점에 동의한다. 그러나 우리는 또한 연구 결과가 다양한 방식으로 제시되고 해석, 조정될 수 있음도 안다. 연구에서 그런 수많은 결정을 앞에 두었을 때 자신이 원하는 결과로 이어질 가능성이 더 높은 결정을 내리려는 유혹은 아주 강할 수 있다. 바로 이것이 연구에서의 편향이며 이 편향성은 기회만 되면 연구에 스며든다.

2005년의 한 연구는 세계 최고의 종합 의학 학술지들에 발표된 가장 중요한 연구들을 검토했는데 그 연구들 대부분이 재현할 수 없었거나 재현되었을 때 다른 결과가 나왔음이 드러났다.

앞서 본 2012년 《네이처》 게재 논문에서 나열한, 재현할 수 없었던 연구 중 일부에서는 애초의 (잘못된) 발견을 토대로 새로운 연구 분야들이 생겨났다. 저명한 회의론자이자 가정의이면서 미 공군 군의관인 해리엇 홀 박사는 이를 '이빨 요정 과학'이라고 불렀는데, 어떤 현상이 존재하는지 먼저 확인하지도 않고 그 현상을 연구하는 과학 분야를 뜻한다. 이론에 **부합**하는 증거를 그 이론을 **확증**하는 증거로 착각하는 데서 비롯한 것이다. 이빨 요정 현상 자체를 갖고도 여러 연구를 해볼 수 있을 것이다. 받는 금액이 치아에 따라 다른가, 아니면 요정에게 이빨을 내놓는 방법에 따라 다른가 등등. 상당한 데이터가 생성되고 상관관계가 형성될 수 있으며 연구를 놓고 토론하기 위해 학술 행사가 마련될 수도 있으나 그 어느 것도 이빨 요정의 존재를 확인해주지 못한다. 이빨 요정은 바로 앞에서 말한 모든 연구가 토대로 삼은 가정일 뿐이다. 이 우스꽝스러운 예는 UFO나 대체의학, 또는 의학의 여러 측면을 연구하는 사람들과 겨우 한 발짝밖에 떨어져 있지 않다.

이러한 문제는 과학자들 사이에 잘 알려져 있고 인정되지만 과학자가 아닌 사람들은 잘 이해하지 못한다. 과학은 흔히 틀린다. 흔히 틀린다는 걸 과학적으로 보여줬기 때문에 우리가 그 사실을 알고 있으며, 핵심은 이것이다. 과학적 방법은 틀리지 **않았지만** 그 방법을 올바르게 **사용**하지 않아서 종종 오답이 나온다.

과학은 무언가를 지을 때 쓰는 한 벌의 도구와 같다. 우리가 짓는 '무언가'는 진실의 추정치이며 이때 사용하는 과학은 오류를 최소화하는 도구이다. 연구에서 오류를 최소화함으로써 말 그대로 '가장 덜 틀린' 답을 얻는다. 임상시험의 경우 이러한 도구로는 결론을 확신할 수 있을 만큼 충분한 수의 참가자 확보하기, 무작위 배정(연구 시작 시 두 비교군을 유사하게 만드는 데 도움이 됨), 맹검 처리(연구 대상인 치료를 제외하면 두 군이 동일하게 치료받도록 도움) 등이 있다. 물론 다른 도구도 많다. 그러나 결국 임상시험 중에는 규모가 너무 작거나, 무작위 배정이 제대로 되지 않거나(또는 전혀 되지 않거나), 치료받는 군이 어떤 군인지 알려지는(맹검 해제) 경우들이 나타난다. 이는 도구가 나쁘다는 뜻이 아니라 제대로 쓰이지 않았거나 아예 쓰이지 않았다는 뜻이다.

과학 도구 상자를 쓴다고 해서 항상 정답이 나오는 것은 아니지만, 도구를 올바르게 쓰면 틀릴 가능성이 가장 적은 답, 즉 가장 **신뢰할 수 있는** 답 또는 진실에 **가장** 가까운 추정치가 나온다.

하지만 임상 연구를 흠 잡는 사람들은 종종 임상 연구(과학) 자체가 나쁘다는 결론을 내린다. 그런데 누군가 집을 잘못 지었을 때 우리는 목수의 도구를 탓하거나 목공 자체가 뭘 만들기에 좋은 방법이 아니라고 하지 않는다. 그저 목수들이 집을 잘 짓지 못했다고 말한다.

물론 도구 중 하나인 무작위 배정을 비판하는 사람들도 있다. 가령 비교군이 항상 서로 완벽하게 일치하는 것은 아니므로 결과에 영향을 미칠 수 있다고 주장하면서 말이다. 이는 사실이다 (예컨대 동전을 열 번 던질 때 항상 앞면이 다섯 번, 뒷면이 다섯 번 나오지는 않는다). 하지만 무작위 배정을 하지 **않았을** 때 비교군이 서로 얼마나 다른지는 해보면 안다! 무작위 배정은 시험 참가자를 나누는 가장 공정한(편향이 가장 적은) 방법이다. 종종 비교군 간에 약간의 차이가 발생하고 이것을 '우연 오차'라고 한다. 과학자들은 그 점을 알고 있으며 이 오차를 최소화하기 위한 표준화된 방법이 존재한다.

의사가 과학적 연구를 비판할 때(대신에 자신의 견해를 신뢰할 때) 우리는 그 의사가 제시하는 대안이 무엇인지 물어야 한다. 이 비판자들은 과학이 종종 틀리니 신뢰할 수 없고 의지해서는 안 된다고 말하지만, 본인을 믿으라는 것 말고는 대안을 제시하지 못한다.

그러나 임상시험을 향한 가장 가혹한 비판은 방법론 속 진짜 결함을 밝혀내는 연구를 하는 과학자들이다. 그들은 모두 같은 해법을 제시한다. 과학을 더 잘하라는 것. 임상시험에 더 많은 사람을 동원해야 하고 일반 인구 집단을 더 잘 대표하는 사람들이 포함되어야 한다고 말한다. 무작위 배정을 적합하게 해야 하며 환자, 의사, 설문조사자, 분석을 하는 통계학자 등 모든 사람에게 맹검 처리를 해야 한다고 고집한다. 이 분야를 제대로 아는 임상 연구 비판자들은 임상 연구나 도구로서의 과학이 나쁘다고 말하지 않고 더 잘 **수행**되어야 한다고 말한다.

* * *

과학(그리고 과학을 하는 사람들)은 존중받아야만 한다. 자신의 경험이나 남들의 경험에 의존하기보다는 신중하고 객관적으로 분석했을 때 치료가 얼마나 효과적인지를 더 잘 추정할 수 있다. 과학이 항상 제대로 수행되는 것은 아니다. 그러나 과학을 이해하면 우리 결정의 토대가 될 증거를 제대로 선택하는 데 도움이 된다.

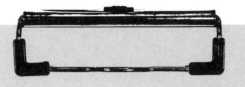

3장

과잉 치료

아픈 이들을 위해 필요한 모든 조치를 취하되,
과잉 치료와 치료 허무주의라는 함정에 빠지지 않겠습니다.
—히포크라테스 선서

우리 안에 있는 자연적인 힘이 질병의 진정한 치유자다.
—히포크라테스

지금 사용하는 모든 의약품이 해저로 가라앉는다면
인류에게는 더 좋고 물고기에게는 더 나쁘리라고 나는 굳게 믿는다.
—올리버 웬들 홈스(미국의 의사이자 시인)

과잉 치료를 가장 잘 보여주는 사례로 1930년대 뉴욕에서 일어난 일을 들 수 있다. 소아 편도선 제거는 재발성 편도선염이나 호흡 문제 등 여러 이유로 행하는 흔한 수술이었지만 지역에 따라, 의사에 따라 임상 관행은 매우 다양했다.

연구자들은 어린이 1000명을 무작위로 뽑았다. 그중 60퍼센트에서 이미 편도선이 제거되었다는 사실을 유념하면서 나머지 40퍼센트의 경우에도 편도선을 제거해야 하는지 알아보기 위해 의사에게 보냈다. 그 아이들의 45퍼센트가 편도 절제술을 권고받았다. 불충분하게 치료받는 아이가 없도록 그들은 다시 같은 조치를 취했다. 즉 나머지 아이들을 또 다른 의사 집단에 보내 제2의 의견을 들었다. 그 의사들은 그 아이들의 40퍼센트에게 편도 절제술을 권했다.

다시 또 한 번, 그때까지 남은 얼마 안 되는 아이들을 다른 의사 집단에게 보내자 이번에는 44퍼센트가 편도 절제술을 권유받았다. 결국 어린이 1000명이 대부분 편도 절제술을 받거나 권고받았다. 이 의사들은 무엇을 근거로 결정을 내렸을까? 아마 모든 어린이의 절반 정도는 편도선을 제거해야 한다는 생각에(물론 사실이 아니지만 그게 당시의 생각이었음), 편도선 제거가 도움이 될 법한 절반을 선택했을 것이다.

그게 무슨 해가 되느냐고? 편도 절제술은 사람을 죽인 적이 없지 않나? 틀렸다. 30명 중 1명 이상의 환자가 편도 절제술 후 수술 합병증으로 재입원하고 약 1만 5000명 중 1명이 수술 결과로 사망한다. 당시에는 이러한 비율이 훨씬 더 안 좋았을 터, 대부분의 경우 수술이 불필요할뿐더러 해가 될 수도 있었다.

치료 허무주의에서 과잉 치료까지

어떤 질환을 치료할 때든, 전부 다 효과가 있다고 믿고 따라서 과잉 치료하는 것과 아무것도 효과가 없다고 여기는 치료 허무주의 사이에 '최적의 지점'이 있다. 지금의 의학은 이 스펙트럼의 '과잉 치료' 쪽 극단에 가 있지만 항상 그랬던 건 아니다. 19세기까지만 해도 의학이 이로움보다 해를 더 준다고 생각하는 사람이 많았다. 그들은 몸이 스스로 치유되도록 하는 것이 가장 강력한 치료법이라고 믿었다. 저명한 회의론자인 볼테르가 한 말, "의술은 자연이 질병을 치료하는 동안 환자를 즐겁게 하는 것이다"는 잘 알려져 있다. 치료법들이 대체로 효과가 없었던 그 당시에도 그것을 확고하게 믿는 사람들은 의사들을 높게 평가했다.

괴혈병에서의 비타민C, 구루병에서의 비타민D, 급성 감염에서의 항생제, 당뇨병에서의 인슐린과 같은 효과적인 치료법이 더 많이 등장함에 따라 20세기에 치료 허무주의라는 개념은 사라졌다. 그러나 이 개념은 20세기 후반 철학자이자 사회비평가인 이반 일리치 같은 사람들의 글에 다시 등장했다. 일리치는 1975년 저서 《의학의 한계》(국내에는 《병원이 병을 만든다》로 번역 출간됨—옮긴이)에서 건강과 기대 수명의 향상은 주로 위생, 영양, 공중 보건 사업 덕분이며 의사들이 제공한 치료를 모아보면 최종적으로는 피해를 초래했고 "의료 제도는 건강에 주요 위협으로 작용했다"고 주장했다.

일리치는 통증, 고통, 죽음은 삶의 일부이며 의학이 삶의 이러한 측면을 통제해 사람들의 대처 능력을 약화시켰다고 했다. 그는 정상적인 삶을 의료화하는 과정에서 의료 자체가 야기할 수 있는 신체적, 정신적 피해를 가리키는 '의인성醫因性' 피해라는 용어를 만들었다.

지난 수백 년 동안 우리가 목도한 기대 수명의 크나큰 향상이 개인에게 적용되는 의료의 개선 덕분이 아니라 사회적·정치적 변화에 기인했다는 견해에는 취할 점이 있다. 대규모 공공 정책과 산업 혁명을 통해 깨끗한 식수, 상하수도 분리 및 하수처리, 농업 개선을 통한 식량 가용성 향상, 취사법 및 냉장을 포함한 보관법 개선, 전쟁 및 빈곤율 감소 등의 성과가 나타난 것이 사실이기 때문이다.

과잉 치료: 불필요한 의료의 폐해

현재 유용한 검사와 효과적인 의학적 치료가 많이 생겨났지만, 그것이 모든 의학적 검사와 치료가 효과적이라거나 모든 증상을 진단하고 치료해야 한다는 의미는 아니다. 과잉 치료는 의학계에 만연하며 아마 오늘날 의료에서 가장 큰 문제에 속할 것이다. 2011년의 한 연구에서는 불필요한 의료 서비스로 인해 미국에서 의료비 지출이 연간 1580억~2260억 달러 증가했다고 추산했다. 더 최근인 2018년의 보고서(제목이 적절하게도 〈무엇보다 해를 끼치지 말라〉다)에 따르면, 워싱턴주에서만 매년 60만 명이 불필요한 치료를 받았으며 그로 인한 비용은 2억 8000만 달러 이상이었다.

매년 호주에서는 건강을 개선해주지 않거나 때로는 악화시키는 의학적 검사·시술·치료에 수십억 달러가 소비된다.《호주 파이낸셜 리뷰》의 추산에 따르면, 연방 및 주 정부와 민간 의료보험사는 비효율적이거나 부당한 치료에 대해 매년 약 300억 호주 달러를 지불한다.

과잉 치료 문제는《영국 의학 저널》에서 인기리에 연재되는 〈과도한 의료Too Much Medicine〉나《미국의사협회 저널》의 〈적을수록 좋다Less is More〉,《병원 의학 저널》의 〈우리가 아무 이유 없이 하는 것들Things We Do for No Reason〉 등 주요 의학 잡지의 연재물에서도 강조하는 부분이다. 호주에서는 전국의 학자들이 협력해 과잉 진단과 과잉 치료를 해결하기 위한 국가적 행동 계획을 촉구했다.

과잉 치료는 넓은 의미에서 '지나치게 많은 의료'를 의미한다. 너무 많은 검사부터 진단, 치료에 이르기까지 부적절한 의료 전체 스펙트럼을 포함한다. 증상이 있는 사람과 무증상의 건강한 사람 모두가 겪는 일이다. 지나치게 많은 의료의 특징은 가치 있는 이득을 주지 않을 뿐만 아니라 해를 끼칠 수 있다는 점이다. 즉, 얻는 것보다 잃는 것이 더 많다.

과잉 치료의 형태는 다양하다. 임종을 앞둔 사람들이 존엄하고 편안하게 죽을 수 없도록 만들고 침습적이고 불편하며 무익한 치료법을 적용한다. 아무 문제 없는 건강한 사람들조차 건강은 좋아지지 않으면서 위험을 수반하는 불필요한 치료를 받을 수 있다.

불필요한 의료의 문제를 의사들이 모르는 바는 아니다. 미국 의사들을 대상으로 한 설문 조사에서 의사들은 모든 검사의 25퍼센트와 모든 시술의 11퍼센트를 포함해 전체 의료의 약 20퍼센트가 불필요하다고 여기고 있었다. 응답자 대다수는 이 문제가 부분적으로는 시술에서 이익을 얻는 의사들 탓이라고 생각했다. 치료의 이점을 과대평가하고 피해를 과소평가하는 경향을 보이는 의사들의 답변이 이렇다면, 불필요한 의료의 실제 비율은 훨씬 더 높을 가능성이 있다.

좀 더 객관적인 보고서들을 통해 이 사실을 확인할 수 있다. 2010년 미국 의료 시스템에서 7500억 달러가 낭비된 것으로 추산되는데, 초과 비용을 구성하는 가장 큰 범주는 불필요한 의료로 2100억 달러였다. 초과 비용의 총액은 미국 내 총 의료 비용에서 30퍼센트 이상을 차지하며 의료는 국내총생산GDP의 약 18퍼센트를 차지한다. 이것은 의료의 낭비가 미국 GDP의 5퍼센트 이상을 차지함을 의미한다.

다른 나라들의 경우도 그리 나을 바 없다. 전 세계 38개 회원국을 두고 있는 OECD는 의료 지출의 약 5분의 1이 낭비된다고 추정한다. 이는 연간 1조 달러 이상에 해당한다. 세계보건기구WHO도 의료 낭비를 총 지출의 20~40퍼센트로 추산한다. 호주 병원의 의료 서비스 과다 사용 정도를 조사한 2019년 연구에 따르면 관련 연구의 3분의 2에서 과용 추정치가 30퍼센트를 초과했다.

심장 배관 수리하기: 스텐트 삽입술

의료계에서 가장 흔한 시술 중 하나는 심장 스텐트 시술로, 해당 의료 및 장치 산업의 값어치는 수십억 달러에 상당한다. 이 시술은 좁아진 관상동맥을 넓히기 위해 뻣뻣한 금속관을 삽입하는 것이다. 일반적으로 스텐트는 엑스선 투시 하에 사타구니 또는 팔의 혈관을 통해 몸 속으로 들어간다. 표면상으로는, 막힌 상하수도관에 하듯 좁아진 동맥을 넓히거나 뚫으려는 시도는 이치에 맞고 의사들도 이미 아주 능숙해져서 완전히 막힌 동맥에도 스텐트를 통과시킬 수 있을 정도다. 스텐트 시술은 흔히 혈관 조영술(혈류에 조영제를 주입하고 동맥을 엑스선으로 투시)로 좁아진 혈관이 발견된 환자에게 시행한다. 환자는 증상이 있을 수 있지만 반드시 심장마비일 필요는 없으며 증상이 전혀 없는 경우도 있다. 좁아진 동맥을 뚫고자 하는 유혹은 떨치기 어렵다. 너무나 이치에 맞아 보이기 때문에.

그러나 때로는, 처음에 간단하고 논리적으로 보이던 것들을 자세히 살펴보면 매력이 점차 사라진다. 가령 심장마비가 일어나지 않았는데 이미 완전히(또는 거의) 혈관이 막혔다면 심장이 그때까지 어떻게 작동하고 있었을까? 혈관이 막히자 새로 열린 다른 경로들을 통해 혈액이 제 갈 길을 찾아간 걸까? 스텐트는 어떻게 되나, 다시 막히나? 시술 합병증은 무엇일까? 스텐트가 막히는 것을 방지하기 위해 평생 복용해야 하는 항응고제는 어떤가? 출혈 등 합병증을 유발하지 않나?

스텐트가 다시 막히는 것을 방지하려면 출혈을 유발할 수 있는 혈액 회석제를 평생 복용해야 한다. 막힌 혈관을 그대로 두었다면, 인체는 다른 동맥을 열어 적응할 수도 있다. 혈관 조영에서 보이는 가장 좁은 혈관이 심장마비 시 막히는 혈관이 아니라는 증거도 있으며, 좁아진 정도와 심장마비가 얼마나 빨리 발생하는지는 서로 무관하다는 증거도 있다. 만약 좁아진 혈관이 문제가 아니라면 이것도 '이빨 요정 과학'의 또 다른 예로 보인다.

하지만 이 시술(과 모든 다른 시술)에서 가장 단순하고 중요한 질문은 이것이다. '이 시술을 하는 것은 하지 않는 것보다 환자에게 더 좋은가? 스텐트를 삽입하지 않았다면 어떻게 되었을까?' 이 질문에 답하는 방법 하나는 두 군을 비교하는 대조 연구, 즉 스텐트를 삽입한 사람들과 삽입하지 않은 사람들을 비교하는 연구를 하는 것이다. 바로 이 방식으로 수행한 커리지COURAGE 임상 시험의 결과가 2007년에 발표되었으며 일반적으로 스텐트 시술을 받는 경우의 사람들을 대상으로 했다. 2000명 이상의 중증 관상동맥 질환 환자 중 '안정형 협심증'(급성 심장마비가 아닌 간헐적인 흉통) 환자를 무작위로 스텐트 군과 비스텐트 군으로 나누었다. 두 군 모두 통상적인 약물 치료로 구성된 최상의 치료를 받았다. 결과는 스텐트 시술이 양질의 치료(약물)를 단독으로 받은 것에 비해 추가적인 이점을 제공하지 않는다는 것이었다. 참가자들은 자신들이 어떤 치료를 받았는지 정확히 알고 있었고 그들을 추적관찰하는 사람들도 마찬가지였다. 그럼에도 스텐트 시술을 받은 사람들이 더 호전된 것은 아니었다. 사망이 적게 일어나지도, 심장마비를 덜 겪지도 않았다. 이러한 결과가 나왔는데도 임상 관행은 크게 달라지지 않았다. 의사들은 스텐트 시술이 사망이나 심장마비 가능성을 줄이지는 못하지만 협심증(간헐적 흉통) 증상 발현 횟수는 줄일 수 있다고 주장했다.

　　　관상동맥 질환이 있지만 안정형 협심증에 해당하는 사람 수백만 명에게 수년에 걸쳐 스텐트를 삽입한 후인 2017년, 오비타ORBITA라는 무작위 위약 대조 시험의 결과가 발표되었다. 이것은 훨씬 더 나은 형태의 연구였다. 여기에도 커리지 임상시험과 동일한 유형의 환자, 즉 관상동맥이 심각하게 좁아져 있고 안정형 협심증이 있는 환자가 포함되었다. 그러나 이번에는 의사들이 한 군의 환자에게는 스텐트를 시술하고 다른 군에게는 스텐트를 시술하는 척(즉 위장 시술)했다. 환자들은 무작위로 두 군에 배정되었고 환자나 후속 치료를 제공하는 사람 모두 누가 어떤 치료를 받았는지 알지 못했다. 주어진 치료에 대한 기대가 결과에 영향을 주는 일이 없도록 한 것이다. 이 시험에서 가장 주목한 임상 결과는 환자들이 얼마나 오랫동안 운동을 할 수 있었고 얼마나 자주 흉통이 발생했는지 등이었다. 다른 시험에서와 마찬가지로 측정된 결과로 보아 스텐트 시술이 위장 시술보다 더 도움이 되지는 않았다.

　　　2020년, 중등도 또는 중증 심장 질환이 있는 사람 5000명 이상을 대상으로 스텐트 시술을 한 군과 하지 않고 치료받은 군을 비교한 추가 임상시험 결과가 발표되었다. 역시나 두 군의 결과에는 차이가 없었다. 현재 모든 스텐트 시술이 안정형 협심증 환자에게 시행되는 것은 아니지만 아직도 많이 시행되고 있다. 매년 미국에서 수행되는 수만 건의 심장 스텐트 시술은 불필요하며 수십억 달러의 비용이 낭비되는 것으로 추산된다.

관상동맥 질환과 안정형 협심증 환자에게 스텐트를 삽입하는 것이 가치 있는가를 놓고 꾸준히 벌여온 논쟁은 몇 가지 흥미로운 전개를 보였다. 미국 정부는 국내 여러 병원과 의사가 불필요한 치료에 든 비용을 메디케어Medicare(미국 정부가 65세 이상 고령자 등에게 시행하는 공공 의료보험—옮긴이)에 청구해 정부를 속였다며 소송을 걸었고, 결국 해당 병원과 의사들은 부정청구법False Claims Act으로 처벌받았다. 이런 일은 의료계에서 매우 드물지만, 이 법에 따라 조사받은 병원이 사기 혐의로 기소되지 않은 유사한 병원들에 비해 스텐트 시술을 더 큰 폭으로 줄였다는 점은 주목할 만하다. 그러나 이 모든 증거와 처벌에도 불구하고, 고가에 도움도 안 되는 심장 스텐트 시술의 시행 비율은 세계적으로 여전히 높다.

모두가 옳을 리는 없다

때로 과잉 치료는 의료 서비스를 받는 인구 집단 간의 차이로 설명되지 않는, 진료 방식의 차이로 감지되기도 한다. 즉 지역 또는 병원, 개별 의사 간의 특정 검사 또는 치료 사용의 차이로 말이다. 진료 방식 차이에 대한 연구들에 따르면 담낭 제거술,

척추 유합술, 심장 스텐트 삽입술 같은 흔한 시술뿐 아니라 항생제 처방, 신장 투석과 같은 예상치 못한 분야에서도 이러한 설명할 수 없는 차이가 있다. 게다가 이런 치료들 내에서도 차이가 있었다. 일례로, 신부전 환자에게 투석을 할 때 수혈 속도, 투석 빈도, 심지어 투석을 개시하는 기준도 다양하다. 이러한 차이는 의학적 필요로 설명할 수 없다. 《호주 의료 차이 지도Australian Atlas of Health Care Variation》는 호주에서 검사와 치료가 남용되고 있다는 여러 신호를 포착했다. 그러한 검사와 치료로는 심장 및 갑상선 검사, 요추 CT 검사와 수술, 조기에 계획된 제왕절개, 위와 대장 내시경, 무릎 관절 치환술 및 관절경, 성인과 어린이에 투여하는 항생제, 약 처방, 아편 유사제, 항우울제 및 기타 정신과 약 처방 등이 있다.

진료 방식의 차이에 대한 연구는 다수가 한 국가 내에서 이루어졌는데, 국가 간 차이가 훨씬 더 클 수 있다. 예를 들어, 미국의 척추 유합술 비율은 영국보다 거의 10배 높다. 그러나 진료 방식 차이를 연구하는 것으로는 누가 옳은지 알 수 없다는 점이 문제이다. 척추 유합술의 예를 보자면 **적정한** 치료 비율을 모르면 미국의 비율이 지나치게 높은지, 영국의 비율이 지나치게 낮은지, 또는 둘 다인지 알 수 없다. 하지만 진료 방식 간에 차이가 있다는 것은 (그 차이에 대한 다른 설명이 없다면) **누군가는** 틀렸음을 의미한다.

진료 방식에서 정당화되지 않는 차이는 여러 이유로 발생할 수 있다. 흔하게는 그저 불확실성 때문에 그렇다. 의사들이 해

3장 과잉 치료

당 치료법이 얼마나 효과적인지 확신을 하지 못하고 지침이 될 양질의 증거는 아직 없는 경우다. 교육을 다르게 받아서, 또 현지 의사의 선호도나 신념 때문에도 차이가 날 수 있다. 금전적 유인책 유무도 차이를 설명할 수 있다. 예컨대 미국 외과의사는 척추 유합술을 하면 아주 높은 수입을 얻지만 영국의 공공 의료 시스템에서 외과의사는 수술을 하든 안 하든 수입에 별 차이가 없다.

안타깝게도 금전적 유인책의 존재는 저렴한 서비스에 비해 도움이 더 되지도 않을뿐더러 해가 될 수 있고 더 비싼 치료법을 쓰는 일로 이어질 수 있다. 미국, 호주, 노르웨이 등 여러 선진국에서 나이가 들며 흔히 발생하는 척추관협착증에 시행하는 복합 유합술(척추뼈 여러 개를 합치는 수술)이 빠른 속도로 증가하고 있다. 이 수술은 척추 유합 없이 좁아진 척추관을 넓히는 간단한 '감압' 시술보다 비용이 3배 더 든다. 임상시험에서는 감압술만 했을 때와 비교해 유합술을 추가하는 것에 건강상의 이점이 거의 없을 뿐만 아니라 수술 부위 합병증의 가능성이 2배로 증가하고 수술 후 30일 이내에 뇌졸중과 사망률이 증가하는 것으로 나타났다.

지나치게 많은 검사

지나치게 많은 검사는 불필요한 의료의 큰 부분이다. 합당한 이유 없이 시행하는 혈액 검사를 비롯한 병리 검사, 영상 검사, 때로는 혈압 측정도 그럴 수 있다. 과잉 검사를 할 때 일반적으로 드는 이유는 의사가 심각한 것은 뭐든 놓치지 않고 싶어서라는 것이다. 의사는 환자의 병력이나 검진에서 불길한 것을 나타낼 수 있는 단서, 즉 '적신호'를 경계하도록 교육받는다. 이는 적절하며 예상 가능한 의사의 업무이다. 그러나 심각한 질병이 강하게 의심될 때가 아닌 경우나 '그저 확인차' 검사하는 것은 의사를 오도한다. 이렇듯 뭔가 놓치지 않을까 하는 두려움은 의료 과실 소송에 대한 두려움과 관련되며, 과도한 검사가 전형적인 특징인 이른바 '방어 진료'로 이어졌다. 2010년 한 연구에서는 미국 전체 의료 지출의 2.4퍼센트인 556억 달러가 방어 진료를 포함한 의료 배상 책임 비용에 기인할 수 있다고 추정했다.

엑스선과 CT 검사 등 일부 검사는 환자를 방사선에 노출하며 혈액 채취조차 국소적인 혈종(멍)을 유발할 수는 있지만 검사 자체가 직접적으로 신체에 손상을 일으키는 경우는 거의 없다. 그러나 검사를 통해 발견한 것이 해를 유발할 수 있다. 실제로는 정상인데 '비정상'으로 나오거나(즉 '위양성' 결과) 발견할 **필요가 없는** 전혀 무해한 것이 발견될 가능성이 상당히 높다. 캐나다의 한 연구에서는 가정의(일차 진료의)가 수행한 임상병리 검사의 절반 이상에서 위양성 결과가 나올 수 있다고 추정했다. 이 비율은 엄청나게 높아 보이지만 설명이 가능하다.

대부분의 임상병리 검사에는 정상과 비정상을 가르는 특정한 값이 아니라 '정상 범위' 내에 있다고 간주되는 값의 범위가 있으며 이는 검사 수행 방식뿐 아니라 연령, 성별, 인구 집단에 따라 다를 수 있다. 전신에 산소를 운반하는 혈액 속 물질인 헤모글로빈(혈색소)의 정상 수준을 생각해보자. 호주 적십자사에 따르면 호주에서 정상 범위는 남성의 경우 130~180g/L, 여성의 경우

120~160g/L이다. 건강한 인구 집단에서 혈색소의 분포를 파악한 후 대다수 사람들(95퍼센트)이 보이는 수준을 정상 범위로 결정한다. 따라서 건강하고 정상적인 사람들의 5퍼센트는 아무 문제가 없더라도 정상 범위보다 높거나 낮다는 수치를 받게 된다. 다시 말해 건강한 사람 100명을 검사하면 그중 5명은 '정상' 범위를 벗어난 결과를 얻게 된다.

건강한 사람들에게 검사를 더 많이 하면 할수록 위양성은 더 나올 것이다. 무언가 잘못되었다는 의심이 강하게 들 때만 검사를 하면, 즉 검사 대상자를 더 까다롭게 선택하면 위양성 검사 결과의 발생 가능성이 줄어든다. 이 법칙은 영상 검사에도 적용된다. 영상 검사에도 몇 가지 '정상' 범위가 있다. 비정상으로 간주될 경우 암의 가능성을 배제하기 위해 추가 검사를 해야 하는 폐의 종괴 크기 등이 그 예이다. 그런데 영상 검사의 가장 큰 문제는 '우발종'(우연히incidental 발견된 무해한 종괴-oma를 의학 용어처럼 들리게 만든 신조어—옮긴이)이라는 이상 소견이 많이 발견된다는 것이다. 우발종은 나이를 감안하면 정상일 가능성이 높고, 위양성은 아니지만 신경 쓸 필요가 전혀 없는 상태이다.

앞의 두 경우 모두, 즉 위양성 결과를 받거나 실제로는 무해한 '어떤 것'(즉 아무것도 아닌 것)을 발견하는 것은 비용이 많이 들 수 있고 불필요한 불안과 심리적 피해를 유발할 수 있다. 또한 존재하지 않는 질병을 치료하면 이후 상당한 신체 피해가 생길 수 있다.

요통에 대한 불필요한 영상 검사

요통이 있는 경우 올바른 치료를 처방할 수 있으려면 통증의 정확한 원인을 식별하기 위한 영상 검사가 필요하다고 여기는데, 이것은 흔한 오류이다. 환자의 60퍼센트 이상과 의사의 최소 3분의 1이 이렇게 믿지만, 영상 검사에서는 여러 이상(예: 돌출된 추간판, 골관절염, 척추관협착증)이 발견될 가능성이 있고 그에 따라 과잉 치료를 할 가능성이 있다.

CT나 MRI 검사처럼 기술의 발달로 갈수록 민감도가 더 높은 검사가 등장했지만 대부분의 경우 문제의 정확한 원인은 찾아낼 수 없다. 이러한 영상 검사, 특히 첨단에 더 가까운 영상 검사에서 발견되는 다양한 이상 소견은 허리 통증이 없는 사람들에서도 매우 흔하다. 또한 그 이상 소견들이 나이가 들며 증가하는 것을 보면 많은 경우 단순히 연령에 따른 정상적인 변화를 반영하는 것일 수 있다. 이상 소견 중 일부가 통증과 관련 있을 수 있으나 그것이 그 환자에서 문제의 원인인지 아니면 그저 우발적인 것인지 알 방법이 없다.

그런 이상이 있다는 사실을 아는 것 역시 도움이 되지 않을 수 있다. 영상 소견에 관계없이 일반적으로 치료는 동일하기 때문이다. 사실 통증이 있는 사람 대부분은 빨리 회복되며, 치료와 상관없이 그렇게 된다. 급성 요통으로 일차의료기관을 찾는 사람들 중 심각한 원인 질환이 있는 경우는 1퍼센트 미만이며 응급실 내원자 중에서도 그 비율은 5퍼센트 미만이다.

현실은 요통이 있는 많은 사람들이 꼭 필요하지도 않을 때

　　　　　　　　　　　　　　3장 과잉 치료

영상 검사를 받는다는 것이다. 거의 모든 사람이 일생의 어느 시점에서는 요통을 겪고, 그중 절반가량은 병원에 갈 만큼 통증이 클 것이라는 점을 고려하면, 불필요한 영상 검사는 상당히 많을 것이다. 필자들은 불필요한 영상 검사의 정확한 비율과 시대에 따른 변화 여부를 확인하기 위해, 1995년부터 2015년까지 20년간 일차의료기관이나 응급실에 내원한 요통 환자의 영상을 보고한 연구를 전부 취합했다. 그중 9개국 45개 연구에서, 요통을 진찰한 1900만 건 이상에 대해 보고했다. 일차의료기관을 찾은 환자 4명 중 1명은 영상 검사를 받도록 조치되었고, 응급실에서는 같은 경우가 3명 중 1명으로 증가했다(응급실에 가는 사람들의 통증이 일반적으로 더 클 테니 일리가 있다). 또한 해당 기간 동안 일반 엑스선 검사보다 CT나 MRI 검사같이 더 민감하고 비싼 검사를 받을 가능성이 50퍼센트 이상 증가했다.

그런데 척추 영상 검사를 받는 게 어째서 해로울까? 정확히 어떻게 된 건지 알고 심각한 것은 아닌지 확인하는 편이 분명 좋을 텐데 말이다. 그편이 안심이 되는 사람들도 있겠지만 다수에게는 불안을 덜기보다는 더 큰 불안의 요인이 될 수 있다. 미미한 이상이 발견되면, 증상이 심한 사람들의 경우엔 대체 어떻게 그럴 수 있나 의문스러워하며 자기가 통증을 과장하거나 심지어 꾸며내는 것으로 보일까 봐 걱정할 수 있다. 다른 경우에는, 합당하지 않은 척추 엑스선 또는 CT 검사는 환자들을 불필요한 방사선에 노출할 뿐 아니라 아편 유사제 처방이나 수술 등 불필요한 치료로 이어질 우려가 있다.

예를 들면 CT나 MRI 검사에서 추간판 돌출이 나타날 수 있는데, 거의 모든 사람이 나이가 들면 추간판이 돌출되고 이는 통증과 전혀 무관할 수 있으므로 이 진단은 도움이 되지 않는다. 하지만 의사는 관련이 있다고 생각해 강력한 진통제를 처방하거나 환자를 외과의사에게 의뢰하고 외과의사는 환자에게 수술을 제안할 수 있다. 영상 검사 기술이 발전할수록 이상이 발견될 가능성이 높아지므로 아무런 이득 없이 과잉 치료를 받을 가능성 역시 높아진다. 요통으로 처음 병원을 찾은 사람들을 대상으로 미국에서 수행한 임상시험에서, 환자의 절반은 MRI 검사를, 나머지 절반은 엑스선 검사를 무작위로 받았다. 12개월 후 두 군 모두 정확히 동일한 결과를 보였지만 MRI 검사를 받은 군은 수술을 받았을 가능성이 2배 이상 높았다.

왜 그렇게 검사를 많이 할까

소송에 대한 두려움 다음으로, 미국 의사들이 알면서도 불필요한 검사를 처방하는 두 번째 흔한 이유는 환자가 요청하기 때문이다. 환자가 얼마만큼의 의료 서비스를 원하는지에 대해 의사가 과대평가할 가능성이 높지만, 사회 규범이 변화하면서 환자의 검사 요청이 증가한 점에는 의심의 여지가 없다. 그것으로 이익을 얻는 측에서 검사의 가치를 과도하게 선전한 탓에 이런 현상이 나타나기도 한다. 그러나 요통의 예에서 보듯 검사의 가치와 관련해 임상 의사와 일반 대중 모두에게 만연한 오해 때문에 발생하는 경우도 있다. 의사와 대중 모두 종종 이점은 과대평가하면서 잠재된 해로움에 대해서는 잘 알지 못한다. 그 책임의 상당 부분은 환자에게 검사의 잠재적인 유해성을 거의 설명하지 않는, 또한 검사에서 얻는 정보 자체가 유의미하다고 여기는 의사에게 있다.

대중의 관점

연구에 따르면 대중은 과잉 검사와 과잉 진단의 개념을 거의 모르거나 제대로 이해하지 못한다. 사람들은 과잉 치료의 개념은 알지만 검사는 신뢰하며 검사에 무슨 해로움이 있는지 알지 못한다. 불필요한 검사로 과잉 진단이 나오고 그것이 과잉 치료로 이어질 수 있다는 사실을 인식하지 못한다. 사람들은 치료에 대한 의사 결정이 검사 **전**이 아니라 **후**에 시작된다고 생각한다. 본인 신체에 대한 정보는 무엇이든 그 자체로 가치 있다고 보기 때문에 과잉 검사를 줄여야 할 필요성에 대해 훨씬 더 회의적이고 덜 수용적이다.

우연히 이상이 발견되면 의사와 환자 둘 다 걱정을 하게 마련이다. 최근 연구에 따르면 심지어 증상이 없는 경우에도 환자의 50퍼센트 이상은 척추 영상에서 발견된 이상을 근거로 고위험 수술을 선택하려 한다.

또 다른 문제는 입원하거나 수술을 받는 상황에서 일상적으로 행해지는 과잉 검사이다. 수술 전에 한 무더기의 검사가 관행적으로 처방되지만 그중 다수는 불필요하다. 마찬가지로, 환자가 응급실에 도착하면 왜 왔는지에 상관없이 거의 관행적으로 혈액 및 영상 검사를 무더기로 실시한다.

과잉 검사와 과잉 진단이 같은 것은 아니지만(다음에서 설명하듯 과잉 검사 없이도 과잉 진단을 받을 수 있다) 검사를 많이 받을수록 과잉 진단을 받거나 불필요한 진단을 받을 위험성이 커진다. 바로 종합적인 전신 건강 검진(이하 종합검진)을 받을 때 이런 일이 벌어질 가능성이 있다.

종합검진: 숨은 문제 찾기

종합검진은 흔히 회사 임원에게 제공하거나 광고성 신문 기사 같은 것들을 통해 일반 대중에게 직접 광고한다(여기서는 국가에서 지원하는 종합검진이 아닌, 개인적으로 받는 유료 종합검진을 말한다—옮긴이). 텔레비전 뉴스 프로그램의 건강 보도에 등장하기도 한다. 종합검진에는 종종 유전자 검사도 포함하는 일련의 임상병리 검사와 첨단 영상 검사가 들어 있다. 종합검진은 미리 정해진 가격이 있는데 호주에서는 2000달러(한화 170여 만 원—옮긴이) 이상이다. 일반적으로 의료보험이 적용되지 않기 때문에 비용은 환자(또는 회사)가 전적으로 부담하는데, 거기에는 거의 불가피하게 따라오는 추적 검사와 치료비는 포함되지 않는다.

다 그런 것은 아니지만 종합검진을 받는 사람들 대부분은 몸에 별다른 이상을 느끼지 않는다. 보통은 종합검진을 통해 심각한 질병을 조기에 발견할 수 있고 건강을 관리하고 걱정을 덜 수 있다는 점에 설득된다. 안타깝게도 이는 헛된 약속이다. 종합검진은 유익하지 않을뿐더러 무수한 잠재적 피해를 수반한다. 심각한 질병을 감지하지 못하는 경우 그릇된 확신을 줄 수 있다. 흡연자들이 건강하다는 말을 듣는다고 상상해보자. 그들은 금연하지 않아도 된다고 판단할 수 있다. 검사 자체가 치명적일 수도 있다. 일례로 2019년 호주에서 건강한 여성이 고용주가 권한 심장 정밀영상검사를 받으려고 조영제를 주입받았다가 급성중증과민증(아나필락시스)이 나타나 사망하고 말았다.

더 놀라운 것은 '숨은 문제'를 찾아낼 우려가 있다는 사실이다. 예를 들어 호주에서 종합검진을 제공하는 업체 중 하나인 헬스스크린HealthScreen은 "현재까지 의사들이 모든 환자에게서 숨은 문제를 발견했다"고 밝혔다. 특히 광범위한 검진일수록 이것은 사실이다. 여기서 말하는 숨은 문제는 대개 과잉진단된 소견들로 해로운 심리적 영향, 불필요한 추가 검사 및 불필요한 치료로 이어질 수 있다.

허위 선별 프로그램과 직접 광고

자신들이 선서한 내용을 별로 유념하지 않는 의사들은, 학계에서 논의조차 되지 않는 영역에서 선별검사 서비스를 만들었다. 이 서비스는 전신 CT, 발꿈치 지방체 밀도 검사, 보행 측정, 각종 혈액 검사 등을 늘어놓고 제공하는 백화점과 같다. 사업 모델은 간단하지만 효과적이다. 검사는 즉시, 아프지 않거나 아주 약간만 아프고, 본인 부담금이 아예 없거나 거의 없이 이루어진다. 전신 종합검진에서와 마찬가지로, '검사를 받지 않으면 당신은 알 수 없고 검사를 받으면 알 수 있다'는 미끼로 소비자를 유인한다. 이러한 검사들은 좋은 아이디어 같아 보이지만 효과적인 선별검사가 갖추어야 할 기준에 부합하지 않는다. 거짓된 확신을 주고 해를 입힐 수 있으며(전신 CT의 방사선은 여러 장기에 영향을 미침) 보험 계약 등에 반영하는 개인의 위험도 수준을 변화시킬 수 있다.

소비자 직접 광고의 경우 일부 국가들에서는 법으로 금지되어 있는데, 특정 검사와 치료를 대중에게 알리기 위해 미디어의 광고 시간을 사는 것이다. 목표는 간단하다. 제품을 더 많이 파는 것이다. 여러 증거를 검토한 논문에 따르면 그 목표는 달성되는 것으로 나타났다. 즉 광고를 하면 해당 약물 또는 검사 처방이 증가했다. 진단도 늘어났지만, 건강상 이득이 늘지는 않았다. 이 논문에서는 광고로 인한 피해, 즉 사람들에게 환자라는 꼬리표를 붙이는 것이나 치료로 생겨난 피해는 고려하지 않았다.

맞춤 의학

이제 자신의 유전 물질을 분석할 수 있다는 개념이 대중에게 팔리고 있다. 의사가 우리의 유전적 구성을 알면 조기에 이상을 발견하고 치료할 수 있으며, 그 치료는 '맞춤형'이라는 개념이다.

'맞춤 의학'(또는 '정밀' 의학)은 1990년대 후반에 인간 유전체 염기 서열 분석이 가능해짐에 따라 자연스럽게 나온 결론으로 인식된다. 2000년에 사람들은 개인의 유전적 구성을 알아내면 많은 질병을 예측, 진단, 치료할 수 있고 10~20년 안에 의료 방식에 혁명이 일어나리라고 예측했다. 다른 많은 검사보다 더 큰 비용을 들이지 않고도 인간 유전체를 분석할 수 있게 된 것은 사실이지만, 적극 홍보했던 그 혜택은 아직 나타나지 않았다. 극소수의 경

3장 과잉 치료

우를 제외하고는 단일 유전자 변이로 설명되지 않는다. 질병은 훨씬 더 복잡하며, 대다수 많은 유전자와 환경 간 복합적인 상호 작용의 결과다. 즉, 대체적으로 특정 질병이 발생할 위험성이나 치료에 대한 반응을 그렇게 '정밀하게' 알아내지 못한다는 뜻이다.

그러나 맞춤 의료 사업은 과대 광고, 그것이 효과가 있기를 바라는 우리의 열망, 그리고 그 단순한 모델의 매력에 힘입어 번성해왔다. 건강한 사람들에게 주는 명확한 이점이 없는데도 인기를 끌었다.

과잉 진단

사람들이 병원에 가는 주된 이유는 자신이 느끼는 문제의 원인이 뭔지, 그 결과는 어떻게 될지 설명을 듣기 위해서, 그리고 최선의 관리법은 뭔지 조언을 얻기 위해서이다. 의사는 환자의 병력과 신체 검사, 때로는 혈액 검사나 엑스선 촬영, 정밀영상검사 등을 통해 정보를 수집한다. 그런 다음 진단을 내리고 환자에게 도움이 되는 적절한 치료를 제안한다. 그러나 종종 의사들은 환자에게 도움이 되지 않고 해를 끼칠 수 있는 불필요한 진단을 내린다. 이것이 바로 '과잉 진단'이다. 불필요한 진단은 '과잉 검사'를 하든 하지 않든 나올 수 있다.

과잉 진단과 **오진**을 구분하는 것이 중요하다. 오진은 **잘못된** 진단이다. 예컨대 암이 없는데 암으로 진단하는 것이다. 반면에 과잉 진단의 경우 진단 자체는 **옳다**. 암이 실제로 있기는 한데, 너무 작거나 느리게 자라서 평생 동안 모르고 살 수 있었을 암이다. 과잉 진단에서는 진단과 그에 따른 의학적 개입이 환자의 예후를 개선하지 않는다.

암이 아닌 질환에서는 과잉 진단과 오진의 구별이 다소 까다롭다. 이론상으로는 더 좋게 들리는, 민감도가 높은 검사는 오히려 오진을 초래할 수 있다. 예를 들어, 트로포닌(심장이 손상되었을 때 혈류로 누출되는 심장 근육 효소)에 극도로 민감한 검사에서는 정상인도 많은 경우 트로포닌 수치 상승을 보이는데, 이는 그들이 심장마비를 겪었다는 의미로 잘못 해석될 수 있다. 또 이런 검사는 과잉 진단으로 이어질 수 있다. 고해상도 CT 혈관 조영술은 아주 작은 폐동맥에서 조그만 색전(혈전)을 감지할 수 있다. 이 혈전은 너무 작아서 어떤 경우가 문제가 될 수 있고 어떤 것이 '정상' 범위 내에 있는지를 두고 영상의학 전문의 사이에서도 의견이 엇갈린다. 현재 이런 혈전이 더 많이 발견되는데, 그것이 해를 끼치지 않을지라도 의사는 (내출혈 같은 합병증을 유발할 우려가 있는) 혈액 희석제로 환자를 치료해야만 한다는 강박을 느낀다.

최근의 예로, 브라질 상파울루에서 2017년에 수행한 연구(필자 중 레이첼도 관여)에서는 척추 수술을 권고받은 500명 이상의 환자를 모집해 다른 의사한테 2차 의견을 받아보도록 했다. 92퍼센트의 환자가 의견을 받았는데, 그중 3분의 1만 수술을 권고받았고 여기서 많은 경우 두 번째 의사는 다른 수술을 권고했다. 사실상 15퍼센트의 사례에서만 1차 의견과 2차 의견이 완전히 일치했다. 나머지 3분의 2는 수술을 하지 말라는 권유를 받았고, 이들 가운데 10명 중 1명은 척추 질환이 아예 없다고 진단받았다. 1차 의견과 2차 의견 간의 이러한 불일치는 다른 수많은 연구에서도 반복되었다. 이 연구의 교훈은 의사가 척추 수술(또는 편도 절제술)을 제안하는 경우 2차 의견을 구하는 것이 현명하리라는 점이다.

건강한 사람에게 시행하는 암 선별검사

선별검사는 징후나 증상이 없는 사람들에게서 아직 진단되지 않은 질병의 존재를 확인하는 데 쓰이는 전략이다. 질환을 조기에 발견하면 나중에 발견하는 것보다 결과가 더 좋다는 전제가 깔려 있다. 물론 애초에 그 질환을 치료 혹은 치유하는 효과적인 치료법이 있어야 할 터이다. 효과적인 치료법이 없는 난치병에 대한 선별검사는 질환에 걸렸지만 할 수 있는 건 없음을 아는 채로 사는 기간이 더 길어진다는 의미일 뿐이다.

그런데 그 질환이 발견이나 치료를 하지 않은 채 두었어도 결코 증상이나 해를 유발하지 않을 것이었다면? 이것이 과잉 진단을 정의하는 특징 중 하나이다. 진단을 받음으로써 환자라는 꼬리표가 붙고, 그 진단은 옳지만('위양성'이나 오진이 아님) 진단이나 후속 개입이 환자의 건강을 개선하는 것은 아니다.

선별검사의 초점은 상당 부분 암에 맞춰져 있다. 전립선암에 대한 전립선특이항원PSA 검사, 갑상선암에 대한 초음파 검사, 폐암에 대한 흉부 엑스선 검사 등이 그러하다. 문제는 이런 검사가 사람을 사망에 이르게 할 수 있는 심각한 암은 감지하지 못할 수 있다는 것이다. 그런 암은 빠르게 성장하고 빠르게 사망으로 이어지기 때문에 선별검사 시점에 '포착'될 가능성이 낮다. 선별검사는 중간 정도의 속도로 혹은 더 느리게 성장하거나 경우에 따라서는 전혀 성장하지 않는 경미한 형태의 암을 잡아낸다. 또한 아직 암은 아니지만 암이 될 확률이 높은 이상 소견을 감지할 수도 있다. 그것들이 전부 암이 되는 게 아닌데도 '조기早期' 또는 '전前암성' 질환으로 진단된다.

　　요컨대 많은 사람들이 전혀 득이 되지 않는데 피해와 비용이 따르는 불필요한 진단과 치료를 받고 있다. 매년 호주에서 남성의 경우 1만 8000건, 여성은 1만 1000건의 암이 과잉 진단되는 것으로 추산된다. 이는 매년 남성에서 진단되는 암의 약 24퍼센트, 여성에서 진단되는 암의 18퍼센트에 해당한다. 과잉 진단된 암에는 피부암 검진의 인기가 높아져 발견이 늘었을 비침습적 피부암, 신장암(다른 이유로 받은 CT 검사에서 우연히 발견됨), 갑상선암이 포함됐다. 그러나 과잉 진단된 가장 많은 암은 남성의 전립선암(연간 8500건 이상)과 여성의 유방암(연간 약 4000건)이다. 다른 국가의 상황도 비슷해, 미국에서는 매년 7만 명의 여성이 유방암 과잉 진단을 받는 것으로 추산된다.

갑상선암에 대한 집단 선별검사

　　갑상선암의 과잉 진단은 아마도 암에 대한 집단 검진이 어떻게 잘못될 수 있는지 보여주는 가장 좋은 예일 것이다. 유두상 갑상선암은 흔하지만 대개 비활성 형태인 갑상선암이다. 집단 선별검사 때문에 이 암이 기록적인 수로 진단되고 있다.

2017년 스위스에서 이루어진 한 연구를 보면 1998년에서 2012년 사이에 여성의 갑상선암 진단이 (인구당) 2배 증가했고 그에 따라 갑상선 절제 수술(갑상선 제거)이 4배 증가했다. 이렇게 갑상선암이 증가했다면, 갑상선암으로 인한 사망률도 증가했거나(의사가 암을 치료했다고 다 낫게 할 수는 없으므로), (조기에 발견했으니) 어쩌면 사망률이 감소했으리라 기대할 수 있을 것이다. 그러나 갑상선암 사망률은 거의 변하지 않았다. 의사들이 그저 위험성이 낮은 유두상 갑상선암을 훨씬 더 많이 진단하고 흔히 불필요한 치료를 해왔다는 얘기다.

2015년 전 세계 갑상선암 발생률을 조사한 연구에서는 갑상선암 진단율(주로 유두암)이 꾸준히 증가했지만 대부분 그에 상응하는 사망률 증가는 없었다고 지적했다. 많은 국가에서 행해진 개별 연구들도 모두 동일한 내용을 보인다. 한 연구는 이것이 "질병의 유행이 아니라 오히려 진단의 유행"이라고 결론 내렸다.

이 모든 국가의 갑상선암 발생률 증가는 갑상선암이 과잉진단의 상징이 되어버린 한국의 경우와 비교하면 초라해 보일 지경이다. 한국에서는 여러 암에 대한 국가 암 검진 사업이 1999년에 시작되었는데, 갑상선암은 해당 목록에 없었지만 비용을 약간만 더 지불하면 검사를 받을 수 있어 그렇게 하지 않을 이유가 없었다.

그에 따라 많은 환자들이 갑상선암 검사를 받았다. 검사를 처방하고 대개 자기 병원에서 초음파 검사를 하는 일차진료 의사들에게 좋은 일이었다. 그 밖에 초음파 검사를 실시하는 다른 사람들과 더 비싼 검사(MRI 및 더 비싼 PET)을 하는 사람들에게도 반가운 일이었다. 검진을 홍보하고 치료비를 받는 병원은 말할 것도 없고 갑상선 제거로 돈을 버는 외과의사들에게도 마찬가지였다.

이후 갑상선암 발생률을 조사해보니, 1993년에서 2011년 사이에 15배 증가했다. 특히 정부가 암 검진을 강화한 후 급격히 증가했다. 중요한 것은 얼마나 공격적으로 검사를 했느냐에 따라 지역별로 암 발생률이 달랐다는 점이다. 이를 통해 갑상선암 '유행'이 실제로 암 발생이 증가해서가 아니라 단순히 검진으로 발견되는 건수가 증가해서 나타난 것을 알 수 있다. 달리 말하면, 검진으로 발견된 암은 이전 같았으면 발견되지 않았을 것이고, 그중 많은 암은 아무 문제도 일으키지 않았을 것이다.

상황은 더욱 이상하게 돌아가서 갑상선암이 한국에서 발생률 1위인 암이 되었다. 매년 4만 명이 갑상선암 진단을 받았고, 대부분은 젊은 사람들이었으며, 젊은 여성한테서 지나치게 많이 진단되었다. 참고로 다른 나라에서는 갑상선암이 가장 흔한 암 근처에도 못 간다. 그렇게 진단받은 사람들은 진단만으로는 부족하다는 듯이, 거의 모두가 갑상선 절제술(갑상선 전체를 외과적으로 제거하는 수술)을 받았다. 수술 자체의 합병증은 차치하더라도, 그 사람들에게는 더 이상 갑상선이 없고 모든 사람은 살기 위해 갑상선이 분비하는 호르몬이 필요한 까닭에, 이들은 평생 갑상선 호르몬제를 먹게 된다. 다른 합병증으로는 말하는 능력을 저해하는 성대마비가 수술받은 환자의 2퍼센트에서 나타나고, 부갑상선 호르몬

3장 과잉 치료

소실(갑상선을 제거하다가 실수로 조그만 부갑상선들을 제거해 발생)이 11퍼센트에서 나타난다. 부갑상선 호르몬은 칼슘과 뼈의 강도 조절에 필수적이다. 부갑상선이 제거되면 모니터링을 면밀히 해야 하고 평생 치료를 받아야 한다.

갑상선암을 찾아내려 들면 이러한 현상은 생기기 마련이다. 모든 사람의 약 3분의 1이 작은 갑상선암을 지니고 있다는 사실은 오래전부터 알려져 있었으며, 그중 대부분은 결코 치명적이지 않고 다른 문제도 전혀 일으키지 않을 만한 것이다. 갑상선암 이외의 원인으로 사망한 사람의 갑상선을 보면 평생 동안 발견되지 않은 갑상선암이 그대로 남아 있을 가능성이 매우 높다는 사실도 이미 알려진 지 오래다.

갑상선암 수술을 받은 사람들은 대체로 비교적 작은 비활성 종양을 가지고 있었는데, 그 종양 중 다수는 제거하지 않고 추적 관찰하는 것이 최선의 치료였을 것이다. 직경 1센티미터 미만의 암 수술은 1995년 한국에서 전체 갑상선 수술의 14퍼센트였지만 그로부터 10년 후 전체 갑상선 수술의 56퍼센트를 차지했다.

매년 갑상선암으로 사망하는 사람들의 수는 어떻게 되었을까? 정확히 동일하게 유지되었다. 치명적인 암의 유행은 없었고, 암을 '조기'에 발견하기 위한 모든 검사는 시간 낭비였다. 따라서 한국의 국가 암 검진 사업이 암 진단에 성공하고 관련 사업이 호황을 누리는 동안 매년 수만 명의 사람들은 불필요하게 암 진단을 받고 갑상선을 제거당하고 수술 합병증을 겪게 되었다. 하지만 매년 같은 수의 사람들이 갑상선암으로 사망했다. 이 검진은 최근

들어서야 감소했다.

일본 아기들 대상의 암 선별검사

　　신경모세포종은 어린아이들에게 발생하는 심각한 종류의 암이다. 신경 세포에서 발생하는 암으로, 보통 부신(신장 바로 위) 내부와 주변에서 나타난다. 1985년에 일본은 생후 6개월이 된 모든 아기를 대상으로 집단 선별검사 사업을 시작해 이후 20년 동안 100만 명 이상의 아기를 검진했다. 이 사업은 교토에서 집단 선별검사 사업을 통해 신경모세포종 환자의 생존율이 17퍼센트에서 72퍼센트로 증가되었다는 연구 결과가 보고된 후 시작되었다. 해당 사업의 결과를 보면 이를 뒷받침하는 것 같았다. 발견된 약 1900건의 사례 중 97퍼센트 이상이 장기 추적 조사에서 생존해 있었다. 그러나 독일과 캐나다에서 수행된 두 번의 임상시험에서 아무런 이점이 없었기 때문에 사업이 재평가되었다. 2003년, 일본의 관련 위원회는 해당 검진이 과잉 진단으로 이어졌고 그 질환으로 인한 사망률을 줄이지 못했다고 결론지었다. 발견된 암의 대부분은 예후가 좋았고 발견할 필요가 없었다. 반면 사망(변동 없음)은 연령이 더 높은 아이에게 발생하는 더 치명적인 신경모세포종에 의한 것이어서 생후 6개월 아기를 대상으로 한 검진으로는 결코 발견될 만한 것이 아니었다. 이 선별검사 사업은 2004년에 중단되었다.

전립선암: 선별검사, 할 것인가 말 것인가

비정상적으로 높은 전립선특이항원PSA 혈중 수치는 전립선암의 존재를 시사할 수 있지만, 의학에서 대체로 그러하듯 암으로 직결되지는 않는다. 전립선암이 없는 사람도 PSA 수치가 높을 수 있으며 많은 남성이 나이가 들수록 더 흔하게 전립선암을 가지고 있다. 갑상선암과 마찬가지로 평생 전립선 관련 문제를 겪지 않았던 남성을 사망 후 부검해보면 전립선암이 매우 흔하게 발견된다.

PSA 검사는 1980년대와 1990년대에 크게 유행했고 그 결과 더 많은 남성들이 전립선암 진단을 받았다. 그중 다수가 수술(전립선 절제술)로 암을 제거했지만 매년 전립선암으로 사망한 사람의 수는 비슷했다. 암을 더 많이 진단해서 더 많은 생명을 구한 것은 아니란 뜻이다. 전립선암에 걸린 남성을 더 일찍, 더 많이 발견해서 치료하면 사망자 수가 줄어들 거라 예상했을 것이다. 의사들은 이제 전립선 절제술이 지나치게 많이 시행되었음을 안다. 그래서 오늘날 외과의는 수술 대상을 훨씬 더 까다롭게 선택한다. 실제로 1992년까지 10년 동안 PSA 검사가 증가하면서 전립선 절제술 시행도 약 2배 증가했지만, 그 후 3년 동안 70세 이상 남성의 경우 수술이 절반 이하로 감소했다.

전립선 절제술로 인한 피해는 사실 꽤 심각하다. 하지만 그 피해 가능성을 환자에게 정확히 전달하더라도 환자로서는 자신이 암에 걸린 사실을 알았고 그 암을 제거해주겠다는 제안을 받았을 때 그 피해를 고려하기란 어렵다. 전립선 절제술을 받은 남성의 약 20퍼센트는 배뇨 문제와(또는) 성기능 문제를 겪는다. 또한 출혈, 혈전, 통증, 감염, 나아가 사망 등 일반적인 수술 합병증이 많다.

2018년 미국예방서비스특별위원회US Preventive Services Task Force는 70세 이상 남성을 대상으로 한 PSA 선별검사에 반대하면서 젊은 남성의 경우에서도 그 이득과 피해는 거의 동등한 비율로 나타난다고 결론지었다. 전립선암 선별검사에 대한 코크란 리뷰(10장 참조)는 더 직설적이었다. 전립선암 검진은 생명을 구하지 못하고 피해가 빈번하며 과잉 진단과 과잉 치료가 흔하다는 것이다. 또한 호주 등 많은 국가에서 자궁경부암, 유방암, 대장암 검진은 정부가 지원하지만 전립선암 검진은 그렇지 않다는 사실도 시사하는 바가 있다.

유방암 선별검사: 여전히 뜨겁게 논쟁 중

세계에서 가장 큰 검진 사업 중 하나인 유방암 대상 유방 촬영술을 언급하지 않을 수 없다. 유방 촬영술을 통해 다수의 암이 진단되는데, 선별검사로 발견된 거의 모든 사례는 평생 동안 당사자에게 해가 되지 않았을 경미한 암이다. 특히, 유관상피내암Ductal carcinoma in situ, DCIS 또는 0기 암이라고 하는 가장 온순한 유형의 암은 현재 선별검사로 발견되는 모든 유방암의 약 4분의 1을 차지하지만 그 이전에는 전체 유방암의 1퍼센트에 불과했다. DCIS는 거의 전적으로 유방 촬영술로 발견되는데 반드시 암으로 진행되는 것은 아니며 치료 없이 자연 소멸될 수 있고 방사선 치료와 같이 유해성이 잠재된 치료가 도움이 되지 않을 수 있다. DCIS 치료의 이점은 치료하지 않은 경우(상태 변화를 확인하기 위한 정기적인 모니터링은 제외)와 비교 연구되지 않았고, 몇 가지 시험이 진행 중이다. 현재는 진단받은 거의 모든 사람이 치료를 받고 있다. 다발성 DCIS를 가지고 있거나 매년 받는 유방 촬영에서 새로운 암이 자주 발견되는 여성들은 검사의 쳇바퀴에서 탈출하고자 양쪽 유방 절제술을 택하기도 하는데, 누구도 그들을 비난할 수 없을 것이다. 그들은 DCIS가 침습성 암으로 진행될지 여부나 그 시점을 알지 못한 채 끊임없이 러시안 룰렛을 하고 있는 셈이다.

유방 촬영 선별검사에 대한 양질의 증거는 이미 나와 있다. 수십만 명의 여성을 대상으로 한 대규모 무작위 시험들에서 통상적인 진료와 선별검사를 비교했다. 그 시험들에 대한 질 좋은 검토연구(코크란 연합에서, 10장 참조)에 따르면 유방암 특이 사망, 즉 명확히 유방암으로 **인한** 사망에 대한 영향은 선별검사를 받도록 무작위 배정된 여성들에서 근소하게 긍정적으로 나타났다. 그러나 이 검토연구에서는 질병 특이 사망을 사용하는 것은 신뢰할 수 없고 선별검사에 유리한 쪽으로 편향되었다고 판단했다. 사망 수를 줄이기 위해 설계된 선별검사 사업에 대한 진짜 평가는 '모든 원인' 전체 사망률, 즉 모든 원인으로 인한 사망을 보는 것이다. 그렇다면 선별검사를 받은 여성들이 사망할 확률은 얼마나 낮았을까? 두 군의 사망률은 거의 동일했다. 오히려 10년 후 선별검사군에서 몇 명이 **더** 사망했다.

이 검토연구에서는 선별검사를 받는 많은 여성들이 불필요한 진단을 받게 된다는 것을 발견했다. 선별검사를 받은 여성은 암에 걸렸다는 말을 들을 가능성이 더 높았고 생검, 수술, 방사선 치료를 받을 가능성이 더 높았다. 그러나 그들의 사망 확률은 유방 촬영 선별검사를 받지 않은 여성들과 동일했다.

유방 촬영술의 이점과 위험성은 여전히 뜨겁게 논쟁 중이지만, 보다시피 이점이 명확하지 않다. 이점이 있다 하더라도(예컨대 일부 사람들은 덜 흔하고 심각한 종양을 조기 발견해 치료받을 수 있음) 과잉 진단과 방사선 치료, 수술 등 불필요한 치료로 이어지는 훨씬 더 흔한 시나리오에 따라 실제로 발생하는 신체적·심리적 피해와 그 이점 간에 균형이 맞아야 한다. 유방암 선별검사에 반대하는 많은 검토연구와 정부 권고안이 발표되었다. 하지만 선별검사가 좋은 생각처럼 들리기도 하고 또 우리의 관념과 의료 사업 모델에 뿌리 내리고 있는 까닭에 선별검사는 여전히 흔하게 이루어지고 있다.

새롭게 등장한 폐암 선별검사

전 세계 여러 국가에서 흡연자나 과거 흡연자를 대상으로 저선량 CT를 활용한 폐암 선별검사를 시작했다. 캔서 오스트레일리아Cancer Australia(호주 정부 산하 암 관리 기관)는 2020년 호주 정부에 제출한 보고서에서 50~74세의 흡연자와 과거 흡연자 대상의 정기 폐암 검진을 국가 사업으로 시작할 것을 권고했다. 이 사업을 시행하는 데 수억 달러의 비용이 들 것이다. 이 보고서가 근거로 삼은 것은 무작위 시험 7건에서 나온 증거를 요약해 2020년에 발표된 체계적 문헌 고찰 논문이다. 이를 근거로, 선별검사를 통해 폐암으로 인한 1만 2000건의 사망을 예방할 수 있다고 결론내렸는데, 얼핏 해볼 만한 가치가 있는 이점으로 보인다. 최근에 나온 것임을 감안하면 놀랍게도 이 보고서는 선별검사가 전체 사망률에 미치는 영향을 전혀 언급하지 않는다.

그러나 해당 문헌 고찰 논문은 보고서가 누락한 중요한 정보를 제공한다. 7개 연구를 모두 결합했을 때 선별검사가 전체 사망에 통계적으로 유의하거나 임상적으로 중요한 차이를 유발하지 않았음을 보여준 것이다. 요약 결과는 통합한 결과의 약 75퍼센트에 기여한, 규모가 가장 큰 두 연구의 영향을 크게 받았다. 이 두 연구 중 하나에서 선별검사를 받은 사람과 받지 않은 사람 간 전체 사망률의 차이는 선별검사 쪽에 0.5퍼센트 유리했으며 다른 연구(최근 연구)에서는 선별검사를 하지 않은 쪽에 0.2퍼센트 유리했다. 하지만 이 결과 중 어느 것도 통계적으로 유의미하지 않았으며 이는 결국 비교 대상 집단 간에 차이가 전혀 없었음을 뜻한다.

캔서 오스트레일리아의 보고서는 위음성(암이 존재하지만 발견되지 않음) 비율은 최대 1.3퍼센트인 반면 위양성(암이 진단되었지만 실제로는 존재하지 않음) 비율은 기껏해야 1.2퍼센트라고 언급한다. 또한 최근의 연구를 토대로 과잉 진단율을 8.9퍼센트로 추산하는데, 이는 11명 중 약 1명이 자신에게 도움이 되지 않는 진단을 받을 위험성이 있음을 의미한다.

고위험군을 대상으로 한 폐암 검사(캔서 오스트레일리아 보고서에서 제안한 대로)가 생명을 구할 가능성은 분명 있다. 하지만 우리가 보유한 최선의 증거는 그 결론을 지지하지 않으며 그러한 국가 검진 사업에서 불필요한 진단과 치료(일반적으로 수술)를 받게 될 사람들은 매우 많을 것이다.

난소암 선별검사: 등장 대기 중

2021년, 두 가지 유형의 난소암 선별검사를 받는 것과 받지 않는 것을 비교한 대규모 무작위 연구(여성 20만 명 이상이 참여)가 영국 의학 저널 《란셋Lancet》에 보고되었다. 15년 이상 환자를 추적 조사한 결과, 난관암 또는 난소암 발생률과 이들 암으로 인한 사망률이 세 집단(선별검사 집단 2개와 비검사 집단) 모두에서 같았음을 알게 되었다.

이보다 5년 전, 동일한 연구에 대해 발표한 논문에서 (역시 선별검사에 명확한 이점이 없었는데도) 저자들은 낙관적이었고, "연구 결과는 더 장기간 추적 조사했을 때 사망률에서 명백하게 유의미한 차이가 드러날 수 있음을 시사했다"라고 했다.

두 논문 모두에서 저자들은 '사망률'에 미치는 영향을 언급한다. 그러나 그들은 전체 사망률이 아니라 '질병 특이 사망률'을 언급하고 있다. (모든 원인에 의한) 전체 사망률에 대한 결과가 있어야 하고 측정이 용이한데도 전체 사망률은 논문의 본문에도, 보충 자료에도 나타나 있지 않다. 우리 관점에서는, '실제' 사망률(즉, 원인에 관계없이 각 집단에서 사망한 사람의 수)상의 차이를 보고하지 않는 것은 가장 중요한 정보를 누락한 것이나 다름없다.

선별검사군의 합병증 발생률은 비검사군보다 높았으며 선별검사를 받은 많은 여성들이 (나중에 양성으로 밝혀질) 종양을 제거하기 위해 수술을 받았다. 선별검사가 전체 사망률에 미치는 영향은 알 수 없다 하더라도, 난소암 선별검사는 이점이 없고 어느 정도 해를 끼치는 것으로 보인다.

인구 집단 선별검사에 대한 결론

질병으로부터 생명을 구하기 위해 모든 사람을 선별검사한다는 단순한 개념은 매력적이지만 타당하지는 않다. 2016년의 한 검토연구에 따르면, 암 선별검사 결과가 종종 선별검사에 긍정적인 쪽으로 편향되어 있으나 최종 결론은 선별검사로 사망 확률이 바뀌는 경우는 그리 많지 않았다.

선별검사를 통해 발견된 암으로 사망할 경우, 설령 그 사람이 선별검사가 아닌 방식을 통해 발견된 암으로 정확히 같은 시점에 사망한다 하더라도 선별검사가 더 낫다는 결론을 낼 것이다. 조기 발견 편향이라는 것 때문에 그렇다. 환자가 60세에 검진을 받아 암이 발견되고 80세에 사망한다고 가정해보자. 그리고 그가 검진을 받지 않았다면 70세에 암이 발견되고 80세에 사망한다고 해보자. 이 경우 암을 지니고 산 '생존 기간'은 검진을 한 경우 20년이고 검진하지 않은 경우 10년밖에 되지 않으므로, 검진이 암을 지니고 생존한 기간을 두 배 연장한 셈이 된다. 이것이 바로 이점이 없는데도 선별검사 사업이 효과적으로 보이게 되는 방식이다. 검진은 환자가 암에 걸렸다는 사실을 아는 채로 사는 기간을 연장한다.

　이렇게 대규모로, 막대한 사회적 비용을 치러가며 건강 권고가 적용될 때는 의도가 좋다는 이유만으로 수용해서는 안 되고 적절성을 숙고해야 한다. 이를테면 질병을 예방하는 과정에서 많은 사람들에게 해당 질병에 걸렸다고 부정확한 꼬리표를 붙이고 불필요한 걱정을 안기고, 생검 등 추가 검사로 위험한 치료를 받게 한다면 어떨까? 검진으로 질병에 걸렸다고 정확하게 식별은 되었지만 좋은 치료법이 없다면 이도 저도 못하는 상태가 된 환자들은 어떨까? 검진의 대상이 되는 질병에 대한 치료가 간단하고 효과적이며 저렴하다면 어떨까? 그렇다면 질병에 걸리지 않은 모든 사람이 선별검사를 받게 하는 추가적인 노력을 기울일 가치가 있을까? 우리는 좀 더 객관적이고 회의적인 태도를 취하고 그 생각이 옳은지 여부를 보여주는 증거를 기다리기보다는, 듣기에 좋고 의도가 좋으면 그 생각은 옳은 것이라고 너무도 빠르게 추정한다.

　1968년에 WHO는 검진이 효과적이기 위해 충족해야만 하는 10가지 기준을 목록으로 만들었다. 이 목록에는 검진의 위험성을 최소화할 것, 비용을 적절하게 책정할 것 등의 내용이 포함돼 있다. 그런데 현재의 선별검사 사업을 보면 다음 두 가지 핵심 기준이 종종 논쟁의 중심에 놓인다.

- 선별검사의 전반적인 이점이 해로움보다 커야 한다.
- 선별검사 사업이 효과적이라는 과학적 증거가 있어야 한다.

현재 많은 검진 사업이 이 기준을 충족하지 못하며, 개별 환자나 지역 사회의 건강을 유의미하게 개선하지 못한다. 그리고 그 사업 중 많은 것들이 여전히 적극적으로 홍보되며, 특히 검진 관련 산업에 막대한 투자를 한 사람들이 홍보에 나선다.

이 WHO 기준은 유전자 선별검사에 관한 내용을 추가해 2008년에 갱신되었다. 갱신된 기준은 정보에 입각한 선택, 자율성 존중, 접근의 형평성, 의도한 목표가 달성됨을 보장하는 증거를 더욱 강조한다.

언론의 역할

언론은 과학적 가치가 입증되지 않았어도 뉴스가 될 법한 주장이라면 보도하는 경우가 많다. 주로 헤드라인과 보도 기사에서 이른바 '획기적인 돌파구'와 기적적인 치료법을 제시하고 새로운 치료법이 가져올 이점은 강조하거나 과장하는 반면, 그 치료법이 불러올 수 있는 해로움은 최소화하거나 간과하는 경향이 있다. 이러한 희소식 위주의 보도는, 인기 있는 치료법이 효과가 없다고 입증되었다는 소식을 알리는 보도와 비교하면 편향돼 있다.

언론은 효과가 입증될 수 없지만 생명을 구하는 치료법에 초점을 맞추고 싶어한다. 숙련된 기자들은 종종 '균형 잡힌' 주장을 제시해야 한다고 느끼기 때문에, 과학적으로 잘 뒷받침된 증거를 사실상 근거가 없는 반대 의견으로 상쇄하려 든다.

　　필자들 역시 우리의 연구가 이런 식으로 보도되었을 때 답답함을 느꼈다. 예를 들면 척추 수술이 요통에 도움이 되지 않으며 증상을 악화시킬 수 있다는 연구를 알리려 할 때 기자들은 수술 후 호전된 환자의 개인 사연을 넣거나 그 연구에 동의하지 않는 외과의사를 인터뷰해 '균형'을 맞추려 한다. 저널리즘의 '기계적 중립' 문제는, 두 상반된 의견 사이에 어디쯤 진실이 있다고, 혹은 진짜 답은 모른다고 언론 소비자가 생각하도록 놔둔다는 것이다. 한 견해가 옳고 다른 견해는 그르다는 더 흔한 가능성은 거의 다루지도, 고려하지도 않는다.

　　이렇게나 균형을 열망하면서도 언론은 종종 불균형한 내용을 보도한다. 예컨대 검진을 다루는 기사에 검진으로 '구원'받은 사람의 이야기는 싣는 반면, 검진을 받지 않기로 결정한 사람이나 검진으로 해를 입은 사람의 사례는 싣지 않는다. 또한 언론은 무작위 시험보다 질이 낮은 관찰 연구를 선호하고(아마도 이해하기 쉬워서), (광고성 기사로 이득을 보는 의사나 언론 기관의) 이해상충을 조사하거나 공개하지 않는 경향이 있으며, 편파적이거나 비전문가인 논평자를 출연시키곤 한다. 미디어 환경이 변화하면서 이러한 '정크 푸드 뉴스'는 더 많아졌다.

* * *

　　의사들은 과잉 치료의 함정에 쉽게 빠진다. 문제점을 찾아내고 고치려는 욕망으로 과잉 치료를 해, 이득은 전혀 없는 해로움을 자주 유발한다. 게다가 관련 증거를 찾지 않거나 억압하기 일쑤다. 의사들은 많을수록 좋다는 단순한 개념에 기대어 계속해서 치료의 이점을 크게 보고 해악을 낮춰 본다.

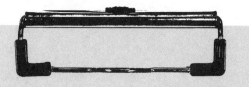

4장

온정과 공감

의학에는 과학뿐 아니라 기술적인 부분이 있음을,
온정과 공감과 이해심이 외과의사의 칼이나 약사의 약을 능가할 수
있음을 명심하겠습니다.
—히포크라테스 선서

때로 치유하고, 자주 치료하며, 항상 위로하라.
—히포크라테스

과학이 없는 돌봄은 선의의 친절이기는 하나 의료는 아니다.
반면 돌봄이 없는 과학은 의료에서 치유를 내쫓고
먼 옛날부터 이어온 이 직업의 위대한 잠재력을 부정한다.
과학과 돌봄은 서로를 보완하며 의사의 기술에 필수적이다.
—버나드 라운(미국의 심장 전문의)

근래에 일어난 최악의 병원 스캔들로 꼽히는 미드 스태포드셔 사건을 보면, 돌봄에서 공감이 사라졌을 때 어떤 일이 발생하는지 뚜렷이 알 수 있다. 2005년에서 2008년경, 잉글랜드의 미드 스태포드셔에 위치한 중앙 병원은 수준 낮은 돌봄으로 환자와 보호자들의 민원이 잦았다. 불만 사항 중에는 마실 물을 환자의 손이 닿지 않는 곳에 둬서 환자가 꽃병의 물을 마실 수밖에 없었던 것, 배설한 환자를 그 상태 그대로 오래 방치해둔 일 등이 있었다.

이러한 민원으로 현장 조사가 이루어졌는데, 조사의 결론은 그 병원이 적어도 병원 업무 수행을 측정하는 기준에는 맞게 운영된다는 것이었다. 구조적인 문제점은 드러나지 않았다. 높은 사망률이 보고되었지만 통상적인 병원 평가 기준을 벗어날 만한 특이 사항은 없었다. 처음에 병원 측은 사망자 수가 많은 것을 '정보처리 상 오류' 탓이라고 밝혔다.

하지만 병원에 대한 불만은 진료의 구체적인 내용이나 기술적인 면보다는 공감의 결여와 관련돼 있었다. 환자 손이 닿지 않는 곳에 물을 두고 가고, 배변이나 식사를 스스로 할 수 없는 환자를 돕지 않고, 사생활을 존중하지 않는 것 등을 볼 때, 우리가 공감과 연민을 갖춘 의료인에게 응당 기대하는, 존중과 존엄이 있는 방식으로 환자를 대하지 않았다는 점을 알 수 있다.

후속 조사에서는 병원 전체에 문제가 만연하다는 점과, 앞서 열거한 불만 사항을 넘어 치료가 열악하거나 치료를 하지 않은 탓에 수백 명이 사망에 이른 점으로까지 사안이 번졌다. 요컨대 그 병원의 시스템은 각종 기준은 충족했지만 환자들을 위해 일하지는 않았다. 예산에 맞춰 일했고, 당분간이긴 했지만, 부정적 지각을 관리하는 등 병원 그 자체를 위해 일했다.

결국 미드 스태포드셔 참사는 공감이 결여된 시스템에서 발생했다고 볼 수 있다. 치료의 초점을 환자가 아닌 과정에 맞췄기 때문에 일어난 참사라 하겠다.

의료의 '기술', 즉 의술의 중심에는 분야를 막론하고 의사와 환자가 의사소통을 할 때 필수적인 요소인 연민이 있다. 연민의 결여는 환자가 의료에 불만을 표하거나 의사를 상대로 소송을 제기하는 가장 흔한 이유에 속한다. 환자는 자신이 소중히 여겨지고 존중받고 이해받았다고 느끼면, 또한 자기 입장에서 최선의 이익에 따라 진정으로 보살핌을 받았다고 느끼면 많은 부분을 관대하게 넘길 것이다. 그런데 의사와 환자 간 상호 작용에서 연민을 무엇보다 앞에, 그리고 중심에 두어야 하는 이유는 이뿐만이 아니다.

'의술'은 정량 가능한가

의사가 공감과 연민으로 환자와 소통할 경우, 치료 결과가 개선되고 내원 횟수와 약물 복용량도 줄어드는 것으로 나타났다. 그런데 연민을 더 발휘해 생겨나는 이점에 대한 증거는 널리 알려지지 않았고, 연구나 측정이 어려운 면이 있어서 관련 연구 역시 널리 이루어지지 않는다. 우리는 의사가 환자의 존엄성을 인정하고 존중할 때 환자가 치료에 더 만족한다는 사실을 알고 있다. 환자도 그렇게 대우받길 기본적으로 기대한다.

공감하는 치료를 받는 사람들이 치료 전반에 만족하고 의사의 조언을 잘 따를 가능성이 더 크다. 일례로 공감 정도가 커지면 예방 접종 수준과 당뇨 관리가 개선된다는 점이 밝혀졌다. 공감이나 연민과 같은 대인 관계 요소가 치료의 이점을 확대 혹은 증가시킬 수 있음을 알 수 있다. 또한 원래는 명확한 이점이 없는 치료가 효과를 발휘하는 현상 역시 대인 관계 요소로 설명할 수 있다. 한 연구에서 과민성대장증후군 환자들에게 거짓 침술을 제공하면서, 일부 환자에게는 따뜻하고 공감적이며 자신감 있는 의사가 해당 치료를 하도록 했다. 이렇게 긍정적인 대인 관계 요소를 더한 치료를 받은 집단은 결과적으로 훨씬 더 크게 호전되었다.

공감은 환자의 불안과 스트레스를 줄이고 환자와 의사 간 신뢰 형성에도 중요한 역할을 한다. 공감은 환자와 의사가 함께하는 공동 의사 결정 과정에 도움이 된다. 이것은 쌍방향으로 작동한다. 즉, 의사가 환자의 우려와 두려움을 이해하는 경우 정보의 내용과 전달 방식을 더 잘 조정할 수 있다. 또한 환자가 의사를 신뢰하고 이해하면 스트레스를 덜 받고 의사 결정 과정을 더 편안하고 만족스럽게 받아들인다.

이러한 기법을 탐구한 모든 무작위 연구를 검토한 연구에 따르면, 공감 또는 긍정적인 메시지를 주는 치료는 통상적인 치료와 비교할 때 통증, 불안, 괴로움, 만족, 삶의 질, 그리고 과민성대장증후군과 같은 질환에서 유발되는 특정 증상의 개선과 일관되게 관련성을 나타냈다.

환자를 진료할 때 공감적인 접근 방식을 취하면 의사에게
도 도움이 된다. 환자와 소통하는 동안 더 큰 공감을 보이는 의사
의 경우 전문가로서의 삶의 질과 직업 만족도가 더 높다. 또한 번
아웃을 겪거나 불만 제기를 당할 가능성도 줄어든다.

왜 의사들은 더 공감하지 않을까

의사들이 공감을 발휘하지 않는 몇 가지 이유가 있다. 우
선 이 문제는 질병을 순전히 물리적으로 식별 가능한 단일 원인에
의한 결과로 보는 질병-질환 패러다임에서 비롯한, 매우 기계적
이고 '환원주의적'으로 의료에 접근하는 방식에 기인한다. 이 방
식에서는 환자가 호소하는 증상의 정수까지 파고들어 진단을 내
리고 그 진단을 겨냥한 특정한 치료 수행에 초점을 맞춘다. 의학
교육에서는 돌봄의 비특이적이고 대인 관계적인 측면보다 이러
한 측면에 더 방점을 찍는다. 즉 환자가 존중받는다고 느끼게 해
주고, 환자의 두려움에 근거가 없다면 그렇다고 보장해주며 환자
의 불안을 이해하고 대처하는 능력을 길러주는 측면보다 기계적
인 치료의 측면을 강조한다는 얘기다.

의과대학에서도 공감과 연민을 가르치지만, 그 교육의 효
과는 제각각이며 할애하는 시간과 강조하는 정도도 제각각이다.
그런데 이러한 기술을 가르칠 수 있다는 증거가 있다. 5000명 이

상의 의대생이 참여한 52개의 연구를 바탕으로 의학 교육 과정 중 공감 및 연민 훈련을 위한 커리큘럼을 살펴본 체계적 문헌 고찰 연구에 따르면, 의사의 공감과 연민을 환자가 더 많이 느끼게 끔 하는 몇 가지 행동을 교육하는 일이 가능했다. 그 행동들의 공통점은 온전히 환자에게 주의를 기울이며 환자의 감정 상태를 경청하고 인식하는 데 초점을 맞춘다는 것이다. 공감과 연민을 향상시키기 위해 학습할 중요한 행동들은 다음과 같다. 환자와 면담할 때 서 있기보다는 앉아 있기, 환자의 감정을 드러내는 비언어적 단서와 연민을 발휘할 기회를 포착하고 반응하기, 배려를 전달하는 눈 맞춤을 비롯한 비언어적 의사소통법 사용하기, 환자를 인정하고 지지하는 단어 사용하기 등이다.

　　의사들이 공감을 발휘하지 않는 이유를 또 하나 들자면 의학이 기술적인 해결에 지나치게 초점을 둔다는 것이다. 기술로 인해 공감적 접근 방식에 장벽이 더해졌다. 과거에 의사가 환자를 검사하면서 신체에 접촉하던 것을 현대에 와서는 영상의학이 대신하고 간호사의 신체 접촉(맥박이나 체온 측정 등)은 전자 모니터링이 대신한다. 신체 접촉은 공감과 소통의 중요한 부분이자 의료에서도 중요한 부분이다. 손을 잡는 행위만으로도 통증과 스트레스 수준을 낮추는 데 도움이 되는 것으로 나타났다.

　　마지막으로, 의사에게는 공감을 해줄 시간도, 공감하게 하는 유인책도 부족하다는 점을 들 수 있다. 이것은 시간에 기반한 과정에 중점을 두는 현재 의료 사업 모델의 문제로, 치료에 포함된 대인 관계 요소에 대해서는 보상하지 않는다. 다시 말해 회전율을 극대화하는 데 집중한다.

　의료 분야의 어떤 사업 모델도 의사가 환자의 말을 더 많이 듣고 더 연민을 보이도록 독려하지 않는다. 오히려 대부분의 모델은 진료의 그러한 측면을 억제한다. 연민이 평가절하되면서 우리 의사들에게는 치료 선택지가 줄어들었고 **아무것도 하지 않기** 보다 **무언가를 하도록** 만드는 편향이 심해졌다. 특정한 검사들과 처치법이 의사가 기댈 수 있는 유일한 도구가 된다면, 환자를 안심시켜주고 연민만 보여줘도 되는 경우에도 그 도구를 쓰게 될 것이다.

사업으로서의 의료

　의료는 사업으로 취급되고는 있지만 사업 모델이나 자유 시장 모델에 맞지 않는다. 자유 시장은 선택을 의미하며, 시장에 아예 참여하지 않을 선택지도 있다. 선택은 그럴듯하게 들리지만, 질병이 예상치 못하게 발생한 경우(일반적으로 그러하듯) 의료 제공자에 대해 환자가 선택권을 행사하거나 더 나은 거래 조건을 찾아볼 시간 또는 기회가 거의 없으며 시장에 참여하지 않을 선택의 여지는 사실상 없다.

　의료가 권리라면 가용성이 있어야 한다. 그러나 의료비, 아니 보험료만 생각해도 그 비용을 감당하지 못하는 사람이 많다. 따라서 의료가 권리이고 유엔을 포함한 많은 사람들이 그에 동의

한다면, 누구나 의료를 제공받을 수 있게 보장하는 일은 정부나 거액 기부자들의 몫이다.

의료 제공의 높은 문턱 중 하나가 비용이다. 의료는 왜 그렇게 비싼 것일까? 첫째, 의학은 수요공급의 법칙과 같은 단순한 경제 법칙을 따르지 않는다. 의사의 공급은 의료 수요를 충족해주는 게 아니라 수요를 창출한다. 대기가 길어서 문제가 되는 경우, 외과의사를 더 많이 공급하면 비슷한 규모의 대기자 명단이 더 늘어날 뿐이다. 특히나 행위별 수가제에서 의사가 늘어난다는 것은 검사와 처치가 더 늘어남을 의미한다. 그 의사들은 수술 명단을 채워 넣고, 검사를 요청하고, 처방전을 작성하고, 치료할 사항을 더 많이 찾아내서 주어진 시간을 채우기 때문이다. 의사들의 업무가 주어진 시간을 채우기까지 늘어나는 이유는 무엇일까? 의료는 사업이고 다들 그런 방법으로 돈을 벌기 때문이다. 의료 서비스가 많아진다는 건 관련된 모든 이들의 수익이 많아진다는 뜻에 다름 아니다.

이윤 추구 동기는 의사에 국한되지 않는다. 병원 소유주, 제약 회사, 약품 유통업자, 보형물 및 의료 기기 제조업체, 판매 담당자와 그 시스템 안에서 일하는 사람 등 의료 서비스 제공에 참여하는 모든 이들에게는 의료 행위가 많으면 많을수록, 가격이 높을수록 더 좋은 것이다.

의료를 사업으로 여기면 이윤을 좇게 되어 있다. 의료 관련자들은 시장이 감당할 수 있는 것이라면 무엇에건 요금을 매길 것이며 여느 사업에서와 마찬가지로 회전율이 핵심이 된다. 간단히 말해서, 최고의 의료 사업 모델은 가급적 많은 의료를 가급적 최고의 가격으로 제공하는 것이다. 이에 따라 몇 가지 결과가 나타난다. 첫째, 많은 환자들이 높은 가격 때문에 필요한 치료를 받지 못하고, 둘째, 많은 환자들이 정당하지 않은 가격으로 불필요한 치료를 받게 된다. 의료라는 사업은 치료할 환자의 수를 최대화하는 데 달려 있다. 건강한 공동체는 이 사업에 도움이 되지 않는다.

개별 환자 치료와 그에 대한 수익 창출 방식 차원을 넘어서는 또 다른 차원의 사업이 있다. 바로 제약 회사의 '진짜 큰' 사업이다. 병원 소유주와 보험 회사의 이익은 분명하며, 그들은 항상 이윤을 위해 의료 제도를 일정 정도 통제하려 든다. 제약 회사는 이들과 다른 리그에 있다. 세계적인 대기업으로서 자사에 유리한 쪽으로 운동장을 기울일 수 있는 제약 회사의 힘은 막대하며 그들의 사업 모델은 가장 높은 가격으로 최대한 많은 사람들을 최대한 많은 약품으로 치료하는 것이다. 약품의 유효성이 그 사업 모델의 일부이듯, 효과가 있다는 **인식**도 사업 모델에 속한다. 이 목적을 위해 제약 회사는 자사 제품에 유리하지 않은 연구를 묻어버릴 수 있고 의약품 시판에 요구되는, 유효성의 증거 수준에 관한 규정을 바꾸도록 정부에 로비를 할 수도 있다.

특히 미국에서는, 승인 전 신약의 유효성을 증명하는 근거에 대한 규정이 완화되었다. 특허 연장, 복제약품generic drug의 사용, 의약품 가격 책정에 관한 규정은 대형 제약 회사에 유리하다. 이것이 꼭 제약 회사의 막대한 로비와 기부에 대한 직접적인 응답으로 행해지는 것이 아니라고 주장할 수도 있지만, 로비와 정치적 기부라는 형태로 투자한 것의 수익이 좋지 않다면 회사들이 그러한 부분에 신경 쓰지는 않을 것이다.

의심스러운 의약품 승인과 그 유효성을 긍정적으로 해석한 것과 관련된 최근 사례로, 고가의 알츠하이머 치료제인 아두카누맙aducanumab(정가: 1년에 5만 6000달러)을 들 수 있다. 이 약품은 이전에 FDA의 자체 과학 자문단이 유효성 근거의 설득력이 부족하다는 이유로 승인을 거부했던 것인데도 FDA로부터 신속 승인을 받았다. 연구들에서 이 약물이 뇌의 베타아밀로이드 판板의 양을 줄일 수 있다는 사실이 발견되었지만 그것이 인지 기능 저하를 줄일 수 있음을 나타내지는 않았다.

FDA는 이 약을 고용량으로 복용함으로써 이득을 볼 수 있는 소수의 사람들에게 초점을 맞춰서 이전 임상시험을 재분석한 결과에 기반해 이전의 승인 거부 결정을 번복했다. 회사가 이것이 사실임을 증명하기 위해 또 다른 연구를 수행한다는 조건하에 약품이 승인됐다. 그러나 연구가 완료되기 전까지는 이득을 볼 수 있는 하위 집단이 누구인지, 그 밖의 사람들에게는 해가 되지 않는지 알 방법이 없다. 아두카누맙은 정신착란, 출혈, 뇌부종 등 심각한 부작용을 일으킬 수 있는 약이다.

해당 제약 회사는 아두카누맙의 승인을 '환자를 위한 승리'라고 선전했다.《에이지The Age》지에 따르면 호주 보건부 장관 그레그 헌트는 이 약품이 호주 연방의료제품청Therapeutic Goods Administration(호주의 FDA에 해당)의 승인을 받으면 호주의 약품 급여 제도 내에서 사용할 수 있게 할 것이라고 했다. 그는 "이것은 희망의 신호다. 나는 몇 년 전 이 약품을 개발 중이던 그 회사(바이오젠)와 만남을 가졌다"라고 말했다.

환자 입장에서 봐도, 환자가 질문을 하거나 의사 결정 과정에 적절히 참여하는 데 필요한 정보가 있었다면, 다시 말해 정보 비대칭이 없었다면 상황이 그렇게까지 나쁘지 않았을 것이다. 정보 비대칭(의사와 환자 간 또는 보험사와 환자 간) 때문에 착취가 시작된다. 정보를 충분히 습득한 환자가 있어야 하는 또 다른 이유이다.

의사가 쓰는 언어의 중요성

잘 알다시피, 언어는 사람의 의견과 의사 결정에 큰 영향을 미치며 이 점은 의사와 환자 사이의 중요한 상호 작용에서도 마찬가지이다. 의사는 언어를 활용해 환자가 진찰을 받으면서 느끼는 두려움의 수준을 높이거나 낮출 수 있으며, 두려움을 가라앉히거나 위험을 경감시킬 방법을 찾게끔 돕기도 한다. 그런 다음 의사는 해결책으로 치료를 권하는데, 이때도 언어를 이용해 환자가 위험성과 이점에 대해 편향된 해석을 하게끔 유도해서 치료가 더 받을 만한 것으로 보이게 할 수 있다.

이것이 사기라면, 진단은 판을 까는 것이고 치료는 성과물이 될 것이다. 시술에 초점을 둔 행위별 수가제에서 치료는 진정한 성과물이다. 시술을 하는 의사는 환자에게 뭔가를 하지 않기보다 함으로써 더 많은 돈을 번다. 외과의사가 호주에서 가장 높은 보수를 받는 직업인 것은 우연이 아니다.

의사는 진단할 때부터 말로서 환자의 두려움을 아주 쉽게 끌어올릴 수 있다. 관상동맥이 좁아진 환자에게는 '가슴에 시한폭탄이 있다'고, 척추에 정상적인 퇴행성 변화가 있는 환자에게는 '척추에 디스크가 여러 개 파열됐다'거나 '엉망진창이다'라는 식으로 말할 수 있다. 환자에게 불확실성을 심어주거나 부풀리는 데에도 언어를 이용할 수 있다. 즉 '어느 쪽이든 될 수 있습니다' 또는 '우린 알 수 없을 뿐입니다'라고 말하며 환자를 가장 가까이 존재하는 확실성, 바로 치료로 유도한다.

말로 드러나지 **않은** 것은 더 은밀하게 영향을 준다. 혈관 조영술이나 MRI의 결과지를 그저 보는 것만으로도 무서운 경험이 될 수 있다. 그 결과지에는 '좌측 주관상동맥 50퍼센트 협착' 또는 '여러 위치에서 추간판 변성'과 같은 내용이 있을 수 있다. 의사가 이러한 소견의 의미, 즉 대개 문제가 되지 않는다는 의미를 명확하게 알려주지 않는 한, 환자는 최악의 상황을 떠올리고 두려워하게 마련이다. 연구 결과에 따르면, 정밀영상검사 결과지에 의학 전문 용어를 쓰면 환자의 불안감이 커지고 자신의 상태를 더 심각하다고 인식해서 더 침습적인 치료와 추가 검사로 기울게 된다. 한 연구에서는 MRI 결과지에 나온 무해한 변화를 설명할 때 더 명확하고 덜 '감정을 자극하는' 언어를 사용하면 환자의 걱정이 줄어든다는 사실을 발견했다.

치료 선택지를 제시할 때 의사는 자기가 하는 치료가 실제보다 더 좋고 덜 해롭다고 생각하는 경향이 있기 때문에 자신의 언어가 의사 본인에게는 적절하게 보일 수 있다. 그러나 언어는 강력한 영향을 미칠 수 있다. 정형외과의사는 환자에게 골절을 '고정하는fix' 수술과 그냥 놔두는 것 중 하나를 선택하게 함으로써, 수술을 뒷받침하는 증거가 불분명하더라도 골절 수술을 쉽게 받아들이도록 만들 수 있다. 외과의사는 선반을 벽에 고정하는 (또는 붙이는) 것처럼 나사와 지지판을 사용해 뼈를 안정화시키거나 고정하는 외과적 맥락에서 '고정fix'이라는 단어를 사용한다. 그러나 환자는 이 단어를 '고치다' 또는 '좋게 하다'의 의미로 해석할 수 있다. 또한 '놔두는 것'을 환자는 부정적인 관점에서 '방치'로 해석할 수 있는 반면, 외과의사 입장에서는 수술만 하지 않을 뿐, 팔걸이나 붕대나 깁스(석고 고정)를 적용한다는 의미이다. 그리고 의사가 치유와 기능 회복의 측면에서 두 치료법이 비슷하다는 점을 언급하지 않는다면 환자는 수술이 더 나은 선택이라고 생각할 것이다.

다시 말하지만, 말로 드러나지 않은 것이 중요하다. 스텐트가 막힌 동맥을 '뚫는다'는 말 자체는 그것이 가장 이득이 되는지 어떤지에 대해 환자에게 알려주지 않는다. 이 말은 뚫는 시술은 좋은 것이고 뚫지 않는 것보다 나음을 암시한다. "다행히 내일 비는 시간이 하나 있으니 바로 할 수 있겠네요"처럼 긴박함을 조장하는 말 또한 환자를 치료 쪽으로 밀어붙인다.

의사의 말이 직접적으로 해가 될 수도 있다. 환자에게 약물의 부작용 가능성을 알리는 것은 적절하지만, 부작용을 알리기만 해도 환자가 부작용이 생겼다고 호소할 가능성이 높아진다는

4장 온정과 공감

연구 결과가 있다. 이는 부작용에 대한 경계와 기대치가 높아졌기 때문일 수 있다. 증상의 경우에도 마찬가지다. 의사가 환자에게 치료를 하지 않을 경우 증상이 계속될 거라고 말하면 환자가 앞으로 그 증상을 호소할 가능성이 더 높아질 것이다. 즉, 자기 충족적 예언이 될 수 있다. 환자가 의사의 말을 액면 그대로 받아들일 수도 있다. 심장마비로 입원했던 한 환자는 병원에서 퇴원할 때 '모두 고쳐졌다all fixed'는 말을 들었다. 다 고쳐졌다니 재활이 무슨 필요가 있겠나 싶었던 그는 자신을 위해 구성된 재활 프로그램에 참여하지 않았다. 이런 종류의 오해는 항상 발생한다.

또한 의사는 치료에 대해 긍정적인 메시지를 전달하려고 설득력 있는 미사여구를 동원한다. 제시한 치료법이 '가장 최신', '지금 다들 하고 있는 것', '특별히 환자분의 질병을 표적으로 한다', '현재 매우 안전하다'라고 하는데, 이런 말이 그 효과나 실제 안전성을 알려주지는 못한다. 또한 '현재 이 치료법에 대한 연구가 꽤 많이 나와 있다'는 말 역시 그 연구가 이 치료법을 지지하는지 여부는 알려주지 않으며, 그저 환자들이 그렇게 생각하게끔 한다. 의사는 영업 사원과 마찬가지로 사람들과 대화하고 의사 결정을 안내하는 데 시간을 들인다. 이런 말을 거듭하다 보면 자신이 바라는 바를 환자에게 투사하기가 수월해진다.

의료의 수사학은 의료 광고와 일반 사람들을 의료로 끌어들이는 것을 목표로 하는 프로그램에서도 활용된다. "모르고도 살 만한가요? 마음의 평안을 위해 오늘, 전신 정밀영상검진을 받으세요"와 같은 것이 그러하다. 과학 용어를 사용하는 것 역시 수

사법의 한 형태이다. 그렇게 하면 환자에게 깊은 인상을 줄 수 있으며, 과학적으로 들리는 것이 더 신뢰할 만하고 사실일 가능성이 높다는 믿음에 호소할 수 있다. 모든 전문직은 자기 분야 외의 사람들과 자신을 구분하려고, 또는 으름장을 놓거나 더 많이 알고 있다는 인상을 주려고 자기들만 쓰는 복잡한 용어를 동원한다. 우리 모두가 남의 분야, 이를테면 IT, 법률, 회계 전문가들과 이야기할 때 이런 문제를 겪는다.

물론 의사는 긍정적인 방식으로도 언어를 사용할 수 있다. MRI에 나타난 변화가 환자의 연령대에서는 정상이며 증상과 무관하고 예후가 좋으니, 간단한 비수술적 치료를 하는 편이 좋고 개선될 가능성이 높다고 설명하는 식이다. 이렇게 해 환자를 안심시키고 스트레스 수준을 낮춘다. 의사가 이러한 메시지를 전달하면서 진정성 있는 관심과 환자의 최선의 이익을 위해 일하겠다는 의지를 보여주면, 환자와 의사 모두에게 도움이 된다.

의사와 환자 간의 어긋난 소통

의사가 결정을 기다리면서 경청하고 환자를 안심시키는 게 아니라 뭔가 실행하는 쪽으로 편향되는 데에는 다른 동기動機가 있다. 의사가 자신을 위해 받아들이는 것과 환자를 위해 행하는 것이 서로 불일치한다는 사실은 이미 알려져 있다. 예를 들어, 말기 치료에서 환자와 의사 모두 삶의 마지막에 덜 공격적인 치료를 선호하며 수명 연장을 위한 집중 치료를 하기보다 편안하게 임종하는 편을 선호한다는 연구 결과가 있다. 그러나 의사들은 공격적인 치료를 기본으로 권유한다.

또한 환자가 실제로 원하는 것과 환자가 원하리라고 의사가 생각하는 것도 서로 일치하지 않음을 우리는 알고 있다. 환자들은 다양한 이유로 치료를 요청한다. 진단을 확인하려고, 안심하고 싶어서, 증상을 정당화하려고, 불편함을 치유하거나 증상을 완화하려고 등등. 아니면 그저 괴로움, 좌절, 분노를 표현하고 싶어서일 수도 있다. 이러한 사유에 적절하게 대응하는 방법은 다양하기 때문에 의사는 반드시 환자가 **왜** 병원에 왔는지를 명확히 파악해야 한다. 그러나 증명된 바에 따르면, 의사소통 과정에서 오해가 자주 생기고 환자가 자기 안건을 다 드러내지 않는 경우도 있으며 이 두 경우 모두 결과가 좋지 않다. 가령 환자는 받을 법한 진단, 앞으로 어떻게 될지, 자신한테 무슨 문제가 있는지, 부작용에 대한 걱정이나 처방을 원치 **않는다**는 것 등을 표현하지 않을 수 있다.

의사를 비롯한 의료인은 종종 자신의 의사소통 기술을 과대평가한다. 응급실에서 행해진 일련의 연구를 보면 의사와 환자 사이에 벌어지는 상호 작용의 복잡성이 드러난다. 호주의 한 연구에서는 환자가 응급실에 도착한 시점부터 치료를 위해 병원에 있어야 할지 귀가해도 되는지 여부가 결정되는 시점까지, 환자가 거치는 과정을 추적했다. 연구자는 응급실 한구석에 조용히 앉아 환자와 의료진 사이에 일어나는 상호 작용을 전부 관찰하고 기록했다. 많은 경우 환자가 병원에 온 진짜 이유를 의사가 파악하는 데 시간이 오래 걸렸다. 환자가 말하고 싶거나 말하려 하는 것과 의사가 알려고 하는 것이 서로 달랐기 때문인 경우가 많았다.

대체로 의사는 매우 구체적인 의학 관련 질문을 꺼내며 대화를 시작했다. 한 사례에서는, 의사들과 간호사들이 영어가 모국어가 아닌 여성 노인 환자에게 질문을 145개나 하고 나서야 그 노인이 병원에 온 이유를 파악했다. 반면, 환자들은 질문을 별로 하지 않았고 문답 형식을 벗어날 기회가 거의 주어지지 않았다. 이런 탓에 의료진은 환자가 내원한 주된 이유를 파악하기가 쉽지 않았고, 환자가 걱정하는 부분과 알고 싶은 내용에 제대로 응하지 못하기도 했다.

다른 연구들에서는 진찰 후 의사와 환자를 모두 면담('양자 면담')해 경험의 불일치를 조사했다. 이를 통해 환자와 의사 간 사고방식에서 대조되는 면이 드러났다. 만성 요통 환자를 대상으로 한 양자 면담 연구에서, 환자와 의사는 문제를 인식하는 방식이 서로 확연히 다르다고 나타났다. 환자는 자신의 문제에 대해 매우 의학적이거나 생체역학적인 모델을 염두에 두고 확정적인 진단을 원했지만 의사는 좀 더 생물심리사회적인 질병 모델을 상정하고 있었다. 치료에 대한 기대치도 달라서 환자는 통증 감소를 목표로 하고 의사는 기능 개선을 목표로 했다. 의사가 환자와 공감적인 관계를 맺고 치료를 최적화하려면, 이렇듯 현저한 사고방식 차이를 알고 해결하는 것이 중요해 보인다.

의사와 환자 간 의사소통 문제 또 하나는 정보 비대칭성으로, 의사와 환자가 서로의 견해에 대해 제대로 모른다는 점이다. 이것은 다른 사람이 비용을 부담하기 때문에 위험을 무릅쓰는

사람이 보호받는 상황을 가리키는 경제학 주제인 '도덕적 해이'
의 한 원인이 된다. 의료에서는 잠재적 피해 면에서 결정을 내리
는 사람(주로 의사)과 그 피해를 감수하는 사람(환자) 간에 차이가 있
다. 즉, 의사는 위험한 시술의 결과로 피해가 발생한다 해도 자기
가 피해를 겪는 게 아니므로 시술을 권할 가능성이 높을 수 있다.
이를테면 많은 정형외과의사들이 자신의 무릎 관절염은 참고 견
디면서 비슷한 증상이 있는 환자들에게는 무릎 치환 수술을 쾌히
권하는 이유가 그것으로 설명된다. 이러한 의사 결정의 왜곡은 의
사소통이 제대로 안 돼서 나타나기도 하지만, 공감이 결여됐을 때
역시 나타난다.

의사 결정 함께하기

공감을 발휘하고 환자의 관점을 반영하면, 치료에 대한 의
사 결정 과정은 정보를 잘 이해한 환자와 담당 의사, 의료진이 함
께 참여하는 것으로 자연스럽게 귀결된다. 공동 의사 결정은 자주
거론되는 목표이지만 실행이 따르지 않는 경우가 많다. 연구에 따
르면 의사 결정 과정에서 환자가 교육받고 참여하는 기회를 늘리
면 의사 결정에 대한 환자 만족도가 향상되고 결정을 망설이는 일
이 줄어든다. 의사 결정을 같이 하면 환자가 다양한 치료 선택지
의 위험성과 이점을 더 잘, 더 완전하고 정확하게 이해하게 된다.
가장 중요한 것은, 의사 결정을 함께 하면 의사가 처음에 권장한
치료가 아닌 다른 결정을 내리기도 한다는 점이다.

공동 의사 결정을 지원하기 위해 의사 결정 보조 수단(환자

에게 더 나은 정보를 제공하는 도구)을 사용하는 의사를 조사한 문헌 고찰 연구에 따르면, 이 과정에 참여한 환자는 몇 가지 유형의 선택적 수술, 전립선암 검진, 심장 부하 검사 등 가치가 낮거나 효과가 없는 의료 서비스를 선택할 가능성이 적었다. 거기다 금상첨화로, 환자들이 간염 예방 접종 및 조절되지 않는 당뇨병에 대한 약물 사용 같은, 가치가 높은 치료를 택할 가능성이 **높아졌다.**

일부 전문가들은 환자들이 설명 중에 나오는 숫자에 신경을 쓰지 않으며 여러 개연성 때문에 혼란스러울 수도 있고 의사의 판단을 신뢰할 것이라고 말하면서 공동 의사 결정의 개념과 그 적용을 반대했다. 이것이 사실일 수도 있지만 의사 결정에서 의사를 당연한 듯이 신뢰해서는 안 된다는 충분한 증거가 있다. 의사들은 종종 이점과 해로움에 대해 치우친 견해를 가지고 있고, 자신이 환자였다면 원했을 것을 꼭 권장하지는 않으며, 위험을 감수하는 입장도 아니다. 의사 결정을 모두 의사에게 맡기는 것은 투자금을 전부 조언자 손에 맡기는 것과 같다. 그들의 권고만 따른다면 결과가 잘못되었을 경우 불만족스러울 것이다. 그러나 의사 결정에 참여했다면 결과가 나쁘더라도 납득할 수 있을지 모른다.

시간이 부족하다는 이유로 공동 의사 결정에 반대하는 사람들도 있다. 그러나 거기에 드는 시간은 제대로 활용된 시간이며 공동 결정을 하지 않는 것에 비해 그리 오래 걸리지 않는다.

의료 피해를 법으로 막을 수 있을까

빈약한 의사소통은 의료 과오 소송의 주요 원인에 속하지만, 의료 피해에 대한 법적 통제는 과실을 중심으로 이루어진다. 그런데 과실은 의료 피해의 요인들 가운데 작은 요인 하나에 불과하다. 많은 의료 피해는 부주의하거나 부실한 치료보다는 **불필요한** 치료에서 발생하는데, 불필요한 치료로 소송을 제기하는 경우는 거의 없다.

변호사들은 의료 과오에 관한 법률이 의료 행위를 견제하고 나쁜 관행을 최소화하는 역할을 한다고 주장한다. 반면 의료 과오 소송 제도는 진료의 질 향상보다는 의뢰인과 변호사의 금전적 이익을 극대화하는 쪽에 중점을 두며 다른 한편으로는 소송을 회피하는 것에 중점을 두고 있으므로 의료를 개선하는 데 실패했다고 말하는 이들도 있다. 우리는 이 두 번째 견해에 (적어도 부분적으로) 동의한다. 의료 과오 관련 법이 생긴 지 오래됐지만 의료 피해는 감소하지 않았기 때문이다. 소송에 대한 끊임없는 두려움에도 불구하고 바로 그 두려움 때문에 의사들은 여전히 종종 해를 끼치고 불필요한 치료를 제공한다.

'방어 진료'를 하는 의사는 소송을 당할 위험을 줄이기 위해 진료 방식을 바꾼다. 즉 검사를 과도하게 하고, 처방을 더 많이 하고, 필요 이상의 시술을 한다. 그 결과가 과잉 검사, 과잉 진단, 과잉 치료이다. 이 문제는 실재한다. 연구에 따르면 의사들은 이러한 관행이 있음을 인정하며 이 관행이 의료 과오 소송 감소와 연관성이 있음을 나타내는 증거도 일부 존재한다. 요컨대, 법률 제도가 의료 피해를 증가시킬 수 있다(불필요한 검사나 치료는 무엇이 되었든 피해를 수반한다). 예를 들어, 수술로 합병증이 생긴 환자는 외과의사를 고소할 수 있지만, 불필요한 수술을 유도한 불필요한 정밀영상검사를 지시한 의사를 고소하는 경우는 거의 없다. 또한 애당초 그 수술이 필요했는지 여부가 아니라 수술 중에 받은 돌봄과 시술의 기술적 측면에 초점을 맞출 것이다. 불필요한 치료로 의사가 고소당하는 일은 매우 드물다.

방어 진료는 오류를 줄이기 위해 지불하는 대가인가? 의료과오법은 소송을 유발하는 오류를 방지하는 '억제 이론'에 기반을 두고 있다. 안타깝게도 법적 조치가 오류를 줄인다는 근거는 없으며 방어 진료만 늘어나고 있다. 의료과오법은 의사가 오류를 범하지 않도록 하는 게 아니라 고소당하지 않으려고 애쓰게 할 뿐이다.

우리는 나쁜 의료 관행이 존재하지 않는다고 말하는 게 아니다. 부실한 진료로 면허가 취소된 의사의 예가 있기는 하지만 드문 경우이고 고의적인 행위를 했을 때나 그렇게 된다. 대부분의 소송은 '보통' 의사를 상대로 제기되며 그 소송들은 해당 의사가 한 임상 행위의 질과는 상관성을 보이지 않는다.

의사를 상대로 하는 소송은 분개한 환자로부터 시작된다. 의사를 고소할 가능성은 환자와 의사 간의 의사소통과 밀접한 관련이 있다. 의사에게서 공감, 연민, 진정한 관심과 도움의 말을 충분히 들은 환자는 기술적 오류나 합병증이 생겨도 양해할 가능성이 높고 화도 덜 낼 것이다. 최적에 못 미치는 임상적 결정을 내린 많은 의사들의 경우, 환자가 치료에 만족했다면 고소를 당하지 않는다. 반대로, 실력이 뛰어난 의사들이라도 환자를 대하는 태도가 좋지 않으면 불가항력적인 합병증인데도 고소를 당하는 경우가 많다.

　　의사소통의 내용과 방식은 합병증이 생기거나 치료 결과가 나빴을 때 특히 중요하다. 환자에게 문제를 알리되, 의사가 진심으로 유감을 표하고 그 문제가 어떻게 해서, 왜 생겼는지 솔직하게 밝혀야 하며 어떻게 해결할지도 설명해야 한다. 좋지 않은 결과가 발생한 뒤 책임을 은폐하거나 회피하는 것은 법적 조치를 유발하는 주요 원인이다.

　　그러나 환자들은 의사를 고소할 때 단순히 '의사소통 부실'을 주장하지는 않는다. 적절한 대우를 받지 못했다고 느껴서 소송을 제기한다. 이것은 다음 문제인 부실한 치료의 정의로 이어진다. 치료 결과가 안 좋다는 건 곧 부실한 치료의 증거라고 간주되곤 한다. 그러나 치료 결과가 안 좋은 경우는 흔하며 그 자체로는 법적 조치의 사유가 아니다. 치료가 효과가 없을 수도 있고 합병증이나 부작용이 있을 수 있다는 경고를 의사가 하지 않는 것은 의사소통이 부실함을 뜻한다. 그러나 수술로 인한 감염, 예상치 못한 약물 반응 또는 호전되지 않는 것과 같은 좋지 않은 결과만으로 치료가 부실하다고 볼 수는 없다.

　　환자가 부실한 치료를 받았다고 여기는 경우는 흔히 그들이 치료를 덜 받았다고 느끼기 때문이며 따라서 불만의 초점은 왜 치료나 검사가 제공되지 **않았는지**에 맞추어져 있다. 환자가 치료를 받을 때 '애초에 그 검사나 치료가 필요했는가?'라는 질문은 너무 당연해 보여서인지 제기되지 않는다. 치료의 효과와 상관없이, 치료를 하는 것이 하지 않는 것보다 낫다는 편견이 잠재한다. 치료를 통해 얻을 수 있는 이점이 미미하고 위험성이 상당할 때조차, 치료를 받지 않은 환자는 치료가 주었을 '기회를 받지 못했다'고 느낀다.

이런 모든 문제들을 통해, 치료 해법을 설계할 때 환자의 관점을 고려할 필요가 있다는 사실을 알 수 있다. 우리는 환자의 바람을 존중해야 하며 환자의 역량은 물론이고 그 가족과 사회의 역량을 활용해야 한다. 다행스럽게도 환자들은 자신의 건강과 의료에 대한 공동 의사 결정을 비롯해 전반적으로 의료에 점점 더 많이 관여하고 있다. 또한 환자와 소비자들은 연구에도 갈수록 더 많이 참여하고 있다.

현재 환자 및 일반 대중이 연구에 참여하는 것을 지원하는 여러 형식이 있으며, 이를 적용하는 것이 연구비 지원을 받는 요건이 되는 추세이다. 연구 대상이 되는 질병을 직접 경험한 사람들을 연구에 참여시키면 연구의 적절성과 가치가 올라가고 연구 참가자 모집 및 유지 면에서 개선되며 연구 결과를 대중에게 더 잘 전파할 수 있다. 환자 및 대중과 협력하면 측정해야 할 가장 중요한 결과뿐 아니라 가장 중요한 질문을 알아낼 수도 있다. 또한 환자의 관점이 연구의 관점에 영향을 미쳐 연구자에게도 도움이 될 수 있다.

* * *

연구의 설계와 수행에서부터 각각의 치료 결정에 이르기까지 의료 전반에 대중과 환자를 참여시키면 결과적으로 의료는 더 적절해지고 비용 효율이 좋아지며 건강도 개선된다. 의사는 병원을 찾은 환자가 의료 과정에 참여하도록 독려해야 하고, 환자의 말에 귀 기울여 그들의 가치관과 관점을 이해하며 공감할 줄 알아야 한다.

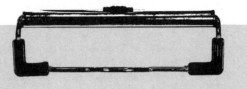

5장

나는 모른다

'모른다'고 말하기를 수치스러워하지 않겠습니다.
환자의 회복을 위해 다른 의사의 솜씨가 필요할 때
동료에게 도움을 요청하겠습니다.
—히포크라테스 선서

아무것도 하지 않는 것 역시 좋은 치료이다.
—히포크라테스

치유 과정의 증거와 관련해 …
비교할 기준으로서 질병에 대해 아무것도 하지 않았을 때
어떤 결과가 나올지 아는 사람은 없다.
—찰스 다윈

의사들은 환자를 진단하고 치료할 때 '모른다'고 말하기를 왜 그렇게나 꺼리는 것일까? 모른다는 말은 어떤 상황에서 나올 수 있을까? 의사가 진단할 줄 모르거나, 방법을 찾을 수 없거나, 찾으려 하는 것조차 안 되는 상황, 그리고 뭐라도 해야 할 필요성을 느끼지만 효과적인 치료법이 없는 경우 모른다고 말해야 할 수 있다.

히포크라테스 선서에 쓰인 '수치스럽다'라는 단어를 통해, 우리는 의사들이 왜 '모른다'고 말하는 것을 꺼리고 왜 과잉 치료를 하는지 이해할 수 있다. 수치심은 복잡하면서도 강력한 감정이자 의사들이 인정하기를 꺼리는 감정이다. 의사들이 수치스러워하는 이유를 이해하면 '모른다'는 말과 수치심을 서로 분리할 수 있다.

여기서 핵심 단어는 '실패'이다. 수치심은 그것이 실패의 결과라고 여겨서 드는 감정이다. 사람들은 답을 얻으려 의사를 찾으니, 그들의 질문에 대답하지 못하면 실패한 것 같고, 그래서 수치심이 생긴다. 의사는 진단이나 치료의 실패를 환자에게 도움을 주는 데 실패했거나 **돌봄**을 제공하는 데 실패한 것이라고 여기지 말아야 한다.

반복사용 긴장성 손상 증후군의 유행

반복사용 긴장성(또는 부하) 손상 증후군Repetitive strain injury. RSI은 1980년대에 진단명으로 등장했으며 특히 호주에서 만연했다. 이 질환은 일반적으로 손목·팔·손의 통증 같은 증상의 집합으로 정의되었다. 매우 특징적인 증상과 징후를 보이는 관절염이나 건염과 같은 손목·전완의 질환과 달리, RSI의 경우 해당 부위를 만졌을 때 환자가 통증을 느끼는 것과 경우에 따라 팔과 손을 사용하지 않아 근육이 감소된 것 말고는 의사가 진찰에서 발견할 수 있는 특별한 이상은 없었다. RSI는 원인을 규명할 수 있는 질병이 아니었다. 부하나 긴장의 물리적 증거가 없었으며 명칭과는 달리 반복적인 긴장이나 사용과 뚜렷한 상관관계가 없었다.

RSI는 특정 건물과 특정 회사에서 일하는 사람들 사이에서 흔해졌으며, 이러한 분포로 보아 이 질환이 물리적 원인이 있는 상태라기보다는 전염성 있는 것(직접 접촉으로 번짐)에 가깝다는 사실을 알 수 있었다. 대개의 경우 한 사업장의 어떤 사람에게 증상이 나타나, '부상'이라며 산업재해 보상 처리를 받고 일을 쉬는 것으로 시작되었다. 그리고 머지않아 같은 직장에 다니는 사람들이 같은 증상을 호소했다.

RSI는 특히 캔버라와 시드니에서 유행 수준으로까지 퍼졌다. 당시에는 1980년대에 타자기를 대체한 컴퓨터 자판 때문에 생겨난 증상으로 여겼다. 컴퓨터로 타자기보다 키를 더 빨리 입력할 수 있었고 타자 속도가 빨라지면 손과 손목 구조에 손상을 유발한다고 본 것이다. 이 사례는 표면상으로 '이치에 맞고' 따라서 사실이라고 추정하는 대표적인 경우에 속한다.

RSI는 다른 직업병과 유사했으며, 이해 당사자(노조, 고용주, 보험업자, 변호사, 정부, 사회복지사, 작업치료사, 물리치료사, 의사 등)에게서 받는 영향도 같았다. 과거에 기술 변화가 일어났을 때에도 이와 비슷한 질환이 발생했다. 금속 펜촉이 도입되었을 때는 '손가락 경련'(서경書痙)이 나타났고 전신이 도입되었을 때는 '전신 기사의 경련'이 있었다. RSI와 마찬가지로 이러한 질환은 대체로 같은 건물이나 회사에 있는 노동자 집단에 국한되어 나타났다.

처음에는 작업 때문에 발생한다고 여겼기 때문에 노동자에게 손상을 입혔다는 이유로 고용주가 비난을 받고 규제 당국에 벌금을 물었으며 환자한테 소송을 당했다. 부목을 착용해 겉으로 표시가 나는 해당 질환자들은 피해자로 간주되었고 상당한 공감을 받았다. 그러나 특정 집단에 이 질환이 집중됨에 따라 결국 그 원인에 관한 대안 이론이 등장했다. 그 이론에서는 해당 부위를 과도하게 사용해서 생겨난 손상이라기보다는 질병에 대한 공포가 전염되고 노사 관계가 나빠서 등 심리사회적 요인이 관련된다고 밝혔다.

그리고 몇 년 후, 신체적인 원인이나 작업 조건과의 연관성이 없다고 판정이 났다. 해당 질병에 대한 보상이 철회되었고 환자는 더 이상 병가를 쓸 수 없었으며 소송은 실패했다. 안전하지 않은 작업 환경의 불운한 희생자로 취급되었던 RSI 환자는 이제 제도를 악용해 돈을 뜯어내려는 꾀병 환자로 취급되었다.

그런데 신체적인 것이 아니라면 어떻게 퍼진 것일까? 그 답은 사람 간의 접촉, 더 구체적으로는 사람 간의 상호 작용을 통해 확산하는 방식에 있다. 손목 통증이 생기는 경우는 흔하다. 그 통증이 신경 쓰이던 와중에 직장 내 분쟁이나 스트레스로 통증이 악화되었을 수 있다. 다른 노동자들이 이것을 보고 자신에게도 일어날 수 있는 일이라고 생각했고, 그러면서 생길 수 있는 손목 통증을 더 많이 의식하게 되었다. 노동조합이 선의의 조치로 펴낸 《고통받는 이들을 위한 핸드북The Sufferer's Handbook》과 같은 간행물이나 '하이테크 유행병: 장애를 유발하는 빛나는 신기술의 희생자'와 같은 표제를 다는 언론도 상황에 도움이 되지 않았다.

　　의사의 역할도 도움이 되지 않았다. 의사들이야말로 그 상황에 이름을 붙이고 당시에 찾을 수 있는 최선의 이론(물론 신체적인 것)을 대며 의료화한 사람들이다. 또한 검사와 생검을 실시하고 치료(휴식, 부목 고정, 약물 치료)를 지시했는데, 이 모든 것을 통해 노동자들은 자신이 신체적으로 심각한 상태에 있다는 믿음을 더욱 굳혔다.

　　이에 적절하게도 RSI는 나중에 의원성醫原性 유행병으로 설명되었다. 다시 말해 의사가 RSI를 의학적 문제로 취급해서 유행병을 유발했다는 의미이다. RSI와 같은 직업성 질환은 그 기원이 복잡하지만, 의료화, 검사와 치료, 그리고 질병-질환 패러다임에 끼워 맞춤으로써 상황을 악화시킨 의사의 역할은 분명하다. 호주의 RSI 유행에 이어 북미 지역에서도 그와 유사한 '누적외상장애Cumulative Trauma Disorder, CTD'가 유행했다. 환자의 수 측면에서 유행은 지나갔지만, RSI와 CTD라는 두 용어는 오늘날에도 업무 외에 다른 원인이 규명되지 않은, 손과 손목에 나타나는 다양한 업무 관련 증상을 지칭할 때 쓰인다.

의사들이 손목 통증을 호소하는 사람들에게 그 통증은 손상으로 인한 것이 아니라고 확인해주었다면 어떻게 되었을까? 환자 꼬리표를 붙이지 않고, 치료하지 않고, 걱정하게 만들지 않았다면 RSI가 과연 '확산'되었을까? 의사들이 그저 '모르겠다'고 말했다면 유행이 되었을까?

의사를 만날 때 환자는 정확히 무엇을 원하고 무엇을 필요로 할까? 의사가 대답할 수 있는 두 가지 주요 질문 유형은 진단과 치료에 관한 것이다. 진단적인 질문은 진단을 내리고 호소하는 증상의 원인을 파악하는 것에 관계된다. 치료적인 질문은 치료와 관련이 있다. 문제는 답을 구하는 환자가, 어떤 상황에서는, 진단이나 치료를 받지 않는 게 더 좋을 수도 있고 진단이나 치료를 구하지 않을 수도 있다는 점이다. 환자는 그저 통증이 정상이라는 확인을 구하는 것일지도 모른다.

RSI 사례에서 알 수 있듯이 진단을 내리려는 선의의 욕망이 반드시 건강 개선으로 이어지지는 않는다. 의사들이 삶의 정상적인 부분으로 보아야 할 의학적 상태나 이상을 진단하려 들기 때문에 곤경이 생기기도 한다. 예컨대 우울증의 몇 가지 유형, 피로, 슬픔, 노화에 따른 여러 변화 등을 들 수 있다. 그 외에 두통, 몸살과 통증처럼 불명확한 증상, 현기증, 머릿속이 멍한 느낌, 위경련, 저림 등의 비정상적인 감각도 삶의 정상적인 부분이며, 특정한 진단명을 붙이는 것이 반드시 도움이 되지는 않는다.

삶의 고충에 진단명을 붙이면 도움이 될까

정상적인 삶의 일부라 할 만한 고충에 진단명을 붙이는 것을 '의료화'라고 한다. 즉 그러한 고충을 의료 영역으로 끌어온다는 뜻이다. 대개 좋은 의도로 하는 일이지만 많은 증상들은 그냥 두는 것이 더 나을 수 있다. 의료화는 의사에게 유리하다. 의사들은 일어나는 현상을 통제하고, 정책을 좌우하고, 진단서를 작성하고, 연구를 수행하고, 검사를 지시하고, 그들이 정의한 새로운 질병에 치료를 제공한다. 의사들은 어떤 어려움과 행동이 '병적'이고 그렇지 않은지 결정한다. 가령 의료계는 한때 동성애를 병적인 것으로 여겼다.

과거에 일부 증상은 의료화가 아니라 종교적 또는 법적 절차를 거쳐 명명되고 처리되었다. 뇌전증처럼 정상에서 벗어난 '일탈'의 경우 교회에서 죄로 규정하고 마귀를 쫓아내겠다며 비인도적이고 유해한 방식으로 관리했다. 정신건강 문제가 있는 많은 이들 역시 교회와 국가로부터 가혹한 대우를 받았다. 동성애는 일부 종교에서 지금도 '비정상'으로 간주하며 불법인 국가도 있다. 한때 종교나 국가가 관리했던 많은 증상이 진단과 치료를 배정받아 점차 의료화되었지만 진단을 받은 사람들에게 항상 도움이 되는 것은 아니었다. 지금은 정상으로 간주되는 다양한 성적 '장애'를 치료하기 위해 많은 유해한 내·외과적 치료가 고안되었다.

우리가 해야 할 질문은 '무엇이 질병으로 진단되어야 하는가'일 것이다. '정상'에서 벗어난 모든 일탈을 진단해 질병-질환 패러다임에 끼워 넣으려 하고 언젠가는 치료할 수 있도록 노력해오면서 우리는 '당사자에게 이것이 최종적으로 도움이 되는가'라는 중요한 질문을 하지 않았다. 의사들이 이 점을 언제나 숙고하는 것은 아니다. 질병-질환 패러다임에서 진단 부분은 잘 해내려 애쓰면서도 진단을 내리는 목적에 관한 근본적인 철학적 질문, 즉 '진단을 받은 사람이 더 나아질까'는 생각하지 않을 때가 많다.

의학에는 이러한 노력이 실패했거나 현재 의심스러운 사례가 수두룩하다.

자폐증

자폐증은 관련된 '장애'(행동)와 한데 묶여 오랜 세월 동안 질병으로 간주되어왔다. 치료법을 찾아 근절하려는 목적에서였다. 이것은 숭고한 일일까? 반드시 그런 것은 아니다. 사람들에게 낙인을 찍었고, 유해한 치료로 이어졌다. 자폐증이 치료를 해야만 하는 질환인지, 아니면 사회가 **받아들여야** 할 자연적 변이에 해당하는지를 놓고 의문이 제기되어왔다. 개인에게 장애가 있고 따라서 정상의 바깥에 있는 존재라는 꼬리표를 붙여서 개인의 정체성과 존엄성을 훼손해놓고는, 그 환자들에게 특별한 대우를 제공하면 상쇄가 될까? 그리고 그런 특별 대우가 그 사람들의 삶의 질을 향상시킬까? 자폐증이라는 꼬리표가 유발하는 피해는 막대할 수 있다. 그 꼬리표를 평생 달고서 '정상적인' 사람들과 분리되어 장애인이라는 말을 들어야 하는 사람은 물론이고, '어려움'이 있던 아이가 이제 '장애' 있는 아이가 되어버린 부모에게도 그러하다.

그런 꼬리표 없이 활동에 필요한 지원을 받을 수는 없을까?

자폐증 진단을 받은 사람들의 수가 증가한 것은 진단을 내리려는 의사들의 욕망과 그것이 유익하리란 가정의 결과였을 뿐일까? 누군가를 자폐증으로 분류할지 말지를 판단하는 어려움은 그 일이 직업인 사람들이 실증적으로 보여주었다. 정신과 진단의 공식 문헌(《정신 질환의 진단 및 통계 편람Diagnostic and Statistical Manual》, 흔히 DSM으로 알려져 있음)에서는 1980년에야 자폐증을 장애로 인정했으며 그 뒤로 개정판마다 진단 기준이 변경되었다.

우리는 특정한 행동 유형을 보이는 사람들을 자폐증으로 진단할 수 있음을 부정하려는 것이 아니다. 그렇게 분류하는 것의 유해성이 충분히 고려되었는지, 그리고 그 꼬리표가 그걸 달고 있는 사람들에게 도움이 되는지 묻는 것이다.

여러 해에 걸쳐 많은 행동 및 심리적 증상이 진단되었지만 아무 이득도 생기지 않았고, 심지어 구금, 의료 피해, 역설적으로 심리적 피해를 유발하기도 했다.

통증

통증은 흔한 증상이며 모든 사람에게 중요한 관심사이다. 그러나 예견되거나 '정상적인' 통증까지 포함해 통증을 과도하게 치료하려는 시도는 오히려 해가 되기도 했다. 지금의 아편 유사제 유행은 통증을 근절해야 하는 질병 또는 부자연스러운 상태로 취급하는 것에 근본 원인이 있다. 이것은 표면적으로는 매력적으로 들리지만 의료에서 많은 것들이 그러하듯 그리 간단하지 않으며 의도하지 않은 결과가 흔히 나타난다. 의사들은 제대로 치료되지 않은 통증이 만연하다고만 생각했지, 통증을 과도하게 치료했을 때 발생할 역설적인 피해에 대해서는 제대로 고려하지 않았다.

통증은 해로운 자극에 대한 정상적인 반응으로, 건강 유지에 중요한 역할을 한다. 아주 뜨거운 난로에 손을 올려놓는 것과 같은 피해를 미리 회피하게 해주는 명백한 이점 말고도 통증에는 이점이 있다. 수술 후에는 통증 덕분에 수술 상처를 더 의식하게 되고 보호하려고 애쓰게 된다. 그런 통증을 지나치게 억제하면 상처를 덜 의식하게 될뿐더러 호흡 기능이 저하되어 음식이 잘못 넘어가거나 토할 수 있고 폐를 적절하게 팽창시키거나 비워내지 못하다가 아예 호흡이 멈출 수도 있다. 수술 후 통증 조절을 너무 많이 받아서 사망하는 것이다. 이런 일은 수술을 받고 일반 병동에서 치료 중인, 수술 받은 걸 제외하면 건강한 사람들에게서도 발생할 수 있다. 잠자는 동안 잠깐씩 호흡을 멈추는 수면무호흡증과 같은 질환으로 호흡 문제가 일어나기 쉬운 사람들의 경우 특히 문제가 된다. 호흡 기능을 떨어뜨릴 정도로 통증을 억제하는 것은 아편 유사제가 사망을 유발하는 방식이다. 통증을 '비정상'으로 보기 때문에 이 모든 일이 일어난다.

요통

대부분의 성인은 일생 중 어느 시점에는 심각하지 않은 요통을 겪게 된다. 4명 중 1명꼴로 한 번쯤 요통을 겪으며, 많은 경우 재발한다. 이러한 요통은 정상적인 삶의 일부로 볼 수 있으며,

역사상으로도 그렇게 간주해왔다. 과거에는 대다수 사람들이 요통에 크게 주의를 기울이지 않았고 의학적 문제로 보지도 않았으며, 요통이 영구적으로 장애를 일으키는 문제가 되어 고통받은 사람은 거의 없었다. 요통은 살면서 겪는 일 중 하나일 뿐이었다.

요통은 치료를 받든 안 받든 곧 좋아진다. 한 연구에서 급성 요통에 대한 약물 치료나 물리 치료를 위약, 치료 없음, 통상적인 치료 또는 다른 치료와 비교한 임상시험들을 검토한 결과 그렇게 나타났다. 결과는 놀라웠다. 위약이든, 아무 치료도 하지 않든, 통상적인 치료 또는 연구 중인 특정 치료를 하든 상관없이 모든 사람이 같은 기간 동안 거의 같은 정도만큼 호전되었다. 즉, 언급한 치료 중 어떤 것도, 아무것도 하지 않는 것보다 우수하지 않았다.

사고방식을 질병-질환 패러다임에서 벗어나서, 문제를 관리하는 더 건설적인 방법으로 전환하기는 매우 어렵다는 것이 증명되었다. 건설적인 방법이란 통증이 심각한 문제가 아니라는 확신을 주고, 삶의 정상적인 부분임을 받아들이며, 회복력과 건강을 증진하는 것이다. 질병-질환 패러다임은 '환원주의적' 접근 방식에 기반한 행동 방침을 취하도록 의사를 압박한다. 즉 의사는 단일한 진단 또는 원인을 찾아, 가능한 모든 원인들에서부터 좁혀들어간다. 사람이 요통을 호소할 때 그 원인으로 몇 가지 심각한 질환을 분명 고려할 수 있지만, 실제로 심각한 질환이 원인인 경우는 드물고(1퍼센트 미만) 임상적으로 철저하게 조사해보면 대부분은 원인이 쉽게 발견되거나 심각한 게 아님을 확인할 수 있다.

5장 나는 모른다

요통은 너무나 흔해서 많은 사람들이 매일 통증을 느껴도 진단이나 치료를 구하지 않는다. 절반 이상은 병원에 한 번도 가지 않는다. 그런데 사소한 증상 변화 하나하나에 집중하고 그 의미를 끝없이 해석하는 사람들이 있다. 그 증상이 어떤 의미인지, 앞으로 어떤 영향을 미칠지 걱정한다. 그들의 삶은 통증 때문에, 정확히는 통증을 해석하고 그에 반응하느라 멈춰버릴 수 있다.

요통이 있는 사람들은 움직이기를 흔히 겁낸다. 움직이면 통증이 악화되거나 허리에 다시 손상이 가지 않을까 염려하고 나아가 분명 문제가 악화될 거라 여기기도 한다. 이런 믿음을 비롯해 우울증, 낮은 직업 만족도 같은 비신체적 요인을 보면 요통 때문에 무력해질 가능성을 상당히 예측할 수 있다.

우리 사회는 심각하지 않거나 '비특이적'인 요통 진단에 정착하지 못하고 과잉 진단과 과잉 치료가 만연해 있으며 이는 산업과 직결된다. 제약 회사, 약사, 영상의학 전문의, 병원 소유주, 수술 장비 제조업체, 다양한 유형의 의사와 물리치료사, 카이로프랙틱 치료사, 심리학자 등 많은 의료 종사자와 의료업체에서 요통은 커다란 비중을 차지한다.

그 작동 방식은 이러하다. 요통이 생겼고 그것이 걱정되는 사람이 의사나 기타 의료 전문가를 찾아간다. 그 의료인은 '모르겠다'고 말하지 않고 검사를 추천한다. 과거에는 이 검사가 대개 일반 엑스선 검사였지만 요즘에는 CT나 MRI 검사일 가능성이 높다. 일반적으로 검사 결과지에는 연령에 따른 정상적인 변화 소견이 다수 언급되며, 보기에는 걱정스럽지만 요통과는 무관할 수 있는 의학 용어도 많다. 결국 그 용어들 때문에 추가 검사를 받거나 전문의에게 의뢰된다.

의사를 비롯한 의료인들은 구체적인 원인이 무엇인지 모른다고 말하기가 불편할 것이다. 그런 말 대신 본인 분야나 전문과에서 선호하는 진단명을 줄 수도 있다. 카이로프랙틱 치료사는 척추 부정렬 문제로, 물리치료사는 약한 몸 중심 근육의 문제로 진단할지 모른다. 영상의학과 전문의는 후관절 관절염으로, 통증의학 전문의는 신경병성 통증으로, 외과의는 퇴행성 디스크로 인한 불안정성 또는 신경 압박으로 진단할 수 있다.

당연히 이러한 진단에는 해당 의료 분야마다 맞춤 치료법이 있다. 전부는 아니더라도 대부분은 증상을 개선하지 못한다는 것이 엄격한 과학적 시험을 통해 입증되었거나 아직 엄격한 시험을 거치지 않았다. 진단명이 붙는 것만으로도 처리해야 할 '문제'가 있다는 생각이 강화된다.

직접적인 개입을 덜 하는 접근법을 권장하는 요통 관리 지침이 여럿 발표되었음에도, 연구 결과에 따르면 의료인들은 그 지침을 따르기 어려워하며 그 결과 지나치게 많은 검사와 진료 의뢰, 처치를 한다.

앞서 진통제의 해로움을 논의했지만 더 나쁜 점은 진통제가 실제로 통증을 '진압한다'는 증거가 애초부터 약하다는 것이다. 요통에서 파라세타몰(파나돌, 파나막스, 아세트아미노펜)은 위약보다 더 효과적이지는 않음이 밝혀졌으며 아편 유사제 연구에서는 만성 통증에 아편 유사제를 썼을 때 장기적인 이점이 거의 없고 지속적으로 부작용 비율이 높은 것으로 나타났다. 또한 비非스테로이드성 항염증제(볼타렌, 이부프로펜) 등 아편 유사제가 아닌 약물과 비교해도 더 효과적이지는 않다. '신경통'을 치료하는 약물인 프레가발린(리리카)은 요통에, 그중에서도 다리 아래로 퍼지는 방사통이 동반될 때 흔히 쓰이지만 현재까지 최소 3건의 수준 높은 임상시험에서 위약보다 더 효과적이지는 않은 것으로 나타났다. 게다가 부작용 발생 위험성이 상당한데 노인의 경우 더 위험하다. 사망의 위험성도 높이는데 아편 유사제와 함께 복용했을 때 특히 그러하다.

요통에 특별한 관심을 가진 치료자 피하기

레이첼은 1990년대 후반에 획기적인 연구를 통해 호주 빅토리아주의 매스 미디어 캠페인을 평가했다. 해당 캠페인은 의사를 포함한 일반 대중이 요통에 대해 흔히 오해하는 점을 바꾸기 위해 고안되었다. 빅토리아주 산재보험청이 내놓은 슬로건은 "요통으로 눕지 마세요"였다. 요통에 대한 산업재해 보상 청구가 이전 10년 사이 3배 증가하면서, 산재보험청이 그 비용을 제어할 수 없었기에 이 캠페인이 시작되었다.

이 캠페인은 시청률 최고 시간대에 방영되는 텔레비전 광고를 통해 주로 전파되었다. 캠페인 메시지는 단순하고 명확했다. 일상 활동을 유지하며 운동을 하고 너무 오래 쉬지 말고 직장에 계속 다니라는, 증거에 기반한 분명한 조언을 했다. 또한 대부분의 사람들은 허리 엑스선 검사를 받을 필요가 없으며 요통을 관리하기 위해 스스로 할 수 있는 일이 많다는 점을 광고를 통해 강조했다. 의사를 비롯한 의료인, 국제적인 요통 전문가, 크리켓 선수 머브 휴즈(알려진 요통 환자) 같은 호주 스포츠계의 아이콘, 유명한 호주 코미디언 등등 다양한 사람들이 그 메시지를 전했다.

레이첼은 이 연구에서 캠페인을 하기 전과 도중, 캠페인 후에 빅토리아주 일반 인구 집단의 건강 신념을 측정하고 이를 캠페인이 방영되지 않은 인근 뉴사우스웨일스주 인구 집단과 비교했다. 또한 캠페인 하기 전, 도중, 후에 빅토리아주 의사들의 지식, 태도, 신념과 요통 환자 치료법을 비교하고 이를 뉴사우스웨일스주 의사들과도 비교했다. 연구 결과, 빅토리아주에서는 캠페인이 매우 효과적이어서 사회와 의사 모두의 태도가 더욱 증거에 기반한 신념 쪽으로 옮겨갔지만 뉴사우스웨일스에서는 대중이나 의사의 신념에 전혀 변화가 없었다. 후속 연구에 따르면 이러한 변화는 캠페인이 종료된 후 5년 반 동안 지속되었다.

빅토리아주에서는 신념만 변한 것이 아니다. 의사들은 엑스선 검사를 훨씬 적게 하고 침상 안정을 덜 시키며 병가를 덜 쓰게 하는 방식으로 요통을 관리하겠다는 의향을 내비쳤다. 또한 요통에 대한 산업재해 보상 청구 건수가 확실히 감소했고 보상 청구로 인한 휴직 기간도 크게 감소했으며 총 보상 비용이 전반적으로 20퍼센트 감소했다.

직업의 유형, 수입이나 교육, 출생지가 호주이든 외국이든, 나이, 성별, 요통 병력 유무, 심지어 TV 광고를 본 기억이 있든 없든 상관없이 사회적 신념이 바뀌었다. 모든 사람이 신념을 바꾼

5장 나는 모른다

듯 보일 정도였다.

그리고 이제 놀라운 점 하나. 한 집단의 사람들은 이 캠페인의 영향을 전혀 받지 않았다. 두 주(州) 모두에서 요통에 특별한 이해관계가 있다고 밝힌 의사들은 그렇지 않은 의사들보다 캠페인 이전 시점에 요통에 대한 신념이 더 불량했다. 빅토리아주의 척추 질환 전문 의사들은 캠페인이 진행되는 동안 신념을 전혀 바꾸지 않았다. 다른 모든 의사들과 비교할 때, 그들은 급성 요통 환자에게 절대적인 침상 안정과 업무 중단이 적절하고 엑스선 검사와 같은 영상 검사가 유용하다고 믿는 확률이 훨씬 더 높았다. 결론은? 요통이 있는 사람이라면 요통에 특별히 관심이 있다고 선언한 의사에게 진료받지 말라. 다른 직군의 의료인의 경우도 이와 똑같이 적용 가능하다.

이 캠페인과 그것을 평가한 논문은 많은 상을 받았다. 받은 상 중에는 매년 발표되는 요통 관련 논문 중 가장 훌륭한 논문에 수여하는 상도 있다. 이 캠페인과 평가연구는 현재 스코틀랜드, 웨일스, 캐나다, 노르웨이, 네덜란드 등 많은 국가에서 여러 형태로 재현된다.

두통

두통 역시 의사가 모른다고 말하는 편이 환자에게 더 도움이 되는 흔한 증상이다. 요통과 마찬가지로 대부분의 두통에는 식별 가능한 원인이 없으며 대부분 일시적이다. 두통이 있는 사람들은 당연히 증상에 대한 설명을 듣고 싶어한다. 그리고 의사들은 자기 역할이 두통에 대해 설명하는 것, 또는 적어도 그 두통이 일차진료에서 볼 수 있는 모든 두통의 약 0.1퍼센트에서 발견되는 유해한 원인에 기인하지 않았음을 확인하는 것이라고 생각한다. 이로 인해 환자는 과잉 진단과 과잉 치료라는 매우 유사한 일방통행 경로로 갈 가능성이 높다.

목 엑스선, 뇌 정밀영상검사, 혈액 검사, 부비동 정밀영상 검사, 안과 검사, 정신과 검사 등에서 발견되는 많은 것들로 두통을 설명할 수 있다. 그러나 이러한 검사에서 보이는 많은 소견은 두통이 없는 사람들에게서도 흔히 볼 수 있다. 대개 의사들은 그 소견이 두통의 원인일 가능성이 희박하다고 생각하지 않고, 눈에 보이는 것을 그저 치료한다.

두통의 결과로 여러 상태가 과잉 진단된다. 현재 흥미로운 논쟁 중 하나는 송과체 낭종(송과체는 뇌 중앙 깊숙이 위치하며 이곳에 때로 양성 낭종이 생김)으로 두통이 유발될 수 있느냐, 그리고 그 낭종을 제거해야 하느냐다. 외과의사 중에는 두통을 치료하기 위해 송과체 낭종을 제거하는 이들이 있고 그러지 않는 의사가 있다. 그 질문에 답하기 위한 비교 연구가 이루어지지 않았기 때문에 수술이 아무것도 하지 않는 것보다 나은지 여부는 아직 알 수 없다.

우리는 송과체 낭종이 시간이 지나도 많이 자라지 않으며 큰 낭종이라도 그대로 두면 작아지는 경향이 있음을 안다. 또한 두통이 없는 사람들의 약 4분의 1이 MRI 검사에서 발견되는 송과체 낭종을 가지고 있으며 부검 연구에서는 발견 확률이 40퍼센트까지 증가한다는 것도 안다. 대다수 사람은 살다가 두통을 호소할 때가 있으며, 일 년에 적어도 한 번은 두통을 앓는다. 요컨대 두통도, 송과체 낭종도 흔하다. 흔하고 자주 함께 나타나지만 관련 없는 두 사건 사이에 우리가 인과관계를 추정하고 있을 가능성이 높다.

두통의 의료화 문제는 현재 두통의 흔한 원인 중 하나로 여겨지는 약물 과용 두통이라는 새롭게 진단된 상태 때문에 더 심각해지고 있다. 이 상태는 두통약을 지나치게 많이 복용해 발생한다. 한마디로, 두통을 진단하고 치료함으로써 두통 사례가 늘고 진단명이 새로 생겨난 셈이다. 의사들에게는 이 새로운 상태를 치료하는 방법이 있다. 기존 약물을 중단하고 새로운 약물 몇 개를 추가하는 것.

의사라면 누구나 진단을 놓칠까 봐 두려워하지만, 병력을 잘 청취하고 진찰을 철저히 하면 환자들에게 매번 검사를 한 무더기 받게 하지 않고서도 아주 쉽게 불필요한 진단을 배제할 수 있다. 검사를 하면 치료해야 하는 소견이 나올 가능성이 높다. 아무 문제도 일으키지 않을 소견 말이다. 심각한 상태는 아님이 확인돼 마음이 놓여도 의사는 여전히 그 결과에 이름을 붙이고 싶어할 수 있다. 사실 의사의 평판(알고 보면 모든 건강 문제에 대한 해결책으로서 의학의 평판), 환자의 바람, 의사의 수입, 의료업계에 연관된 모든 사람의 수입 등이 전부 거기에 달려 있다. 진단명이라는 꼬리표는 의료 시스템으로 들어가는 환자의 입장권이다.

의사 평판에 관한 부분이 중요하다. 의사의 평판이란 환자와 동료 의사 사이에서의 명성은 물론이고 사회에서 자신이 가치 있는 존재라는 느낌, 선택한 직업과 직위와 지위를 달성하기 위해 투자한 것에 대한 정당화이다. 문제 해결을 원하는 환자에게 '모르겠다'고 말하면 그간 받아온 의학 교육에 위배되는 것 같다. 그러나 의사가 모른다고 말하면 많은 환자의 건강이 개선되거나 '해를 덜 입게' 될 수 있다. '모른다'는 메시지는 환자가 과잉 검사와 과잉 진단 및 그로 인한 피해로 향하지 않게 해주는 힘이 있다.

아무것도 하지 않는 것이 최선의 치료일 때

지금까지 우리는 의사들이 진단을 내릴 때 모른다고 말하지 않으려는 데서 오는 피해를 다루었다. 물론 진단이 명확할 때도 있다. 의사가 진단명을 찾아 헤매거나 불필요하게 사람에게 꼬리표를 붙이는 경우가 아닐 때다. 그러나 치료에 관해서는 모르겠다고 말하고 치료를 자제하는 것이 최선의 접근법일 수 있는데도 의사들은 그러기를 꺼린다. 좋은 치료법이 없거나 이용 가능한 치료법의 효과가 불확실할 때는 치료를 하지 않는 것이 최선일 수 있다.

치명적인 암과 같은 심각한 상태인 경우에도 적합한 치료법이 없을 때가 있다. 완치가 불가능하다고 간주되지만 환자들은 제거할 수 없는 종양에 수술을 받거나 말기 암에 화학 요법을 받아보려는 '모험'을 한다. 이러한 접근 방식은 용감해 보일지 몰라도 이치에 맞는 선택이 아닐 수 있다. 치료가 위험을 수반하고 기대 수명이나 증상, 삶의 질을 개선할 가능성을 주지 못한다면 그 치료는 환자에게 좋은 선택지가 아니다. 또한 다른 곳에 더 잘 쓰일 수 있는 자원의 낭비이기도 하다.

많은 사람에게 해당 치료를 시험해본 결과 평균적으로 이점이 없고 피해가 증가했다면 그 치료를 해서는 안 된다. 어떤 개인에게든 도움이 되지 않을 **개연성**(다수를 대상으로 한 연구를 기반으로 했을 때 가장 나올 법한 결과)이 있다는 뜻이기 때문이다. 그런데 연구 참가자 중 일부는 증상이 호전되고 해를 입지 않은 반면 다른 사람들은 심각한 해를 입었을 수 있다. 즉, 모두가 동일한 평균 결과를 나타내지는 않는다. 이런 경우 의사와 환자는 이득과 피해 가능성을 객관적으로 저울질하지 못할 수 있다. 대신, 이득의 가능성에 중점을 두고 그것을 부풀리는 반면 피해의 가능성은 무시하거나 낮춰 보는 경향이 있다. 치료를 받지 않는 편이 나을 가능성이 높지만 환자나 의사는 그렇게 여기지 않는다. 다시 말해 복권을 사면서 횡재할 것만 생각하고 그 대가는 모른 척한다.

의사가 효과가 없는 치료를 권하는 또 다른 이유는 그것이 가장 저항이 적은 경로이기 때문이다. 그렇게 하는 것이 더 **빠르고 간단해서**, 아니면 환자의 기대 혹은 환자가 기대한다고 의사가 **생각**하는 바와 일치하기 때문이다. 일반 감기나 독감(둘 다 항생제가 효과가 없는 바이러스 감염)에 항생제를 처방할 때 의사들은 쉬운 방법을 택한 것이다. 그들은 약물 부작용, 좋은 장내 세균을 죽여서 유발되는 설사, 내성 세균의 출현 위험성을 제대로 고려하지 않는다.

그런데 의사들이 매일 내리는 결정 중 다수에는 상대적인 위험성과 이점에 있어 불확실성이 있다. 때로 그 불확실성은 지속적인 치료를 유도하기 위해 만들어졌다. 담배 산업과 마찬가지로 제약 산업은 자사 약품에 호의적이지 않은 의견에 반대되는 글이나 수준 낮은 연구를 이용해 의심을 심곤 한다. 이렇게 의심을 조작해 '그 이야기에는 양면이 있다'거나 '해당 영역은 아직 논란의 여지가 있다'는 분위기를 풍긴다. 이에 따라 의사들은 확률의 균형에 따라 결정을 내리기보다 뭔가 불확실성이 있다고 인식하기가 쉽다. 그래서 치료를 정당화할 여지가 충분해진다. 명백한 바이러스 감염에 항생제를 처방하는 의사조차도 '세균일 가능성이 있으므로 항생제로 치료할 수 있다'고 말할 수 있는 것이다.

필자인 이언은 골절과 인대 파열을 치료하는 외상 외과의로서 진료실에서 이런 경우를 자주 본다. 아킬레스건 파열, 발목이나 어깨나 손목의 골절, 나아가 척추나 골반의 골절과 같은 부상까지도 수술 없이 치료할 수 있다는 훌륭한 증거가 현재 나와있는 상태다. 그러나 환자마다 치료는 다를 수 있다. 같은 골절이라도 각자 다르며 치료 결과에는 항상 일정 정도의 불확실성이 있기 마련이다. 이언은 환자가 이러한 부상을 수술로 치료받고 나서 불필요한 수술의 합병증으로 고통받는 경우를 적잖이 본다.

이언이 치료로 소송을 당했던 경우는 의사 경력 초기에 찢어진 아킬레스건에 봉합 수술을 했다가 그 환자에게 감염이 생겼을 때가 유일했다. 이후 지금까지 수년 동안 이언을 비롯한 많은 외과의사들은 수술 없이 그런 부상을 치료했다. 예후가 매우 좋고 수술의 알려진 합병증(감염 포함)을 피할 수 있기 때문이다. 당시에

5장 나는 모른다

는 그걸 몰랐던 탓에 '의심스러우면, 수술하라'는 함정에 빠졌던 것이다.

불필요한 치료를 피하는 것은 책임을 회피하는 것이 아니다. 환자를 치료하지 않는다고 돌보지 않는 것이 아니다. 의사들이 치료하지 않는 쪽보다 하는 쪽으로 기우는 흔한 이유는 치료하지 **않는** 것을 선택지에 넣지 않기 때문이다. 자기가 선호하는 치료법이 효과가 없다는 말을 들으면 일반적으로 의사는 "그게 아니라면 우리가 무엇을 하길 바라나? 우리는 **뭔가** 해야 한다"라고 대답할 것이다.

의사들은 치료를 하지 **않는다**는 대안을 못 볼 때가 많다. 아예 선택지로 여기지 않는다. 그러나 이점과 해로움을 저울질해 치료를 결정한다면 선택지 중에는 전혀 개입하지 않는다는 선택지가 포함된다. 다른 치료 선택지와 마찬가지로 치료하지 않는 것에도 따져볼 만한 잠재적인 이점과 피해가 있다. 그리고 이점과 피해의 용어를 써서 환자에게 설명하고 가까운 장래에 상황을 재평가할 수 있음을 연민과 자신감을 담아 전할 때, 치료를 하지 않는 것은 환자에게 최선의 선택이 될 수 있다. 치료하지 않는 것은 실패가 아닌 성공일 수 있다. 건강 관리를 잘하는 것일 수 있으며, 환자를 불필요한 해로움에 노출하지 않는 것일 수 있다.

* * *

의료화가 환자에게 최선의 이익이 아닐 때 의사는 모른다고 말하고 안심시키고 설명**만** 해주는 비非의료화를 할 수 있다. 정신없이 돌아가는 의료 과정에서 환자를 떼어내 평범한 일상과 업무로 돌려보낼 수 있다. 이렇게 하면 환자는 회복력과 사회적 지지에 기대어 삶의 곤경에 대처할 수 있다. 의사는 또한 경제적 부담과 스트레스, 불필요한 피해를 줄여줄 수 있다.

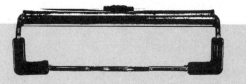

6장

탄생과 죽음

환자의 사생활을 존중하겠습니다.
환자의 비밀을 세상이 알게 된다면
환자는 내게 그것을 드러내지 않을 것이기 때문입니다.
무엇보다 생사 문제에 각별히 신중해야 합니다.
생명을 구할 기회가 주어진다면 감사할 뿐입니다.
생명을 앗아갈 힘이 내 능력에 있을 수도 있습니다.
지극히 겸허하게 자신의 나약함을 의식하면서
이 막중한 책임을 대할 것입니다.
무엇보다 신 놀음을 하지 말아야 할 것입니다.
—히포크라테스 선서

인생은 짧고 의술art은 길다.
—히포크라테스

내가 태어난 스코틀랜드에서는 죽음을 임박한 것으로,
내가 교육받은 캐나다에서는 죽음을 불가피한 것으로,
지금 사는 캘리포니아에서는 죽음을 선택적인 것으로 여긴다.
—이언 모리슨(미래학자)

출생과 사망은 전체 의료비 지출에서 상당 부분을 차지한다. 선진국에서는 거의 모든 출생이 병원에서 이루어지며, 대다수 사람이 사망하기 전 몇 주나 몇 달간 의학적 치료를 받는데 흔히 병원에서 받는다.

'생사 문제에서 각별히 신중해야 합니다'라는 부분에서 의학은 명백하게 히포크라테스 선서를 벗어난다. 삶의 많은 곤경이 의료화되었듯 세상에서 가장 자연스러운 두 가지인 출생과 사망도 의료화되었다. 출생과 사망을 의료화하는 것은 생사 문제를 **신중하게** 다루는 것과는 다르다. 이 선서의 서약을 검토하면서 우리는 의사들이 안락사 영역을 포함해 생사의 문제에서 '각별히 신중'하지 못한 부분을 지적하고, '겸허함과 자신의 나약함에 대한 의식'의 결여를 논의할 것이다.

출산의 의료화

역사적으로 출산은 일반인 여성들이 전적으로 관리했으며 의사는 관여하지 않았다. 출산은 정상적인 삶의 사건으로 간주되었다. 초창기 의사들은 가정 출산에 관여했지만 20세기 초에 출산은 주로 병원에서 하는 시술이 되었다. 그러나 병원은 감염 위험성이 높아 분만하기에 위험한 곳이었다. 제멜바이스가 감염을 줄이기 위해 손 씻기를 알리던 당시에도 많은 여성들이 병원 출산에 기인한 높은 사망률 때문에 집에서 출산하기를 선호했다. 지난

200년 사이 위생과 영양이 개선되고 1930년대에 항생제가 등장하면서 출산과 유아기에 관련된 사망이 감소했다.

통증 완화법 개선, 수혈, 합병증을 동반한 임신일 경우 행하는 제왕절개 등 여러 의학 발전이 출산에 긍정적인 영향을 미쳤지만 의사들이 행한 그 외 다른 의료적 개입들은 도움이 덜 되었다. 병원에서 대다수 출산은 의사들이 만든 권고안과 실무 지침에 따라 이루어진다. 아기와 산모 모두에게 안전한 출산을 보장하려는 좋은 의도로 만든 것이지만 이러한 '규칙'은 약물로 진통을 유도하거나 강화하고, 태아를 둘러싼 양막 절개, 제왕절개 등의 개입을 선호하는 경향이 있다.

태아곤란증 모니터링

분만 중에 심박-자궁 수축 감시 장치cardiotocograph, CTG라고 하는 전자식 태아 감시기를 사용해 태아의 '곤란증'을 모니터링할 수 있다. 이 장치는 실시간으로 태아의 심장 박동과 자궁 수축을 알려주므로, 적절하게 사용할 경우 태아곤란증을 감지하기에 유용하며 태아에게 발생할 위험을 줄일 수 있다. 그러나 연구에 따르면 불필요하게 사용하면 태아 사망 위험성은 줄이지 못하고 제왕절개 가능성만 높일 수 있다. 객관적인 과학 연구에서 개입하지 말라고 말하건만 의사들은 왜 개입하는 경향이 있을까? 불확실성 때문일 수도 있지만, 완벽하지 않은 임상 결과와 소송을 겁내기 때문에 개입을 한다. 의료 패러다임은 위험 회피적이므로 개입할 계기나 이유를 찾는 경향이 나타날 수 있다. 특히 소송에

걸릴지 모른다는 두려움 탓에 임신과 분만에 개입하는 일이 증가
하며 제왕절개 수술 역시 증가한다.

미숙아에게 산소 공급하기

최근까지 만연했던 시술 중에 조산에서 흔한 문제인 혈중
산소 농도가 낮은 신생아에게 산소를 공급하는 시술이 있다. 이론
적으로는 호흡 문제가 있는 아기를 돕는 것이 좋을 것 같지만, 산
소를 공급받은 신생아와 보통의 실내 공기를 공급받은 신생아를
비교한 연구에 따르면 산소를 공급받은 아기의 경우에 실명과 같
은 문제가 발생할 가능성과 사망 위험성이 더 높다. 이제는 그보
다 더 심각한 경우에만 산소를 공급하며, 산소 공급량이 과다하면
해로울 수 있으므로 면밀하게 조절한다. 이 경우는 좋은 의도만으
로 도입된 의료 개입의 사례로, 증거의 뒷받침도 없이 도움이 될
거라 추정되었고 의도하지 않은 유해한 결과를 초래했다.

자를 것인가 말 것인가

가장 많이 의료화된 부분은 출산 과정 자체다. 회음부 절
개, 즉 질 입구의 산도를 절개하는 방법은 출산 중 자연적으로 회
음부가 찢어지는 열상裂傷을 방지하기 위해 20세기 중반부터 일
상적으로 사용되었다. 열상이 심해지는 경우에는 외과적 봉합을
해야 하고 회복에 시간이 걸릴 수 있다.

아기가 산도를 빠져나가는 진행이 막히면 회음부 절개를
한다는 것은 좋은 생각 같아 보인다. 산도를 절개하면 자연적인

열상을 예방할 뿐 아니라 출산이 촉진될 것이라는 말은 논리적으로 들린다. 그러나 아기의 머리가 회음부 절개 없이도 잘 통과할지 여부는 매우 주관적으로 결정된다. 상황이 주관적이거나 불확실할 때 의사는 뭔가 행동에 옮기는 경향이 있으며, 이것이 많은 병원에서 회음절개술이 흔히 시행되는 이유다. 1970년대 미국에서는 자연 분만의 거의 3분의 2에 회음절개술을 적용했다.

물론 논쟁의 여지가 있지만, 자연적인 열상이 회음부 절개보다 덜 아프고 출혈도 덜 하며 더 빨리 치유될 수 있다는 몇 가지 증거가 있다. 즉, 회음부 절개가 보편적으로 행해지던 때에 이득은 거의 없이 통증과 질의 흉터를 비롯한 피해가 많이 생겼다는 뜻이다. 회음부 절개가 질 탈출증이나 요실금 같은 출산 후 합병증을 줄일 수 있다고 주장하는 이들도 있지만 나와 있는 증거는 그것을 뒷받침하지 않는다.

현재 호주 지침에서는 곤란증 상태인 태아의 분만을 서둘러야 할 때와 같은 특정 상황이 아니면 회음절개술을 권장하지 않지만, 아직도 의사, 병원, 국가마다 회음절개술 사용의 편차가 크다. 호주의 한 주에서는 회음절개술 시행 비율이 가장 높은 병원이 가장 낮은 병원보다 20배 더 많이 시행한다. 또한 의료 개입 비율이 전반적으로 높은 사립 병원에서 더 일반적이다.

겸자

겸자는 질을 통해 삽입하는 구부러진 금속 집게로, 출산할 때 아기의 머리를 잡아 감싸서 아기를 꺼내는 데 사용한다. 한

때는 분만의 '힘주기' 단계를 없애자며 겸자와 회음절개술 사용을 홍보한 적도 있다. 또한 산모의 힘주기 능력을 저해하는 경막외 마취를 하는 일이 늘어나면서 겸자 사용도 증가했다.

겸자는 신생아와 산모 모두에게 해를 끼칠 수 있는데도 과도하게 사용되었다. 분만 중 겸자의 오남용 때문에 겸자 사용을 아예 금지한 병원들도 있다. 겸자가 제 역할을 하는 상황도 있지만 사용은 현저히 감소했다. 어려운 분만에 제왕절개가 더 안전하다고 여기는 것도 이유 중 하나다(또한 겸자 사용을 제대로 배운 산부인과 의사가 부족하기 때문인 경우도 있다).

제왕절개

WHO는 '이상적인' 제왕절개 비율을 10퍼센트에서 15퍼센트로 제시했다. 그러면서 인구 전체에서 제왕절개율이 10퍼센트 수준으로 증가하면 산모와 신생아의 사망 수가 감소한다는 점을 언급한다. 그러나 10퍼센트 이상으로 증가할 때 사망률이 낮아진다는 증거는 없다.

선진국에서는 제왕절개 비율이 이미 높은 수준에서 더욱 높은 수준으로 증가하고 있다. 호주와 미국에서는 신생아의 약 33퍼센트가 제왕절개로 태어난다. 전 세계 평균은 약 30퍼센트이다. 이것은 평균치일 뿐, 국가 내에서나 국가 간에서나 큰 차이를 보인다. 중국과 브라질에서는 제왕절개 비율이 약 50퍼센트인 반면 에티오피아, 차드, 남수단, 니제르 등 일부 개발도상국에서는 2퍼센트 미만으로 아주 적다. 경제적 지위에 따라 제왕절개 수술 비율에 큰 차이를 보이는 국가도 있다. 예를 들어 페루에서는 소득 상위 5분위에 속하는 임신부 중 절반 이상이 제왕절개 수술을 받는 반면, 하위 5분위에서는 10퍼센트에 크게 못 미친다.

제왕절개율의 증가는 비만율 증가, 임신부의 연령 증가 등 여러 이유로 정당화되었지만 대부분은 그것으로 설명되지 않는다. 태아 둔위(태아의 머리가 아닌 엉덩이나 발이 자궁 출구 쪽에 위치한 경우), 분만 진행 부전, 이전의 제왕절개 등 더 전통적인 이유도 반드시 맞는 것은 아니다. 둔위 출산은 우선 질식 분만vaginal delivery으로 안전하게 시도할 수 있다. '분만 진행 부전'은 과잉 진단 되고 있다. '한 번 제왕절개면 계속 제왕절개'라는 격언은 제왕절개가 3배로 증가한 1970년대에 나왔는데, 높은 출혈 위험성 등과 같이 설득력 있는 이유가 없어서 문제시된 지 오래다. 그러나 제왕절개가 여전히 흔하게 권장되는 것은 소송 비율의 증가 때문일 가능성이 크다.

제왕절개 증가의 또 다른 중요한 이유는 산모의 요청이다. 2021년에 14개국에서 총 500만 건의 출산을 검토한 결과 산모가 제왕절개를 요청한 비율은 0.2~42퍼센트 범위였으며 연구에 따라 큰 차이가 있었다. 이러한 차이의 대부분은 해당 국가의 경제적 위상이 다르기 때문으로 설명할 수 있지만 여러분이 짐작하는 방식대로는 아니다. 산모가 제왕절개를 요청한 전체 건수는 고소득 국가에서보다 중상위 소득 국가에서 11배 더 높았다. 해당 논문의 저자들은 고소득 국가의 강력한 의료 시스템에서는 산모의 선호 외에 유효한 적응증이 없는 경우 제왕절개를 행할 가능성이

6장 탄생과 죽음

낮다는 가설을 제시했다.

제왕절개 남용을 왜 우려할까? 분명 제왕절개술은 안전하고, 또 조금이라도 의심이 든다면 만일의 경우를 대비해 제왕절개를 해야 하지 않을까? 늘 그렇듯, 그 피해가 충분히 고려되지 않고 있다. 제왕절개는 예전보다 훨씬 안전하지만 위험성이 없는 것은 결코 아니다. 제왕절개는 엄연히 수술로서 마취 합병증, 수술 상처 감염과 파열, 혈전 등 모든 수술에 따르는 일반적인 위험성을 다 갖고 있다. 더 구체적인 합병증으로는 출혈 과다, 자궁 감염, 요로 감염, 요관(신장과 방광을 연결하는 관)이나 방광 등의 주변부 손상이 있다. 드문 경우지만 합병증으로 자궁을 제거해야 하는 상황(자궁 절제술)이 생길 수 있으며, 그렇게 되면 당사자인 여성이 향후 임신을 계획 중인 경우 치명적이다. 호주에서 2003~2014년에 출산한 여성 1만 명 중 6명이 제왕절개술과 자궁 절제술을 같은 입원 기간에 받았다.

그런데 나중에 발생하는 합병증은 자주 경시된다. 엄마와 아기가 퇴원해 의사를 만날 필요가 없어진 이후에 문제가 발생할 수 있고 실제로 발생한다. 우선, 제왕절개로 인한 자궁 반흔(흉터)은 이후 출산 1000건 중 5~7건에서 자궁 파열로 인한 심각한 합병증을 유발할 수 있다. 앞서 제왕절개로 출산한 경우 다음번에도 제왕절개를 하는 이유가 바로 이것이며, 그 결과이기도 하다. 즉 눈덩이 효과인 것이다. 전치 태반(자궁 하부에 위치한 태반)과 유착 태반(태반이 자궁벽 속으로 자라며 분리되지 않음) 모두 출혈을 일으킬 수 있으며 후자는 종종 수술이 필요하다. 자궁 반흔 문제는 후속 제왕절개술을 더욱 어렵게 만들고 따라서 합병증이 발생하기 쉽다. 또한 수술 부위의 지속적인 통증, 절개부 자궁내막증(제왕절개 흉터에서 자궁내막이 증식), 자궁벽의 비후, 수술 흉터로 인한 장폐색 및 흉터 주변 감각 저하 등이 생길 수 있다.

산모에게 발생할 수 있는 합병증 외에 아기에게도 부작용이 나타나는 것으로 보고되었다. 면역 기능 저하, 비만, 호흡 곤란, 엄마와 아기 간 유대감 부족, 모유 수유의 어려움 등이다. 덧붙여, 비용적인 부분도 문제인데 제왕절개가 질식 분만보다 비싸다.

유도 분만

현재 호주에서 대부분의 출산에 여러 의학적 개입이 이루어진다. 3분의 1에 해당하는 제왕절개 출산을 제외하고, 분만의 약 절반은 어떤 방식으로든 유도된다. 한 예로 의사들은 출산에 임박하면 자궁경부가 시간당 1센티미터씩 넓어져야 한다고 생각한다. 그렇지 않은 경우 개입을 정당화하기 위해 출산에 관한 실무 지침(의료화의 또 다른 예)을 적용하는데, 조사 결과 자궁경부 확장에 시간이 조금 더 걸려도 괜찮은 것으로 밝혀졌다.

분만 유도 역시 과도하게 행해진다. 2004년에서 2018년 사이 호주에서는 20~34세 초산부 중 아기의 출생시 재태 연령이 37~41주인 경우의 약 43퍼센트가 유도 분만을 했다. 분만 유도는 출산 예정일이 훨씬 지났을 때만 유익할 텐데 모든 분만에서 흔히 사용되며 대부분 불필요한 것으로 추정된다. 그게 해가 될까? 그렇다. 그런데 아마도 가장 중대한 피해는 분만 유도가 흔히 제왕절개로 이어진다는 데 있다. 의료 개입이 또 다른 개입을 부르는 사례다.

출산 과정에 의학적으로 개입하는 일은 산모와 신생아의 생존과 건강 개선에 중요한 역할을 했지만 하나씩 따로 놓고 보면 도움이 아닌 해를 입힌 경우도 있다. 더 광범위한 연구에 따르면 의학적 개입이 수반된 출산에서 산모와 신생아의 합병증 발생률이 더 높았으며, 심지어 산모 중 일부는 애초에 상태가 더 안 좋았다는 사실을 분석에 반영해도 그러했다.

WHO는 출산에 대한 권한과 통제권을 산모에게 주고 산모를 존중하는 문화를 조성해서 출산을 보다 긍정적인 경험으로 만들기 위해 권고안을 마련했다. 이 권고안은 여성이 더 많은 의학적 개입을 받아들이도록 몰아가는 언어 사용(예: 개입을 정당화하기 위해 흔히 사용하는 '분만 진행 부전' 같은 용어)과 특정 개입의 남용 등, 출산의 의료화 문제를 구체적으로 지적한다. 또한 출산 모델을 '위험성'이라는 기존 틀에서 벗어나, 출산 당사자인 여성이 정보에 입각해 내린 결정을 중심으로 한 긍정적인 모델로 변경하기를 권한다.

임종의 의료화

얼마 전까지만 해도 대다수 사람들은 가정에서, 즉 친숙하고 편안한 환경에서 사랑하는 사람들에게 둘러싸여 임종을 맞았다. 설문 조사를 해보면 지금도 사람들은 집에서 죽고 싶다고 답한다. 오늘날 전체 사망의 약 4분의 1만이 가정에서 일어나고 나머지 중 4분의 1은 호스피스, 요양원, 기타 시설에서 일어난다. 나머지의 절반은 병원에서 일어나며, 병원에서 사망하는 사람들은 필연적인 결과를 피하려는 의사들의 무익한 시도로 고통스러운 치료 과정을 겪는 경우가 많다.

특히 중환자실에서 의사들은 인간의 고통과 존엄성을 중심에 두기보다 활력 징후를 유지하기 위한 분투에 집중한다. 전체 사망의 약 20퍼센트가 중환자실에서 발생하는데, 이 점은 사망에 드는 비용이 매우 높은 이유 중 하나다. 생애 마지막 한 달간 중환자실 치료로 발생한 비용은 생애 마지막 1년간 발생한 총 의료비의 약 80퍼센트를 차지한다. 매년 미국 의료보험 예산의 약 30퍼센트는 수급자의 5퍼센트에 해당하는 사망자에게 쓰인다.

문제는 의사들도 일부 치료법의 역할에 불확실성이 있음을 알기 때문에 종종 '한번 해보자'는 식으로 흘러간다는 것이다. 임종을 앞둔 환자나 중증 환자를 치료하기 위한 권고안 또는 실무 지침이 없는 점도 여기에 한몫한다. 죽음이 가까운 사람이 의식불명 상태이거나 치매여서 치료 선택지를 상의할 수 없는 경우에는 문제가 더욱 심각하다. 이런 경우 삶의 질은 거의 고려하지 않고 생명을 '구하거나' 연장하기 위해 뭐든 해보려는 경향이 나타난다.

우리는 죽음을 회피하는 데 초점을 맞출 것이 아니라 '좋은 죽음'을 보장하는 쪽으로 가야 한다. 좋은 죽음이란 죽음을 마음으로 받아들이면서 갈등이 해소되고 집에서 사랑하는 사람들에게 둘러싸여 임종하는 것과 같이 개인의 선호에 따른 편안한 죽음을 의미한다.

모든 사람은 죽는다. 이것은 인생에서 유일하게 피할 수 없는 부분이다. 사망을 의료화하는 것은 사망을 질병이나 부상 탓으로 돌리고 치료로 예방할 수도 있음을 의미한다는 점에서 문제다. 이렇게 되면 의사들은 죽음을 실패로 여긴다. 죽음의 불가피성이 의학적 치료 모델에 항상 반영되지는 않는다. 잘 반영되지 않는 사항에는 환자의 바람도 있다. 의사와 간호사들은 자기가 환자와 같은 상황이라면 원했을 수준보다 훨씬 더 공격적인 치료를 말기 환자들에게 제공한다고 말한다. 말기 질환을 앓는 의사들은 본인이 환자들에게 해주었던 것보다 치료에 시간을 적게 들이고 병원에 더 짧은 기간 입원한다.

불치의 암에 걸린 환자에게 공격적인 치료를 하는 이면에는, 항암 화학요법(받는 동안 삶의 질이 저하될 수 있음)에 드는 시간만큼 수명이 연장된다면(수명의 양적 증가) 그렇게 할 가치가 있다는 생각이 깔려 있다. 분명 어려운 결정이지만 그 전제가 언제나 옳지는 않을 것이다.

의사는 환자가 무엇을 선호하는지를 놓고 이야기해야 할 의무가 있다. 그래야 환자에게 더 좋고 사회에도 좋기 때문이다. 한 연구에 따르면 단순히 임종에 대해 이야기 나누는 것만으로도 암 환자의 죽음의 질이 향상되고 무모한 집중 치료가 크게 감소하며, 따라서 비용을 상당히 절약할 수 있다.

환자에게 적절한 정보를 제공하지 않고 의견을 묻지 않으면 환자는 자신의 임종을 관리할 책임을 의사에게 넘기는 경향이 있는데, 의사도 그럴 때 어떻게 해야 하는지 항상 알고 있는 것은 아니다. 의사들은 결국 다른 질병을 치료하듯 죽음에 대처하게 된다. 즉, 죽음을 존중하고 수용해야 하는 존재가 아닌 두려워하고, 물리치고, 통제해야 할 적으로 대한다. 의사는 죽음에 이르도록 그냥 두는 것을 환자 돌봄에 실패한다는 의미로 받아들인다. 하지만 죽음과 임종은 삶의 일부이지 삶의 반대가 아니며 좋은 죽음은 좋은 삶의 일부이다.

죽음의 의료화 문제에서 사회의 역할

공동체와 종교의 영향력이 사라지면서 개인주의, 세속주의, 질병을 강조하는 현대 문화와 과학이 임종 의료화에 한몫을 했을 것이다. 그러면서 죽음에서 의미와 위로의 수단이 박탈되고 죽음에 대한 공포가 생겨났다. 또 죽음을 싸워야 할 대상으로 여기면서 죽는 것은 개인의 나약함과 패배의 표시가 되고 죽음에 반발하는 문화와 죽음을 부정하는 현상이 나타났다.

죽음에 책임을 지고 죽음을 질병의 과정으로 취급해 질병 기반 치료 모형에 적용한 것은 의사들이며, 그로 인해 죽음에 대한 두려움은 더욱 커졌다.

완화의료라는 전문 분야는 죽음을 의료화하는 문제에 대응해 시작되었지만 완화의료 역시 의사가 담당했기에 그 자체가 의료화되었고 죽음을 관리하는 비의료적 방법은 평가절하되었다. 출산에서와 마찬가지로 의사들은 말기 환자에 대한 기술적 개입과 인본주의적 접근 사이에서 균형을 잡으려 고군분투한다.

죽음을 다룰 때 사회적 요인의 역할은 의학적 틀 내에서 관리된다. 죽음의 질을 보여주는 지표인 증상 관리, 모든 고통의 지표인 통증, 그에 따른 약물, 그리고 약물을 전달하는 최선의 방법(서방형, 패치, 소형 주입기 등)에 초점을 맞추고, 가급적이면 집보다는 병원이나 호스피스에서 임종 과정을 **통제**하는 데 집중한다. 그러나 임종을 앞둔 환자에게 가장 절박한 관심사는 증상 관리가 아니라 사회적·심리적인 부분이다.

미국의 작가이자 학자인 데이비드 B. 모리스는 1998년 저서 《포스트모던 시대의 질병과 문화》에서 이러한 점을 훌륭하게 요약했다. "말기 환자는 두 가지 악惡 사이에 갇혀 있다. 그 한 가지는 신체를 무기한으로 살려놓을 수 있는 인공호흡기, 수술, 장기이식이라는 폭주하는 의료 기술이며, 나머지 하나는 (이 정도 전망으로는 충분히 위협적이지 않다는 듯) 그런 굴욕적인 의사 조력 고통을 유일하게 대체하는 의사 조력 자살에 대한 대중의 (이해는 가지만) 무모한 요구이다."

의사 조력 죽음을 둘러싼 가짜 논쟁

극심한 고통보다 죽음을 선호하는 것에 대해서는 분명 논쟁의 여지가 있다. 다만 환자의 죽음이 의사의 손에 달려 있는 것을 의학이 생명을 통제하는 전형으로 보는 사람도 있겠지만, 그렇다고 해서 그게 나쁘다는 의미는 아니다. 우리는 이 책 전반에서 의료화라는 용어를 부정적으로 사용하지만, 의료가 사회와 거기에 속한 개인에게 혜택을 주기 위해 과정을 통제하는 사례도 많다.

의사 조력 죽음의 핵심은 의사 조력이라는 명칭에 있다. 이는 의사가 자신의 삶을 끝내기로 한 사람의 결정을 구현해주는 조력자로 보일 수 있는 상황을 말한다. 그 결정은 자신의 삶을 끝내는 것 자체를 선택할 권리일 뿐 아니라 죽음이 언제, 어디서, 어떻게 이루어질지에 대해서도 발언권을 갖는 환자 자율성의 극치이다.

정작 논쟁해야 할 부분은 의사가 환자의 죽음을 도와야 할지 말지가 아니라 사람들이 그러한 결정을 내릴 수 있어야 하는가이다. 죽음에 쉽게 이르도록 의사가 도움을 줄 수 있음을 아는 것은 물론 결정에 영향을 미치겠지만 여전히 가장 중요한 것은 결정 자체다. 환자가 조력 죽음이라는 결정을 내리는 것을 사회가 합리적이라고 인정하면, 해당 기술을 아는 의사를 참여시키는 것이 도움이 된다. 의사가 주의할 점이라면, 환자와 이 문제를 논의할 때 최대한 배려해야 하며 환자가 어떤 정보를 고려해 결정하는지 주의 깊게 살펴야 한다는 것이다.

의사 조력 죽음을 '신 노릇 하기'라 말하는 것은 도움이 되지 않는다. 의사들은 항상 신 노릇을 한다. 문제는 그렇게 하는 것이 의사들에게 이득이 되는지 여부이다.

6장 탄생과 죽음

의사 떠받들기: 이 위상은 정당할까

'신 노릇'에서 더 논의해볼 측면이 있다. 의사가 겸손하다고 비난을 받는 경우는 거의 없다. 그럴 만한 이유가 있다. 환자들이 의사를 매우 높이 평가하기 때문에 의사는 의사 결정 과정을 엄격히 통제하며 경우에 따라 전면적으로 통제하기도 한다. 따라서 의사들이 자기가 칭송받을 자격이 있다고 여기면서 겸손을 잃기 시작할 때 특히, 그 권력은 부패로 이어지기 쉽다.

흥미롭게도, 하지만 어쩌면 자연스럽게도, 같은 업무에서 남성 의사는 종종 여성 의사보다 유능하지 않은데도 자기 능력에 더 자신감이 있는 것으로 나타났다. 레이첼은 자신이 초기에 했던 한 연구에서 이 현상을 처음 알게 되었다. 이 연구에서는 캐나다 온타리오주에 있는 약 800명의 일차의료 의사에게 근골격계 질환이 있는 가상 환자 5명을 관리하는 방법과 그것에 대한 자신감을 묻는 우편 설문지를 작성해달라고 했다. 얄궂게도 그 연구팀의 리더는 남성 의사였고 나머지 팀원은 여성이었다. 연구 결과, 치료의 거의 모든 측면(약물 처방, 주사 등)에서 남성 의사가 해당 진료에 더 자신감을 보였다. 그런데 그 치료의 적절성을 평가해보니, 여성 의사들이 권고안에 맞는 관리법을 고른 경우가 남성 의사들보다 많았다.

'영웅' 외과의사

외과의는 업무의 본질상 오만해지기 쉽다. 외과의들은 돌이킬 수 없는 결정을 내리고 그 결정을 감수해야 하므로 결과가 어떻든 간에 자신의 결정이 옳았다는 확신을 가져야 환자(그리고 자신)를 안심시키기가 쉽다.

다른 의사가 하지 않는 수술을 한다는 이유로 영웅처럼 대우받는 외과의들도 있다. 그런데 다른 의사들이 그런 수술을 하지 않는 이유는 환자에게 도움이 되지 않는다는 증거가 있기 때문이다. 수술 불가로 간주되는 뇌종양을 제거하려는 경우처럼, 그런 수술은 흔히 다른 수술보다 더 규모가 크고 어려운데 그렇다고 그게 도움이 된다는 뜻은 아니다. 외과의는 동료들과 경쟁할 일이 없음을 정당화하기 위해 스스로를 영웅시할 수 있다. 자신은 특히나 성공 확률이 희박하다는 것을 알면서도 이런 수술이 가능할 만큼 용감하고 숙련된 유일한 사람이라는 것이다. 또 이런 이유에서 '영웅' 외과의가 청구하는 매우 고가의 치료비 역시 정당화된다.

절박한 환자가 어떻게 해서 이런 이야기에 넘어가고 시술을 받게 되는지 쉽게 이해할 수 있다. 되든 안 되든 승부를 거는 것은 매력적인 서사다. 영화에서는 거의 매번 통하지만 현실에서는 대개 상황을 악화시키고 만다. 외과적 시술에 필요한 증거에 관한 규정이 없다는 점도 악화에 한몫하지만 겸손이 결여된 외과의 역시 몫을 보탠다.

'과도하게 배려하는' 종양 전문의

때로 의사는 치료 결정에 대한 통제력을 이용해 불충분한 치료를 하는데, 이 또한 해가 된다. 일례로, 일부 종양 전문의는 환자가 부작용을 겪지 않도록 치료 수준 이하의(비효과적인) 항암 화학요법을 한다고 알려져 있다. 의도는 좋지만 그건 치료할 수 있는 사람들을 치료하지 않는다는 의미일 수도 있다. 치료 과정에서 이미 이득이 없는데 해로움을 줄인다는 건 이치에 맞지 않는다.

2016년에 호주 뉴사우스웨일스주 정부는 화학요법의 허가 범위 외 처방 건에 대한 첫 조사를 시행했다. 한 종양 전문의가 두경부와 대장에 암이 있는 환자들을 치료하면서 완치하겠다며 비표준 항암 화학요법(비권장 약물 그리고/또는 권고안의 권장량보다 낮은 용량)을 해온 데 따른 조사였다. 이 조사를 자문한 전문가 패널은 다음과 같이 말했다. "매우 단적이고 일관되게 ⋯ 이것은 실무 지침에 어긋난다. 증거와 크게 동떨어져 있다. ⋯ 감시망에서 벗어나 있었다." 그 종양 전문의는 자신의 접근 방식이 내약성을 개선하고 치료 부작용을 줄일 수 있다고 믿었지만 조사 결과 이 주장을 뒷받침할 증거는 발견되지 않았다.

＊ ＊ ＊

의사들은 떠받듦을 당연하게 받아들여왔다. 모두가 이미 그렇게 여기므로 의사들은 굳이 정당화할 필요성을 못 느낀다. 의학은 확률과 불확실성으로 이뤄진 분야이건만 사람들은 의사들에게 확실성을 기대하고 의사들은 기꺼이 그 기대에 부응하려 한다. 이 두 상황은 잘 어우러지지 않는데, 의사가 겸손함을 갖는다면 가능하다.

증명된 자료에 따르면 병원에서 사망하는 사람의 비율은 감소하고 호스피스나 집에서 사망하는 비율이 늘고 있다. 또한 가정 분만을 택하는 여성의 비율이 늘고 있으며, 수십 년간 증가한 제왕절개 비율(과잉 치료의 전조)이 미국에서 최근 몇 년 동안 정체되었고 여러 주에서 감소하고 있다.

6장 탄생과 죽음

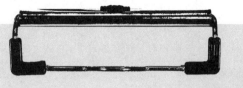

7장

문제 치료하기

내가 발열 차트나 악성 신생물을 치료하는 것이 아니라
질병으로 가족과 경제적 안정에 영향을 받을 수 있는
아픈 사람을 치료하고 있음을 명심하겠습니다.
아픈 이들을 제대로 돌보려 한다면
질병에 관련된 이러한 문제들도 나의 책임하에 있습니다.
―히포크라테스 선서

지도는 영토가 아니다.
―알프레드 코르집스키(폴란드·미국 철학자)

정형외과에서는 "환자를 치료하라, 엑스선 영상 말고"라는 말을 자주 쓴다. 가장 **중요한** 치료 결과는, 환자에게 가장 중요한 결과이면서 치료 목표를 반영하는 것이다. 즉 죽지 않음, 삶의 질 개선, 통증 완화, 일상 활동 수행 능력의 개선 등이 해당한다. 반면, 가장 중요한 결과가 아닌 주변적이거나 2차적인, 그리고 흔히 중요한 결과 대신 사용되는 **대리**代理 결과가 있다. 예를 들어 당뇨병 환자에게 **대리** 결과는 혈당 수치일 수 있는 반면에 가장 중요한 결과는 실명이나 신부전 같은 당뇨 합병증의 예방일 수 있다.

대리 결과와 그 전형인 플레카이니드

가장 중요한 결과 대신 대리 결과를 치료한 유명한 예는 심장마비 후 플레카이니드를 사용한 것이었다. 심장마비를 겪은 환자는 부정맥이라는 비정상적인 심장 박동으로 갑자기 사망할 수 있다. 의사는 이러한 돌연사를 방지하려고 플레카이니드와 같이 부정맥을 줄이는 약물(항부정맥제)을 투여한다. 표면적으로는 이치에 맞지만, 지금쯤이면 부정맥을 줄이는 것이 심장 박동에 미치는 영향(대리 결과)보다는 의도치 않게 사망에 미칠 수 있는 영향(중요한 결과)을 고려하고 있길 바란다.

플레카이니드의 효과는 임상시험들로 입증되었다. 참가자를 무작위로 두 군으로 나눠 한 군은 실제 약물을, 다른 한 군은 위약을 복용하게 했다. 모든 참가자가 심장 모니터링을 지속적으로 받았는데 플레카이니드를 복용한 사람들에게서 부정맥이 확실히 더 적게 나타났다. 이 연구들에서는 사망을 결과변수로 다루지 않았는데, 하려면 어렵지 않게 할 수 있었을 것이다.

이러한 시험에 근거해 플레카이니드는 FDA의 승인을 받았으며 1980년대에 미국 전역에서 수십만 명의 심장마비 환자에게 처방되었다. 낮은 사망률(적은 사망자 수)과의 연관성이 확인되지 않았지만 의사들은 이 약물이, 대리 결과에 한정되긴 했지만 분명히 효과가 있으므로 사망률을 검증하기 위한 시험은 비윤리적이라고 여겼다.

다행히도 플레카이니드의 가치를 의심한 일부 연구자들이 나중에 비슷한 연구를 하면서 사망률을 주요 결과변수로 삼았다. 그들은 플레카이니드를 복용한 사람들의 경우 사망할 가능성이 훨씬 더 높음을 보여주었다. 사실, 플레카이니드에 의한 사망률이 너무 높아서 더 이상 사망이 발생하지 않도록 시험을 조기에 중단해야 했다. 종합하면, 이러한 항부정맥제의 도입으로 미국에서만 수만 명의 사망자가 발생했으며 그 수가 12만 명 이상이라는 추정치도 있다.

연구자들이 대리 결과변수를 사용하는 이유는 무엇일까? 흔히 좋은 의도에서 그렇게 한다. 대리 결과변수가 실제 결과를 타당하게 보여주는 척도라고 여기기 때문이다. 또 대리 변수는 더 쉽고 빠르게, 그리고 더 적은 비용으로 수집할 수 있다. 하지만 사망은 측정하기 어렵지 않으며 속이기가 어렵다. 사람을 살리기 위한 치료법에 대한 연구라면 오히려 사망을 주요 평가 변수로 사용해야 한다. 이 원칙은 의사가 대리 결과변수를 치료하는 경향이 있는 일상 진료에서도 중요하다.

환자가 아닌 숫자를 치료하기

의사들은 숫자를 좋아하는 경향이 있다. 측정 가능한 값이기 때문이다. 숫자가 '정상' 밖에 있으면 정상 범위 내로 가져오고 싶어한다. 이를 '정규화 휴리스틱'이라고 한다. 휴리스틱은 문제 해결을 위한 편의적 접근 방식을 말하며, 정규화는 측정 가능한 이상異狀을 '수정'하거나 정상으로 간주되는 상태로 되돌리기 위해 처리하는 것을 의미한다.

정규화 휴리스틱이라는 용어는 집중치료(중환자의학—옮긴이) 전문가인 스콧 K 애버렉이 만들었다. 집중치료실은 환자가 아닌 숫자를 치료하는 가장 좋은 예다. 일례로, 한때는 집중치료실에 있는 중환자의 혈당 수치를 엄격하게 조절하는 것이 환자의 생명 유지에 중요하다고 간주되었다. 이것은 좋은 생각 같아 보였고 많은 의사들의 개인 경험이 모인 집단 경험으로 뒷받침되면서 일반적인 관행으로 자리 잡았다. 그러다 2009년, 엄격한 혈당 조절과 상대적으로 느슨한 혈당 조절법을 비교한 대규모 무작위 임상시험의 결과가 발표되었다. 이 연구 결과는 혈당을 엄격하게 조절한 환자의 사망 가능성이 더 높음을 보여주었다. 모두가 생각해온 것과 상반되는 결과였다.

환자가 아닌 숫자를 치료하는 것을 질병의 '위험 인자' 치료라 말하기도 한다. 위험 인자 자체는 중요하지 않을 수 있다. 위험 인자가 있다는 것은 다른 조건이 동일할 때 해당 위험 인자가 없는 사람에 비해 나중에 질병에 걸릴 **가능성이 더 높다**는 의미이다. 쉽게 교정하거나 치료할 수 없는 위험 인자도 있다. 즉, 우리가 뭘 어떻게 하든 변하지 않는 위험 인자다. 예를 들어, 유방암을 앓은 어머니를 둔 여성이 유방암에 걸릴 확률은 어머니가 유방암을 앓지 않았던 여성의 2배이다. 우리는 의료로 바꿀 수 **있는** 위험 인자에 관심을 둔다.

콜레스테롤을 측정하는 혈액 검사나 뼈가 얼마나 성긴지 측정하는 골밀도 검사와 같이 많은 위험 인자는 검사에서 도출되고 숫자로 표현된다. 높은 콜레스테롤 수치나 고혈압은 심장마비와 뇌졸중의 위험 인자이지만, 이러한 위험 인자를 치료한다고 해서 심장마비나 뇌졸중이 완전히 예방되거나, 그 치료가 다른 문제를 일으키지 않으리라고 추정해서는 안 된다.

환자가 아닌 숫자를 치료할 경우 우리는 두 가지 난제에 봉착한다. 첫 번째 난제로, 치료 효과를 판단하는 데 더 중요한 결과 지표보다 대리 지표를 사용할 위험성이 있다. 통상적인 진료에서 이를테면 환자는 사망했는데 골절은 나았다거나 환자의 증상은 호전되지 않았는데 수술은 성공했다고 의사가 말하는 것과 같다. 임상시험에서는 중요한 결과를 얻기까지 시간이 오래 걸리는 경우, 연구자가 더 빨리 측정할 수 있는 대리 결과변수를 대신 선택할 수 있다는 문제가 있다. 연구자는 대리 결과와 더 중요한 최종 결과 사이에 긴밀한 연관성이 있다고 가정하지만 그렇지 않은 경우가 많다. 두 번째 난제는 질병이 없는데 위험 인자를 치료할 때 발생한다.

많은 검사에서 '정상'은 해당 통계 기법상의 한계 또는 전문가 위원회의 의견에 따라 임의적으로 정의될 때가 많다. 그렇더라도 정상 범위는 개인마다 상당히 다르며, 사람에 따라서는 평균 인구의 정상 범위 밖이어도 정상일 수 있다. 동일인을 반복적으로 검사해도 꽤 다양한 수치가 나올 수 있다. 가령 혈압 수치는 집에서 측정했는지 병원에서 측정했는지에 따라 다를 수 있다. 혈압 등 많은 생리적 척도는 하루 중 언제 측정했는지, 또 음식이나 음료 섭취, 운동과 스트레스에 따라 달라질 수 있다. 같은 환경에서 5분 후에 다시 측정해도 다른 혈압 수치가 나올 수 있다. 이 점은 혈액 검사도 마찬가지라서 판독기나 검사실에 따라 다를 수 있고 검사 측정에 사용되는 기계의 오차 때문에도 바뀔 수 있다.

암에서의 대리 결과

항암제 임상시험에서 대리 결과를 사용하는 것이 수년간 많은 주목을 받았다. 미국 혈액종양내과의사인 비나이 프라사드 Vinay Prasad 박사 같은 연구자들 덕분이었다. 비나이 프라사드는 미국 FDA 같은 규제 기관으로부터 항암제를 승인받는 과정에서 대리 결과가 사용되는 것을 조사했다.

항암제는 생명을 연장하거나 삶의 질을 향상한다고 알려

져 있다. 그러나 다른 약물이나 위약과 비교 검증할 때 해당 약물의
효과를 판정하는 데 동원되는 결과변수는 종양 축소, 해당 암으로
인한 사망, 해당 암의 재발과 같은 대리 결과인 경우가 많다. 이러
한 결과변수는 얼핏 적절해 보이지만 암 연구에 쓰이는 대리 변수
가 우리의 **진짜** 목적인 **전체** 생존율과 삶의 질 향상에 영향을 미치
는지 검증하는 역할은 못 할 때가 많다. 오히려 대리 결과와 이러한
중요한 결과 사이에 전혀 상관관계가 **없음**이 종종 밝혀진다.

　어떻게 그럴 수 있을까? 이유 하나는, 종양 축소 정도나 암
진행 기간 같은 것은 그 신체에 있는 전체 종양에 대해서가 아니
라 측정한 그 종양에 대해서만 알려주기 때문이다. 또 종양이 작
아진 뒤에 어떻게 되는지(오히려 더 강해지지는 않는지), 또는 그 치료
가 신체의 다른 부분에 어떤 영향을 미치는지는 알려주지 않는다.
암 연구의 대리 결과변수를 검토한 결과, 전체 생존율과 관련이
있는 결과변수는 16퍼센트에 불과한 것으로 나타났다.

　FDA 승인을 다룬 어느 연구에서는 연구 대상이었던 약물
모두가 대리 결과변수에 근거해 '가속' 승인을 받았음을 밝혔다.
가속 승인이라는 개념은 가능성이 보일 경우 약물을 출시하고 그
후 실제 효과에 대한 데이터를 계속 수집하는 것이기 때문에 합리
적일지 모른다. 문제는 가속 승인에 사용된 대부분의 대리 결과변
수와 전체 생존율 같은 진짜 결과 척도가 밀접하게 연관되었는지
확인하는 검증이 전혀 되지 않았다는 것이다. 그리고 검증해보면
대부분은 연관성이 없었다. 심지어 나중에 사람들에게 해를 끼치
고 생존도 삶의 질도 향상하지 못하는 것으로 밝혀져, 빠르게 승

인했다가 철회해야 했던 약물들도 있다.

3장에서 보았듯이 전립선암에 대한 PSA(전립선특이항원) 검사 역시 이와 비슷한 위험 신호를 발한다. PSA 수치 상승을 통해 발견된 일부 전립선암 환자가 수술을 택하는 것은 이해할 수 있지만, 그 검사가 더 나은 결과의 가능성을 높이지 않는다면 애초에 검사를 받지 말아야 한다. 전립선 제거 즉 전립선 절제술의 이점은 보통 전립선암 사망률이 더 낮은 것으로 또는 전립선암 생존율이 높은 것으로 측정된다. 그러나 전립선암 환자의 경우에 우리는 전립선암으로부터 생명을 구하는 데 초점을 맞출 게 아니라 생명을 구하는 데 맞춰야 한다. 그게 다다.

신장 질환에서 빈혈의 교정

만성 신장 질환은 흔한 의학적 상태로, 이 질환을 앓는 환자 대다수는 심각한 빈혈(낮은 적혈구 수)도 갖고 있다. 빈혈인 경우 쇠약, 피로, 숨 가쁨이 나타난다. 만성 신장 질환에서 빈혈은 신장에서 만들어지는, 적혈구 생성을 조절하는 호르몬 에리트로포이에틴erythropoietin, EPO의 결핍으로 발생한다. 과학자들이 실험실에서 EPO를 만들어 신장 질환 환자들에게 투여했더니 적혈구 수가 증가했고, 해당 약물은 지금도 흔하게 사용된다. 하지만 그 이점은 잠재적 위험성과 견주어 신중하게 따져봐야 한다. 이 치료는 적혈구 수를 증가시키는 데는 매우 효과적이지만 삶의 질에는 아무런 이점이 없는 것으로 나타났다. 게다가 혈액의 점도를 높여 뇌졸중, 심장마비, 혈전, 나아가 사망까지 더 많이 일으켰다.

좁아진 동맥을 우회하거나 넓히는 시술

좁아진 동맥을 넓히거나 우회하는 시술은 환자가 아닌 대리 결과를 치료하는 전형적인 예다. 뇌로 가는 동맥인 경동맥이 좁아지면 혈액 공급이 차단되어 뇌졸중이 생길 수 있다. 1970년대에 개발된 동맥 우회술은 뇌졸중을 앓았거나 좁아진 경동맥으로 뇌졸중 발생 위험이 있는 사람들에게 한동안 널리 사용되었다.

초기 연구에서는 동맥의 혈류 및 뇌파검사electroencephalo-gram, EEG로 측정한 뇌의 전기 활동과 같은 여러 대리 결과변수에 근거해 좋은 결과가 나타났다. 몇 년이 지나서야 수준 높은 무작위 임상시험에서 우회술과 좁아진 혈관을 그대로 두는 것을 비교했다. 이 연구를 통해 해당 수술이 중요한 결과인 사망과 뇌졸중 중 어느 것도 개선하지 못한다는 사실이 드러났다. 실제로 몇 집단은 수술을 받고 상태가 더 나빠졌고 대체적으로 수술을 받은 집단이 더 일찍 사망하는 경향을 보였다. 의사들은 환자를 도우려는 간절한 마음에서 대리 척도를 사용한 증거에 의존했고, 그에 따라 많은 환자들이 해가 될 수도 있고 실질적인 이득은 없는 치료를 받았다. 이러한 결과는 3장에서 살펴본, 안정형 협심증 환자에게 시행한 관상동맥 스텐트 시술의 경우와 유사하다.

스텐트 시술은 또한 신장으로 가는 주요 동맥이 좁아지는 상태인 신동맥협착증을 치료하는 데 사용된다. 매우 높은 혈압을 유발하는 신동맥협착증과 심각한 심장 질환 간의 연관성 때문에 신동맥에 스텐트를 삽입하자는 움직임이 1990년대에 크게 일었다. 이 시술은 비교군(스텐트 비/미시술군)을 설정하지 않은 연구들에서 우수한 결과가 보고되어 큰 인기를 얻었다. 심장 질환과 **연관성**이 있다는 말을 들으면 우리는 신동맥 협착이 심장 질환의 원인이라는 생각이 즉각적으로 들게 마련이지만, 가장 말이 되는 설명은 신동맥 협착을 일으킨 질환(죽상동맥경화증)과 관상동맥 협착을 일으킨 질환이 동일하다는 것이다. 지난 20년 동안 수행된 여러 대규모 무작위 임상시험에서 신동맥에 스텐트를 삽입한 사람들이 일반 약물을 투여한 사람들보다 더 호전되지는 않은 것으로 나타났다. 게다가 스텐트 시술을 받았다가 그 시술의 치명적인 합병증으로 사망한 경우도 종종 있었다.

하위 집단의 오류

여전히 의사들은 신동맥 스텐트 시술이 효과를 발휘하는 사람들이 있다고 생각한다. 스텐트 시술이 **평균적**으로는 이점이 없었지만 일부 사람들은 상태가 유지되었고 나머지는 호전되거나 악화되었기 때문이다. 이것은 거의 모든 질환에서 나타나는 현상인데도, 스텐트 삽입을 했기 **때문에** 호전되는 사람들 즉 '하위 집단'이 분명 있을 것이라고 해석한다.

이러한 사고방식은, 대상자 전체로 보면 치료의 이점이 나타나지 않은 연구 결과에 대해 의사들이 보이는 일반적인 반응이다. 의사들은 그 치료가 도움이 **될** 환자를 골라낼 수 있다고 생각한다. 그러나 수준 높은 어떤 임상시험에서도 이런 하위 집단은 발견되지 않았다. 그런 하위 집단이 존재할 수도 있겠지만, 공정한 임상시험을 통해 입증되지 않는 한 우리는 납득하지 못할 것이다.

하위 집단에 관한 이런 잘못된 사고방식의 예는 적지 않다. 예를 들어 일부 의사는 임상시험들 전반에서 이점이 발견되지 않았는데도 척추 성형술이 도움이 될 사람을 골라낼 수 있다고 생각한다(2장 참조). 최근 척추 성형술이 호주 정부 보조금 적용 대상에 재등재되도록 승인되었는데, 적용 대상은 척추의 특정 부분에 골절이 있으면서 증상이 나타난 기간이 3주 미만인 경우에 한한다. 이러한 결정은 이른바 '사후' 분석(한마디로, 개선될 법한 하위 집단을 찾으러 나선 낚시 여행에 다름 아닌)을 행한 연구 1건을 토대로 내린 것이다. 이 집단들이 임상시험 시작 전부터 정의되어 있었던 것도 아닌데 말이다. 적용 승인이 된 이 하위 집단은 최소 2건의 다른 무작위 위약 대조 시험에서 나머지 연구 대상자에 비해 호전되었다고 나오지도 않았다. 또한 전체적으로 보아 순이익이 없는데 하나의 하위 집단이 호전되었다면 반대로 상태가 악화된, 같은 규모의 다른 하위 집단이 있어야 할 텐데, 공개된 데이터에는 그러한 상황이 반영되어 있지 않았다는 점에 주목할 필요가 있다.

베타 차단제

베타 차단제는 오랫동안 쓰여왔으며 원래는 여러 목적에 유용하다고 간주되었다. 그러나 해롭거나 효과가 없는 것으로 밝혀진 상황에서도 이 약은 자주 사용되었다. 예를 들어, 한때는 수술받을 환자가 수술 무렵에 심장마비를 일으키는 것을 예방하기 위해 사용되었다. 이를 검증한 연구에서 베타 차단제는 예상대로 심장마비의 가능성은 낮췄지만, 더 중요하게는, 전체 사망 위험성도 증가시킨 것으로 나타났다.

베타 차단제를 처방하는 더 흔한 경우는 고혈압 치료의 1차 약제로서였다. 수십 년에 걸쳐 수백만 건의 처방이 이루어졌다. 대규모 연구에서 베타 차단제가 혈압을 낮춘다는 결론이 (정확하게) 나왔기 때문이었다. 뇌졸중과 같은 몇몇 심혈관 질환의 발생률을 낮추었다는 증거도 있다. 혈압은 사람들이 느낄 수 없다. 그런데도 치료를 받는 이유는 심장마비나 뇌졸중 같은 것을 피함으로써 더 오래 살기 위해서라는 점을 주목해야 한다. 그러나 고혈압에 대해 베타 차단제를 검증한 모든 무작위 시험을 살펴본 2017년 코크란 검토는 위약을 복용한 환자에서도 사망 확률이 정확히 같다는 것을 발견했다. 대리 결과(낮은 혈압)는 치료의 목표이자 성공의 척도였지만 중요한 결과(사망)는 영향을 받지 않은 것이다.

골다공증 치료

또 다른 대리 결과는 골다공증으로, 이것은 골밀도 검사를 통해 판정된다. 뼈가 성글어지는 것은 노화 과정에 속한다. 호주에서는 전문가들의 합의에 따라 70세 이상의 모든 사람들에게 골밀도 검사를 권장하지만, 많은 여성들이 그보다 일찍, 보통 완경 시점에 검사를 받는다. 미국에서는 65세 이상의 여성과 70세 이상의 남성에게 권장된다. 골다공증은 젊은 여성의 평균 골밀도보다 2.5 단위(표준 편차) 이상 낮은 골밀도로 정의된다. 의료 재원 조달 주체는 이 기준점을 이용해 골다공증 판정을 해서 해당 치료에 보조금을 지급한다.

이 기준점 아래로 한 단위씩 골밀도가 떨어지면 골절 위험은 약 2배씩 증가하지만, 낮은 골밀도는 여타 몇 가지 요인과 비교했을 때 골절과 강한 상관관계는 보이지 않는다. 골절이 일어나는 가장 강력한 요인은 연령 증가, 최소외상성골절의 과거력, 자꾸 넘어지는 경향이다. 골밀도가 낮은 많은 사람들이 골절을 겪지 않는 반면, 골밀도가 정상인 많은 사람들이 골절을 겪는다. 골밀도를 문제 삼고 거기에 집중하면(따라서 성긴 뼈에 대해서만 대응하면) 낙상을 줄이는, 즉 애초에 낙상을 예방하는 것과 같은 진짜 쟁점을 가려버릴 수 있다. 낙상 예방은 카펫·전선·가구 재배치, 조명 개선, 백내장 치료, 안경 착용, 약물 조정, 신체 균형과 근육 및 뼈 강도를 향상하는 운동 실천과 같은 간단한 조치로 가능하다. 측정 가능한 숫자 치료에 집중한다는 것은, 골다공증 치료가 골밀도를 올리는 값비싼, 때로 유해한 약물에만 집중됨을 종종 의미한다 (9장 참조).

MRI 검사

환자가 아닌 수치를 다루는, 겉보기에 무해한 또 다른 예는 MRI와 같은 정밀영상검사다. 문제는 영상의학 전문의가 검사 결과를 알려준다는 것인데, 영상의학 전문의의 역량은, 그 결과의 맥락(예: 연령에 기인한 '정상'적인 변화)을 반드시 설명하지는 않지만 '정상'에서 벗어난 이상을 얼마나 잘 포착하는지에 달려 있다. 이는 과잉진단을 했을 때 나타나는 의도치 않은 결과보다 진단을 놓쳤을 때의 여파가 훨씬 크다는 것을 과도하게 강조한 결과로 나타난 현상이다. 이런 시스템에서는 지극히 정상일 수 있는 영상에 대해서까지 길고도 상세한 보고서가 나온다.

MRI 검사는 매우 민감하며 갈수록 더 민감해지는 추세라 점점 더 작은 변화까지 잡아낼 수 있다. 척추 MRI에는 추간판이 얇아지거나 탈수되거나 돌출된 것, 척추체끼리 연결하는 관절이 좁아진 것, 뼈에 자라난 돌기, 뼈와 인대의 비후, 신경근에 대한 경미한 압박, 석회화, 낭종, 부정렬 등이 다 나타난다. 이러한 변화는 모두 정상이며 나이 듦에 따라 더 흔해질 것으로 예측된다. 또 대개 통증 유무와 무관하다. 영상의학과 전문의는 환자의 나이를 감안하면 많은 부분이 정상이라는 점 등 연관성에 대한 정보는 종종 첨부하지 않은 채, 발견한 이상 소견을 전부 기록한다. 이 이상 소견 목록은 환자 입장에서는 무서운 항목들이며, 의사 입장에서는 치료하고 싶은 것의 목록이다.

척추를 MRI로 검사한 여파로, 척추의 여기저기에 스테로이드와 여타 물질(예: 혈액)을 주입하는 주사, 고주파 치료, 전기 자극기, 외과적 시술 등의 침습적 치료가 폭발적으로 증가하고 있는데 이들 모두는 특정한 MRI 소견과 연계되어 있다. 문제는 이러한 치료법이 효과가 없다고 입증되었거나 (대부분) 아직 입증되지 않았다는 것이다. 또한 가격이 비싸고 피해를 유발할 수도 있다. 정밀영상검사의 이상 소견 전부를 치료하겠다는 태도는 과학적 오해, 금전적 유인책, 선한 의도가 한데 작용해 나온 것이다. 히포크라테스 선서 중 검사 결과가 아닌 환자를 치료하겠다는 서약을 유념하지 않은 탓에 의사들은 자원을 낭비하고 사람들에게 해를 끼쳤다.

돈을 따르라

2018년, 건강에 이롭다는 이유로 분유보다 모유 수유를 권장하는, 논란의 여지가 적어 보이는 동의動議가 유엔에 제출되었다. 이 동의가 해결하려는 문제는, 개발도상국의 많은 여성들이 모유 수유보다 유아용 분유에 의존하는데 그 이유 중 하나가 분유 제조업체의 광고라는 점이었다. 이에 따라 비용이 많이 들고 건강과 정서 면에서 모유 수유의 긍정적인 효과를 얻을 수 없게 되었다는 것.

그런데 미국은 모유 수유 권고를 완화하고 싶어 했고 분유업계는 반겼으나 많은 국가들은 동의하지 않았다. 에콰도르는 세계 보건과 비용에 미치는 영향을 근거로 미국이 제안한 수정안에 반대표를 던지려 했다. 그러자 미국은 즉각 에콰도르에 미군 원조를 철회하고 제재를 가하겠다고 위협했고, 에콰도르는 곧바로 꼬리를 내렸다. 거대 산업의 영향력을 과소평가해서는 안 되었던 것이다.

7장 문제 치료하기

이 사례는 환자가 아닌 돈을 치료하는 명백한 경우다. 의료업계는 미국에서 가장 강력한 로비 집단이다. 의료 장비 회사와 제약 회사, 보험 회사, 병원, 영상 검사 업체 등으로, 이들은 전 세계 의료업체 중에서도 가장 큰 비중을 차지한다. 미국 정부는 오래전부터 제약 회사 친화적인 결정을 내려왔다.

제약 회사는 자사 약품을 지지하는 민간 소비자 캠페인에 자금을 대고, 자사 약품에 호의적이지 않은 연구를 저지했으며, 약품의 유익성과 부작용에 대해 의사와 대중을 오도했다. 그런가 하면 자사가 연구를 시행해놓고 연구 주체 이름을 바꿔 발표하기도 하고, 수십억의 비용을 마케팅과 광고에 썼다. 모두 판매량을 늘리기 위한 방책이다. 제약 회사는 건강이 아닌 이윤을 극대화하는 데 초점을 맞추며, 앞서 열거한 일들은 그 목표를 달성하기 위한 방법 중 몇 가지에 불과하다.

약이 효과가 없거나 유해하다는 점이 입증되었는데도 높은 판매량이 지속된다면 제약 회사를 비난하는 것이 비교적 쉽고 편한 방법일 터이다. 하지만 처방약 판매에는 의사의 서명이 필요하다는 점을 상기하자. 따라서 최종적으로 판매고에 책임이 있는 쪽은 의사다. 의사는 약품 관련 피해에 대해서도 책임이 있으며, 처방전에 서명할 때 해당 약의 위험성과 이점을 알고 있어야 할 책임 역시 있다.

의료업계와 의사의 은밀한 관계

의사와 의료업계는 항상 긴밀히 협력해왔으며 그 협력을

바탕으로 건강에 크게 기여하기도 했다. 그런데 의사와 의료 산업 간에는 또 다른 측면이 있다. 의사는 의료업계로부터 강연비, 저술비, 자문비를 받으며, 의학 교육 후원, 무료 샘플, 간접 리베이트, 조건부 연구비, (펠로 수련, 교육 등을 위한) 부서 자금을 받을 수 있고, 직접 금일봉이나 뇌물을 제안받기도 한다. 이러한 지원의 대가로 의사는 공개적으로 제품을 추천하거나 사용하기만 하면 된다. 의료 관련 업체가 해당 관행(뇌물 수수, 리베이트 등)으로 유죄 판결을 받은 적은 많지만, 그런 제안이나 지원을 받은 의사가 벌금을 부과받은 경우는 거의 없다.

이런 관행은 과거에 국한되지 않고 형태를 바꿔가며 계속되었다. 의사는 의료업체가 수행하는 연구에 환자를 모집해주는 대가로 수만 달러를 받는다. 의사와 해당 진료과는 자문비, 연구 지원금, 교육으로 간주될만한 모든 것에 비용 지원을 받는다. 수술이나 처방에 대해 직접적인 또는 간접적(환자나 업계가 주는, 소득 신고가 되지 않는 돈)인 거액의 유인책은 개발도상국에서 특히 문제다.

관련 지침을 정하는 위원회에 들어가는 의료계 대표도 문제다. 여기에 위촉된 여러 위원들은 위원회에서 내리는 결정의 대상이 되는 약품이나 의료 기기의 제조업체와 금전적으로 엮인 경우가 많다. 정부와 전문 학회는 이 문제를 알면서도 업계와 금전 관계가 없는 전문가를 찾거나 적어도 충분히 확보하기가 불가능하다고 주장한다. 심지어 업계와 가장 긴밀한 관계에 있는 의사들이 아는 것도 가장 많다는 주장까지 한다.

호주에서는 위원회 구성원의 이해 상충에 대해 국립보건

의료연구위원회가 정해놓은 내규를 어길 경우 해당 지침을 승인하지 않는다. 호주 정부에서 보조금을 지급할 약품·의료 기기·검사를 선별해 권장·결정하는 위원회 역시 엄격한 이해 상충 규정을 갖고 있다. 다만 새로운 치료법의 도입에 관한 매우 엄격한 규칙이 있음에도, 그 규칙 시행 전에 이미 도입되어 엄밀한 검토를 거치지 않은 오래된 치료법이 아직도 많다. 또한 이 시스템은 정부가 결정을 번복하거나 재고하도록 이해관계자들이 정부에 직접 호소하며 의제를 밀어붙일 경우 변질될 여지가 있다.

의료업계의 돈이 임상 의료 행위에 영향을 미칠까? 대답은 기업이 스스로 하도록 해야 한다. 기업이 앞서 열거한 활동에 오랫동안 돈을 쏟아부었다는 건 분명 영향을 미친다는 뜻이다. 이윤이 되지 않으면 그러지 않을 테니까. 미국 의사에게 들이는 의료업계 후원은 연간 최대 수만 달러의 추가 수입이 되는데, 의사들은 그만큼의 돈이 임상 의료 행위에 영향을 미칠 수 있음을 강력히 부인한다. 그러나 그 돈이 처방에 영향을 미친다는 사실을 보여주는 증거가 있다. 호주에서는 2019년 4월 기준, 이전 6개월간 제약 회사가 의사 2775명에게 총 730만 달러를 지불했다. 최근에는 국제 회의 등에 참석할 때 지원금을 받는 전문 간호사의 수가 늘고 있다.

대다수 의사(와 간호사)는 제약 회사가 주는 돈에 자신들은 영향을 받지 않지만 동료 대부분은 영향을 **받는다**고 생각한다. 다른 많은 직업군의 경우 의견에 영향을 미칠 수 있는 집단과 금전 관계를 맺는 것을 불허하지만 의료계에서는 허용된다. 게다가 이러한 이해 상충을 관리하는 방식이 최적화되지 않았다. 학계(학술지, 학회)와 임상 의료 실무에서는 이해 상충을 반드시 **공표해야** 한다고 규정한다. 이 규정의 바탕에는 청중이나 환자가 스스로 이해 상충의 잠재적 영향을 판단할 수 있다는 생각이 깔려 있다. 문제는 사람들이 의사를 신뢰하기 때문에 이러한 이해 상충 관계가 있다고 하여 자신의 의사를 부정적으로 판단하지 않는다는 것이다. 이해 상충을 공표하는 것은 이해 상충을 **없애는** 데 별 도움이 되지 못하며, 한마디로 시간 낭비나 다름없다.

이해충돌이 전문가 패널이 만드는 치료 지침에도 영향을 미친다는 증거도 있다. 특정 혈액 질환에 대해 각각 따로 만들어진 두 종류의 진료 지침을 비교한 연구에서, 업계와 금전 관계가 있는 패널 구성원이 만든 지침은 그렇지 않은 전문가가 작성한 지침에 비해, 관련 업계에서 만든 약물을 더 선호하게 만들 법한 권고안을 제시했다. 업계와 관련 없는 전문가 패널에는 이러한 치료 편향이 없으므로 이상적인데, 안타깝게도 많은 분야에서 이해상충이 없는 전문가가 드문 탓에 그런 패널을 조직하기가 어렵다.

많이 할수록 많이 받는다

업계 외에서 오는 금전적 유인책도 임상 관행에 영향을 미친다는 증거가 있다. 의사에게 진료비를 지불하는 방식에 따라서도 진료가 달라질 수 있다. 미국 의사는 진료비를 시술당 받는 반면 영국 등 많은 국가에서는 의사가 봉급을 받는다(시술 횟수에 관계없이 일정한 임금을 받음). 미국에서 척추 유합술을 비롯한 여러 시술이 영국에서보다 훨씬 많이 이루어지는 현상이 설명되는 부분이다. 호주에는 이중 체계가 있기 때문에 이 문제를 조사하기에 독특한 환경을 제공한다. 모든 사람이 정부가 제공하는 의료보험 혜택을 받고 인구의 약 절반은 민간 보험에도 가입해 있다. 민간 부문(공공 부문보다 의사가 훨씬 더 많은 급여를 받는)에서 척추 유합술을 시행하는 비율은 공공 부문보다 훨씬 높다. 척추 수술에서 이러한 민간-공공 부문 간 차이는 고관절 치환술과 같이 '외과의사의 선호도'에 영향을 덜 받는 시술에서 나타나는 차이보다 훨씬 더 크다. 사립 병원의 고관절 치환술 비율은 공립 병원의 약 2배인 데 비해 척추 유합술의 경우 약 10배에 달한다.

사립 병원의 이윤은 내원 환자 수에 대략 비례한다. 사립 병원은 자기 병원의 의료 서비스가 불필요하다는 의견을 내놓는 연구와 연구자들을 공격한다고 알려져 있으며 소속 의사들에게 항의 편지를 쓰게 하기도 한다. 필자들 역시 겪은 일로, 무릎 관절 치환술을 받은 환자에게 재활 목적으로 수술 후 1주일 이상 입원시키는 것이 그냥 퇴원시키는 것보다 나을 게 없으며 비용이 훨씬 많이 든다는 연구 결과를 우리 연구 기관에서 발표했다가 정확히 같은 일이 벌어졌다.

무릎 관절 치환술을 받은 환자에게 무조건 1주일가량 입원 재활 치료를 받게 하는 병원과 외과의들이 있다. 이 경우 병원과 재활의학과 의사에게는 상당한 수익이 되지만 재활 치료를 받지 않고 퇴원할 수 있었던 환자에게는 득이 되지 않는다. 주요 수입원(입원 재활 치료)을 잃게 생긴 사립병원협회Private Hospital Association는 해당 연구가 '보험사의 계략'이며 '위험하다'고 비난하면서 "많은 호주인들에게 참담한 결과를 초래할 수 있다"는 의견을 덧붙여 보도자료를 냈다(재활의학과와 정형외과 전문의들이 서명함). 해당 연구 결과가 어쩌다 한 번 나온 것이 아니라는 점이 중요하다. 통상적인 입원 재활 치료가 집에서 돌봄받을 수 있는 환자에게 도움이 되지 않음은 널리 인정된 사실이다.

시술의 사용 여부는, 시술 효과가 불확실하거나 증거가 부족한 경우가 많아 의사에 따라 다르다. 즉, 효과가 없을 수 있는데도 효과가 있다고 믿는 의사들이 있는데, 진료비를 더 많이 받을수록 효과가 있다고 믿게 된다. 이전 연구에 따르면 '행위별 수가제' 하에서의 수술 비율은 봉급 의사가 행하는 수술 비율보다 약 80퍼센트 더 높은 것으로 나타났다. 행위별 수가 지불 체계를 폐지해, 특정 치료가 아닌 건강 결과에 초점을 맞춰야 한다는 요구가 국제적 차원에서 나오기도 했다.

금전적 이득과 의사의 처방, 자문, 수술 비율 간 관련성은 의사가 본인 소유 병원에서 진료하는 경우에 가장 우려된다. 개인 병원의 이익은 환자 회전율에 따라 증가하고 병원 소유주인 외과 의사들은 이 회전율에 상당한 통제력을 미친다. 본인 병원에서 진료하는 외과의사는 환자를 수술받게 할 가능성이 더 높으며 이러한 이해 상충을 환자에게 항상 밝히지는 않는다.

물론 이 문제는 비非수술과 전문의와 일차의료인도 해당한다. 의사나 그의 동료 의료인이 금전적 이해관계가 있는 시설에 환자의 검사를 의뢰하는 관행인 자기自己 의뢰는 영상 검사에서

7장 문제 치료하기

특히 문제다. 2004년 미국에서 불필요한 자기 의뢰 영상 검사 비용은 보수적으로 추산해 160억 달러였다. 미국의 한 연구에서는 환자가 엑스선 검사 의뢰를 받을지 여부를 가장 잘 예측하게 해주는 인자는 의뢰인의 엑스선 장비 소유 여부라고 밝혔고, 또 다른 연구에서는 영상 검사 자기 의뢰를 했던 의사의 진료를 받을 경우 영상 검사를 받게 될 가능성이 상당히 높다는 사실을 발견했다. 이런 식의 의료는 비용이 많이 듦은 물론이고 이해관계가 없는 의사가 의뢰한 영상 검사에 비해 자기 의뢰 영상 검사에서 아무것도 발견되지 않는 비율이 더 높다거나 하는 과잉 검사가 이루어지고 있음이 일관적으로 나타났다.

우리가 의료의 결과변수로서 건강을 중시한다면, 치료를 제공함으로써 이윤을 얻는 것은 결함이 있는 모델이다. 그 모델대로 하면 건강에 필수적이지 않은 의료가 다수 발생하기 때문이다. 어떤 의미에서는, 의료 서비스(검사 및 치료)가 건강의 대리 결과변수가 되었다.

의료업체의 후원이나 의사의 수입이 형성되는 방식 등과 같은 외부의 금전적 영향과는 무관하게, 개원한 의사는 또 다른 재정적 압박을 받는다. 사업체로서 병원을 책임지고 운영하자면 상당한 비용을 충당해야 한다. 통상적인 비용(공간 임대료, 직원 인건비, 소모품비 등) 말고도 의사 자신의 평생 교육과 의료책임보상보험에 돈이 들며, 이는 매년 수만 달러에 이른다. 미국에서 특히 그렇지만 호주 등 다른 국가에서도 점점 더 그러한데, 의사들이 처음부터 학위 취득에 필요한 교육비로 막대한 부채를 안고 개원을 한다. 부채와 병원 운영비를 충당하고 자신과 가족을 부양할 이윤을 내기 위해 의사는 많은 돈을, 거의 전적으로 환자 치료를 통해 벌어야 한다.

표면적으로는 사람들을 치료하도록 의사에게 돈을 지불하는 것이 이치에 맞다. 보통 우리는 서비스를 제공받고 비용을 지불한다. 차에 난 흠집을 메우려고 비용을 지불하는 경우라면, 잘 메워졌는지 아닌지 즉시 알 수 있고 잘못되었을 땐 비용을 지불하지 않을 수도 있다. 반면 의료의 경우, 의사는 결과와 상관없이 보수를 받는다.

자본주의 모델: 중국의 사례

치료 결과가 어떻든 의사의 치료에 돈을 지불하는 것에서 생기는 문제는 1980년대 중국의 사례에서 볼 수 있다. 중국은 의료를 민영화하는 움직임 속에서, 각 의료 시설이 이윤을 내도록 허용하고 의사의 수입이 그 이윤에 따라 정해지도록 했다. 이상적인 자본주의 모델이었다. 약을 처방하고 CT, MRI 검사 같은 값비싼 검사를 처방해 얻을 수 있는 이윤을 고려해볼 때 그들이 갈 길은 당연히 그런 의료 행위를 하는 쪽이었다. 처방한 약과 검사의 양이 많아질수록 수익이 높아졌고, 이에 따라 비싸고 낭비적이며 종종 비효과적인 의료 시스템이 생겨났다.

많은 환자들이 도움을 받지 못하거나 해를 입었다. 중국 정부는 이 혼란을 수습하려 애쓰고 있지만, 환자들이 약 처방과 고가의 검사를 좋은 의료의 필수 요소로 인식하게 된 탓에 여러 가지 처방을 받아야만 병원 문을 나서는 문화가 형성되었다. 이 사례는 건강이 아닌 **행위**에 보상을 하는, 이윤 추구만을 목적으로 한 의료 모델의 문제를 보여주는 전형적이고도 규모가 큰 사례다.

＊ ＊ ＊

숫자를 치료하는 것은 우리의 통제 욕구를 자극한다. 그 수치가 아무리 신뢰할 수 없거나 무의미하더라도 수치를 측정하고 치료의 길잡이로 삼으면 의사와 환자 모두 통제감과 질서정연함을 느낄 수 있다. 그 과정은 추적 관찰이 가능하고 성패 여부를 눈으로 판단할 수 있다. 그러나 환자가 아닌 숫자에 지나치게 집중함으로써 의사들은 히포크라테스 선서가 경고한 함정에 빠졌다.

이에 대한 해결책은 이 책에서 보여주는 여타의 경우보다 쉽다. 과학의 향상이 요구되기는 하지만, 해결책은 간단할 수 있다. 최대한 대리 결과변수의 사용을 삼가고 개인의 안녕에 **직접** 관련된 결과만 목표로 삼는 것이다. 경우에 따라 대리 결과를 사용할 수 있으나 중요한 결과와 매우 밀접하게 관련되거나 장기적인 추적 연구에는 그 중요한 결과가 포함될 경우에만 그렇게 한다.

의사는 또한 숫자 치료로 이끌리는 것을 경계해야 한다. 숫자나 영상에 편향된 진료를 뒷받침하는 증거를 꼼꼼하게 평가해야 한다. 이 점은 환자와 의료 재원 조달 주체들에게도 적용된다. 수명을 연장하거나 더 만족스러운 것(즉 삶의 양 또는 질 향상)이 아니라면 그건 시간 낭비다. 자신이 맞게 하고 있는지 잘 모르겠다면, 먼저 증거를 요청하고 받아서 파악한 **다음에야** 사람한테 해를 끼칠 위험을 무릅쓰든, 새로운 치료법에 비용을 지불하든 결정해야 한다. 또한 금전적 유인책과 같이 의료 행위를 하게 만드는 요인을 알아차려야 한다. 검사나 치료에 관련된 업체와 공급자는 치료받을 대상과 목적, 방법에 관한 규칙을 정하기에는 너무 편향되어 있다. 그러한 결정은 이해관계가 없는 독립적인 전문가들이 객관적으로 내려야 한다.

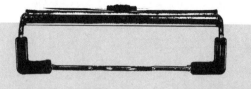

8장

예방

가능한 한 질병을 예방하겠습니다.
예방이 치료보다 낫기 때문입니다.
—히포크라테스 선서

모든 사람에게 너무 적지도 많지도 않은
적절한 영양과 운동을 제공할 수 있다면
우리는 건강으로 가는 가장 안전한 방법을 찾은 셈이다.
—히포크라테스

질병을 치유하는 사람이 가장 능숙할 수 있지만,
질병을 예방하는 사람이 가장 안전한 의사이다.
—토머스 풀러(17~18세기 영국 의사)

예방이 치료보다 낫다는 격언을 부정하기는 어렵다. 그러나 현재 의사들은 기존 질병의 조기 발견과 그에 따른 맞춤 치료에 집중하느라, 가능한 한 '질병 예방'을 하겠다는 히포크라테스 선서는 안중에 없다. 선별검사는 심각한 질병이나 사망을 방지하기 위해 증상 발현 전에 병을 발견하고 치료하는 것을 목표로 하지만, 예방은 애초에 질병 발생을 막는 것을 목표로 한다.

제대로 된 예방보다 선별검사를 선호하는 편견의 대표적인 예로 만성 호흡기 질환(보통 장기간 흡연이 원인인)을 들 수 있다. 제약 회사의 후원을 받는 의사 전문가들은 만성 호흡기 질환을 조기 발견하고 치료하는 것을 지지하는 권고안을 작성했다. 만성 호흡기 질환은 조기에 발견하더라도 약물 치료가 거의 효과가 없는데도 말이다. 이 질환의 경과를 바꾸고 사망 위험성을 낮추는 유일한 치료법은 금연이며, 조기에 금연하거나 아예 흡연을 시작하지 않으면 발병을 예방할 수 있다. 그러므로 전문가들은 그런 권고안을 만들 것이 아니라, 또 환자 조기 발견을 위한 프로그램을 만들고 대개 효과가 없는 치료제를 처방하는 데 시간을 들이지 말고, 흡연 예방과 금연 프로그램을 통해 질병을 예방하려는 의사들과 협력한다면 바람직하겠다.

공중보건: 가장 효과적인 예방

1800년대 중반 인류의 기대 수명은 약 40세였는데, 현재는 그 2배인 80세가 되었다. 기대 수명 증가에 기여한 것은 주로 공중보건(예: 깨끗한 물, 위생), 산업(예: 식량의 생산, 보존, 운송), 정치(전쟁 감소), 사회 변화(예: 교육, 복지, 주거, 산업 안전 규정, 대기 질과 식품의 질)이다. 이 사실은 제대로 규명되었음에도 잘 알려져 있지 않다.

　　미국의 한 설문 조사에 따르면 기대 수명 증가의 요인으로 공중보건이나 사회 변화를 꼽는 사람들은 별로 없었다. 응답자의 단 2퍼센트만 위생이 가장 중요한 요인이라고 보았다. 공중보건과 생활 습관 변화는 기대 수명 증가 요인의 20퍼센트 정도를 차지한다고 답했다. 응답자들은 위생, 식량 공급, 소득, 교육이 개선되었더라도 현대 의학이 아니었다면 현재 기대 수명은 200년 전과 다를 바 없는 47세에 불과할 것이라고 했다. 미국 질병통제예방센터는 이와 반대되는 결론을 내렸다. 연구에서 도출된 증거에 따르면 기대 수명 향상분의 약 80퍼센트(즉 20세기에 연장된 수명만 30년인데 그중 25년)가 공중보건 조치 덕분이라는 것이다. 해당 기간 동안 현대 의학과 항생제, 안전한 수술이 만개했다는 사실을 반영한 결과인데도 그렇다.

　　기대 수명이 대다수 사람들의 기대 이상으로 연장되었다는 데에는 의심의 여지가 없는데, 다수가 그것을 의학 덕분이라고 생각한다. 예를 들어 항암 치료, 항생제, 당뇨병 환자를 위한 인슐린 등 개인에게 제공되는 의료는 기대 수명 향상에 극히 **일부**만 기여했다.

심장마비 사망자 수 감소

가령 심장마비를 생각해보자. 심장마비는 한때 가장 많은 사망자를 낸 원인으로 꼽혔지만 1970년대 이후 심장마비로 인한 사망자 수는 지속적으로 줄었다. 오늘날 많은 사람들은 이 감소 요인이 관상동맥 우회술이나 스텐트 삽입술과 같은 현대 의료의 개입이라고 생각할 것이다. 그러나 지금까지 살펴본 대로 대부분의 스텐트 시술은 사망률을 낮추지 않으며 스텐트 시술과 비교해 관상동맥 우회술 후 사망률도 차이가 거의 없다. 더욱이 심장마비로 인한 사망은 이러한 치료법이 널리 보급되기 전에 감소하기 시작했다.

그렇다면 무엇이 심장마비 사망 감소의 원인일까? 대부분은 흡연 감소, 식습관 개선과 운동 증가 등 사회 변화나 생활 방식의 변화일 가능성이 높다.

감염병 사망자 수 감소

사망자 수가 지난 150~200년 사이에 가장 큰 폭으로 줄어든 것은 감염병으로 인한 사망이 줄었기 때문이다. 1800년대 사망의 가장 큰 원인은 현재 항생제로 치료할 수 있는 감염병인 결핵(소모병이라고도 함)이었다. 오늘날 대다수 사람들은 결핵이 드물어진 이유가 항생제 치료라고 생각하겠지만, 결핵 사망자 감소는 대부분 위생과 영양 개선 덕분이었다. 결핵 치료용 항생제가 발견되었을 때 사망률은 이미 90퍼센트가량 감소했고 꾸준히 줄고 있었다.

백신은 일부 지역에서, 특히 천연두에 대해 매우 성공적이었고 백신으로 천연두는 박멸되었다. 백신은 (수돗물 불소화 같은 경우와 달리) 개인에게 투여하면서도 일반적으로 전체 인구에 집단 투여한다. 호주에서는 중요한 백신의 경우 의무 접종이다. 즉, 예방접종을 맞지 **않으려면** 특별히 노력을 들여야 한다. 우리는 백신이 개인에게 제공되는 현대 의료 서비스의 범주에 속하지 않는다고 본다. 백신은 사람들이 필요로 하거나 불만을 제기한 데 대한 응답으로 제공하는 것이 아니다. 즉 백신 접종은 **기본**이다. 그러나 백신조차도 기대 수명에 미치는 영향 면에서 식량, 물, 주거, 안전에 비할 수 없다. 발진티푸스, 콜레라, 백일해, 성홍열, 인플루엔자, 홍역의 발병률은 모두 백신이 도입되기 전에 극적으로 떨어졌다. 한때 흔했던 질병이 감소한 것은 거의 모두 공중보건 조치 덕분이었다.

코로나19

코로나 사태가 전개되면서 우리는 감염병 전문가와 역학자疫學者 등 전문가들의 말을 듣는 데 익숙해졌고, 이제는 병원과 중환자실이 과밀해지지 않도록 '발생 곡선을 완만하게 만들어야' 한다는 것까지 잘 안다. 대유행 기간 동안 전문가와 심지어 일부 아마추어들은 제한이 필요한 시기와 제한을 완화하는 것이 안전한 시기, 제한을 완화하는 방법을 정하기 위해 숫자를 분석했다. 어떤 면에서 대중은 의과학 단기 집중 과정을 이수한 셈이다. 이제는 많은 사람들이 역학자가 무엇을 하는 사람인지, 그리고 대유행을 저지하는 데 중요한 역할을 해왔다는 사실도 안다.

우리는 코로나19 대유행 시기에 이루어진 과학적 성과를 생생하게 경험했다. 초기에 전문가들은 과거 감염병 유행을 통해 나온 지식을 토대로 자문을 했지만 새로운 정보가 빠르게 등장하면서 때로 조언을 변경했기에 우리는 적응하는 법을 배워야 했다. 일반 감기(공기를 통해, 그리고 감염된 것에 접촉해 확산될 수 있음)를 유발하는 바이러스를 포함해 바이러스가 확산되는 방식에 대한 지식을 토대로 초기에는 손 씻기, 표면 소독, 얼굴 만지지 않기가 강조되었다. 이러한 예방 조치는 여전히 유효하고 감기나 독감 환자 감소에 기여했지만 이제 우리는 코로나19를 유발하는 SARS-CoV-2 바이러스가 오염된 표면보다는 주로 공기 중에 방출되어 확산된다는 사실을 알고 있다. 일부 작은 입자는 특히 실내와 환기가 잘 안 되는 곳에서 장시간 살아 있을 수 있다.

마스크에 대해서도 초기에는 조언이 상충되었고 전문가들 사이에서도 의견이 분분했다. 또 마스크를 쓰면 사회적 거리두기에 안일해지고 의료인처럼 개인 보호 장비가 절실한 이들이 품귀 현상을 더 많이 겪을 거라는 우려도 나왔다. 그러나 마스크 착용이 에어로졸 입자를 통한 바이러스 확산을 줄이고 부분적으로라도 감염을 막는다는 사실은 더 이상 의심의 여지가 없다.

노인 돌봄 분야에서 드러난 의료의 부적절함은 말할 것도 없고, 많은 사례를 목격하면서 이제 우리는 예방 조치가 부실할 때 어떻게 되는지도 안다. 또한 호주에서 대유행에 대응할 때 주로 정치가 아닌 과학이 주도했다는 사실에 고마움을 느낀다.《사이언티픽 아메리칸》이 최근 기사에서 언급한 대로 말이다. "코로나 바이러스를 통제한 전 세계 많은 국가들에서 볼 수 있듯, 치료제나 백신이 없는 질병이 대유행할 때 가장 중요한 공중보건 조치는 최상의 증거에 기반한, 명확하고 신뢰할 수 있고 정확하며 실행 가능한 정보를 전문가들이 공유하도록 돕는 것이다. 거짓말을 퍼뜨리면 질병도 퍼졌다."

코로나19 대유행을 통해 효과적이고 안전한 백신과 치료법을 찾기 위한 국제적 차원의 연구 활동이 촉발됐다. 그러나 백신과 효과적인 치료법이 없어도 많은 국가에서는, 특히 동아시아와 호주, 뉴질랜드는 질병을 예방하는 공중보건 조치를 통해 바이러스 전파와 사망자 수를 획기적으로 최소화했으며 이제껏 적용했던 어떤 치료법보다도 바이러스로 인한 피해를 훨씬 크게 줄였다.

흡연으로 인한 질병 예방

흡연은 전 세계 사망의 약 9퍼센트에 원인 제공을 한다. 일부 국가, 특히 이곳 호주에서는 담배 관련 질병 예방 측면에서 괄목할 만한 성과를 거두었는데, 쉽게 이루어진 일은 아니다. 임상의와 연구자들로 이루어진 작은 단체가 수십 년에 걸쳐 헌신한 성과다. 이 단체는 질병 예방을 원치 않는 업계와 흡연자한테서 나오는 수입을 놓치지 않으려는 정부에 맞섰다. 담배와의 전쟁에서 여러 반反흡연법안이 통과될 수 있었던 건 사실 (간접흡연으로 인한) 제3자의 피해 때문이었다. 이 점을 통해 우리는 자신의 행동이 끼치는 해로움에서 사람들을 보호하는 것(개인적 책임으로 간주)과, 타인에게서 발생하는 해로움에서 사람들을 보호하는 것(사회적 책임으로 간주) 중 어느 쪽에 사회가 우선순위를 두어야 하는지 생각하게 된다.

한편 흡연율이 늘고 있는 국가들도 있다. 대표적으로 중국은 세계에서 흡연율이 가장 높은 국가에 속하며, 특히 남성 다수가 흡연자다. 반흡연법이 있지만 거의 시행되지 않는다. 담배 산업이 정부 수입의 약 10퍼센트를 차지한다는 점에서 원인 한 가지는 알 수 있다. 중국 남성 의사의 약 절반이 흡연을 한다는 사실도 한몫을 한다.

중국에서 흡연은 수억 건의 사망에 작용했을 것으로 예상된다. 전체 흡연자의 절반이 흡연 관련 질병으로 사망한다는 것은 곧 중국 남성의 최소 4분의 1이 흡연 관련 질병으로 사망할 거라는 의미다. 심장 질환, 혈관 질환, 폐암 등 흡연 관련 질환을 찾아내고 치료하려면 상상을 초월하는 비용이 들고 효과가 거의 없을 텐데 특히 흡연 예방 조치와 비교하면 더욱 그렇다.

호주와 미국 등 많은 국가에서 흡연율은 1980년대 이후로 적어도 절반으로 줄었다. 이것은 의사들이 제안한 다른 수많은 질병 예방책과 비교하면 실로 엄청난 규모의 질병 예방이라 하겠다.

의료 산업과 예방

많은 의사들이 흡연, 음주, 비만과 같이 큰 대가를 치를 항목들에 초점을 맞추고 효과적인 방법으로 질병을 예방하기 위해 적극적으로 노력하고 있다. 그런가 하면 관련 질환을 치료하는 데 주력하면서 예방이 무의미하다고 여기는 의사들도 있다. 또 의료 업계가 예방 운동을 지원하는 경우도 있지만 그 이유는 수상쩍다. 진정한 예방이라 하기 어려운 조기 발견 프로그램을 과도하게 강조하는데, 개인과 사회 전체의 건강에 더 큰 영향을 미칠 수 있는 '실질적인' 예방 프로그램에는 의료업계가 지원하지 않는다는 점에서 대조적이다. 비만이나 합법적인 약물(주로 술과 담배지만 아편 유사제 같은 약물도 있음) 사용처럼 사회의 질병(사망과 장애 포함) 부담에 가장 큰 영향을 미치는 일부 요인은 예방 가능한 것들이다.

질병 알기 운동

요즘에는 '예방' 프로그램들이 대외적으로 종종 질병 '알기' 운동의 형태를 띠는데, 그 목적은 애초에 질병 예방보다는 기존 질환 치료를 늘리려는 데 있다. 그중에서도 의료업 종사자들에게 이득이 되는 약물 치료나 시술과 연계된 프로그램들이 특히 문제가 된다. 해당 운동을 지원하는 상당 부분이 의료 산업(의사, 제약회사, 병원 소유주, 의료 기기 제조업체 등)에서 나오기 때문이다. 재정 지원이나 로비처럼 직접 지원할 수도 있고 소비자 단체나 연구를 지원하는 것처럼 간접적일 수도 있다. 이런 '알기' 운동의 대상이 되

8장 예방

는 질환은 많은데 대표적으로 성기능장애, 폭식장애, 주의력결핍 과잉행동장애, 사회공포증, 하지불안증후군, 안구건조증, 우울증, 골다공증 등이 있다.

척추골절 문제와 기업체 결탁

2018년 8월, 〈헬스 뉴스 리뷰healthnewsreview.org〉는 한 홍보 회사에서 이메일로 보내온 발표문을 기사로 다뤘다. 이 기사를 통해, 기업이 단체와 결탁해 어떤 방식으로 오해의 소지가 있는 메시지를 유포하는지가 뚜렷이 드러났다. 미국의 두 단체인 전국골다공증재단National Osteoporosis Foundation과 전국뼈건강연맹National Bone Health Alliance은 세계 골다공증의 날(10월 20일)을 앞두고 자신들이 보기에 과소 진단되는 문제, 즉 골다공증으로 인한 척추골절 문제를 널리 알리고자(인식 제고를 위해) 세계 최대 의료 기기 회사인 메드트로닉Medtronic과 협력했다.

이 두 단체는 척추 성형술(2장 참조)과 별다를 것 없는 시술인 풍선 척추 성형술을 홍보했는데, 메드트로닉이 이 치료법에 막대한 투자를 하고 있었다. 풍선 척추 성형술은 골절된 척추에 시멘트만 주입하는 것이 아니라 먼저 골절된 척추 내부에 풍선을 넣고 부풀려 척추의 높이를 유지하는 방식이다. 해당 발표문은 이 시술이 사람들에게 삶을 돌려줄 것이며 아편 유사제와 극심한 고통에 시달리는 삶의 유일한 대안이 될 것임을 사례를 들어 주장했다. 그러나 대다수 척추골절은 오래지 않아 나으며 그때그때 통증 완화만 하면 된다. 더군다나 풍선 척추 성형술의 효능은 입증되지 않았다. 척추 성형술과 거의 같은 효과가 있을(또는 효과가 없을) 것처럼 보이지만 척추 성형술과 달리 이 시술은 위장 시술과 비교하는 수준 높은 임상시험의 대상이 된 적이 없다. 두 옹호 단체 모두 메드트로닉과의 금전적 관계로 인한 이해 상충이 있었고, 자료에 실린 의사 역시 유사한 관계로 엮여 있었다.

알코올로 인한 질병 예방하기

음주는 많은 사회에서 제대로 다루지 않은 질병 예방의 영역이다. 알코올은 모든 사망의 약 3퍼센트(흡연으로 인한 사망률의 약 3분의 1)와 장애로 인한 전체 수명 손실의 약 4퍼센트(흡연과 거의 같은데 흡연은 장애를 일으키기보다 사망을 유발)에 원인을 제공한다. 즉, 음주는 흡연만큼 치명적이지는 않지만 인간의 삶과 사회에 끼치는 해로움 면에서는 흡연 못지않다. 술은 각종 암, 간 질환, 췌장 질환, 위출혈, 정신 건강 문제, 폭력, 기억 손실, 성 기능 저하, 교통사고로 인한 외상, 선천성 결함, 골다공증 등의 발병과 관련이 있다.

그러나 음주로 인한 피해를 줄이기 위한 예방 전략은 부족하다. 이런 상황에 주류 생산자를 비롯해 소매업과 서비스 등 많은 산업이 미치는 영향은 어느 정도이며 문화적 저항은 얼마만큼 영향을 줄까? 많은 문화권에서 흡연 허용 정도는 상당히 낮아진 반면 음주에 대한 허용 정도는 여전히 높기 때문에 답하기가 쉽지 않다. 물론 주류 산업은 벌어들일 돈이 많고 정부도 많은 돈을 번다.

비만 관련 질병 예방하기

비만은 제2형 당뇨병, 골관절염, 심장 질환, 간 질환, 신장 질환, 특정 암 등 삶의 질과 장애에 큰 영향을 미치는 질환일 뿐 아니라 조기 사망 위험 증가와도 관련이 있다. 비만을 부르는 요인은 개인의 선택과 지역의 문화적 요인 등 많지만 큰 비중을 차지하는 요인으로는 현재의 '식품 환경'(음식 선택지와 그에 따른 비용)을 들 수 있다. 식품 환경은 주로 식품 생산자와 판매자가 좌우한다.

현재의 식품 환경은 열량 밀도가 높은(한입당 더 높은 열량) 음식을, 더 쉽게 구할 수 있게, 더 매력적으로, 더 저렴하게 만드는 등 다양한 방식으로 우리 눈앞에 들이민다. 담배업계와 마찬가지로 식품업계도 비만의 원인으로 열량 섭취보다는 운동 부족을 지적하며 비난을 회피한다. 또한 최대한 많은 사람에게 최대한 높은 가격으로 최대한 많이 팔려는 자기들의 사업을 보호하려고 정부에 로비한다.

표면적으로는 제2형 당뇨병이나 심혈관 질환이 있는 사람에게 체중 감량을 유도하기보다 약물로 치료하는 것이 훨씬 쉬워 보인다. 체중 감량이 이러한 만성 질환의 중증도와 결과를 극적으로 바꿀 수 있는 것이 사실인데도 그렇다. 해당 질병 대다수는 체중 감량으로 상태가 호전되면 약물이나 그 밖의 치료를 할 필요가 없다. 체중이 줄면 성인기에 발병한 당뇨병이 말 그대로 사라질 수 있기에 동반되는 모든 질환(감염, 혈관 질환, 심장마비, 신부전, 실명 등)의 위험성도 줄어들 수 있는데, 이러한 체중 감량의 이점을 강조하지 않고 관련 질환을 따로따로 치료하는 경우가 많다. 환자들도 마찬가지인데, 빠른 치료를 원해서이기도 하지만 의사가 체중 감량의 이점과 가능성을 강조하지 않아서일 때도 많다.

문제는 환자 각자가 담배를 끊거나, 술을 줄이거나, 체중을 줄이느라 상당히 애를 써야 하고 종종 애쓴 보람이 없으며 보상은 적다는 점이다. 의료 산업은 여전히 질병과 시술에 집중한다. 이 점은 애초에 질병을 예방하기보다 수술로 치료하는 데 많은 노력과 홍보가 투입되었다는 사실에서 알 수 있다. 비만 수술은 비만 예방보다 더 비싸고 위험하며 덜 유익하다.

질병을 예방하기 위해 비만을 치료하기는 어렵다. 비만 예방을 위해 문화와 관련 규제를 바꿔서 많은 사람들이 치료를 받을 필요가 없도록 하는 것이 더 현명한 접근 방식이다. 많은 질환으로 이어지는 근본 원인을 예방함으로써 사망과 고통을 더 많이 방지할 수 있다. 흡연에 관련된 문화와 규제가 바뀌자 건강 면에서도 큰 변화가 있었다. 알코올 남용과 비만 증가에 대해서도 그렇게 할 수 있다.

이것을 이룬 공동체와 지역 사회들이 있다. 현대 도시들 가운데서도 비만도가 높은 곳과 미미한 곳이 있다. 이러한 지역들의 지리적 분포는 사회경제적 지위의 분포와 상응하는데, 부유할수록 비만이 적다. 비만을 부(식량을 구입할 수 있는)의 상징으로 여기던 과거와는 정반대 현상이다.

낮은 사회경제적 지위와 비만 간의 연관성에는 몇 가지 가능한 원인이 있다. 첫째, 패스트푸드 같은 고열량 식품이나 가당 음료는 저렴하며, 초저가인 경우도 많다. 게다가 고열량 식품은

맛있다. 인류가 진화할 당시에는 고열량 식품이 지금보다 훨씬 더 손에 넣기 어려웠기 때문이다. 그때는 음식 섭취량이 더 적었고, 다음 음식이 언제 생길지 확실치 않았기 때문에 있을 때 잔뜩 열량을 채워 넣으려 했다는 뜻이다. 가용성이 없다는 것은 또한 애초에 음식을 획득하는 데 많은 열량이 소모된다는 뜻이었다.

사회경제적 수준이 높은 지역에서 비만도가 낮은 또 다른 이유는 교육이다. 고등 교육을 받은 사람들은 비만이 나쁘고 날씬한 체격을 유지하는 것이 좋다는 걸 알고 있으며 운동을 하고 건강에 좋은 (더 비싼) 음식을 살 시간 여유가 있다.

그렇다면 의사들은 질병을 예방하기 위해 경제 개혁을 주장해야 할까? 그렇기도 하고 아니기도 하다. 많은 국가에서 사회경제적 지위가 높은 사람이 비만일(또는 흡연할) 가능성이 낮은 것은 사실이지만, 지위에 관계없이 비만이 문제가 되지 않는 문화권도 있다. 국가 간 비만율에는 경제적 차이로는 설명할 수 없는 상당한 차이가 있다. 예를 들어, 일본, 한국, 이탈리아는 OECD 국가 중 비만율이 가장 낮고 미국과 멕시코는 가장 높다. 노르웨이, 싱가포르, 스위스 등 세계에서 가장 부유한 범위에 드는 국가들은 비만율이 매우 낮지만 미국, 호주, 독일(스위스와 국경이 맞닿은)과 같은 국가들은 부유한데도 비만율이 가장 높은 축에 든다. (사회경제적 지위가 낮은) 태평양 여러 섬나라들은 세계에서 비만율이 가장 높은 반면 스리랑카, 인도네시아 등 다른 저소득 국가는 비만율이 가장 낮다. 이 사례들은 의미 있는 지역 문화의 요인이 사회경제적 요인과 상호 작용할 수 있음을 보여준다.

비만을 줄이기 위해 문화를 바꾸는 일은 어려운 과제이며 정부, 비정부 기구, 도시계획가, 기업, 광고주, 개인 역할 모델 등 다양한 주체가 엮여 있는데 의사도 그중 하나다. 의사들은 흡연 반대 캠페인에 동참했으며, 비만과 음주에 반대하는 활동에서도 영향력을 발휘할 좋은 위치에 있다. 질병을 예방하겠다는 서약을 진정 지키고 싶다면 이 영역이 가장 좋은 역할을 할 수 있는 장이다.

정부 차원에서 담배 규제에 적용한 방법을 차용해 비만 예방을 달성할 수도 있다. 열량 밀도가 높은 식품에 세금을 부과하고, 포장과 광고, 도시계획(운동을 장려하는 쪽으로), 학교 교육 프로그램, 공간 분할(예컨대 많은 병원들에서 이제 상점이나 자판기에 가당 음료와 건강에 해로운 간식을 비치하면 안 된다) 등에 관한 규정을 정비하는 식으로 말이다.

요통 예방하기

요통 치료를 다룬 연구(5장 참조)는 수백 건에 달하지만, 요통을 예방하는 방법(1차 예방)을 살펴본 연구는 거의 없다. 한 가지 이유는 요통을 겪어보지 못한 사람을 찾기가 어렵기 때문일 수 있다. 대다수 예방 임상시험에는 이미 요통을 겪은 성인이 포함되었으며 연구 대상이 된 치료는 결국 재발을 방지하기 위한, 즉 2차 예방법이었다.

광고에서 요통을 예방한다고 알려준 방법(매트리스의 푹신한 정도, 등 지지대와 벨트, 신발 깔창, 인체공학적 가구 등)은 효과 없음이 입증되었거나 제대로 연구되지 않았다. 요통은 주로 직장인이 많이 겪으며 병가를 내는 흔한 요인이기도 한데 직장에서 요통 예방 차원으로 조치한 것들은 대부분 성공적이지 못했다. 사업장 교육, 물건 들어올리기 금지 규정, 인체공학적 개입과 같은 전략은 효과가 없다. 기업에서는 요통을 최소화하기 위해 물건 드는 법에 관한 자료나 보조 장치에 대한 교육을 활용했다. 그러나 물건 들어올리기에 대한 자문과 보조 장치를 다룬 수준 높은 검토연구에 따르면 그런 것들은 요통 혹은 요통 관련 장애를 예방하지 못한다.

뒷받침하는 증거가 있는 유일한 전략은 운동이다. 그러나 해당 임상시험은 모두 2차 예방 시험이었고 군인과 같은 특수한 집단에서 수행되었으며 운동 처방의 강도가 상당히 높았다. 이러한 결과를 일반 대중에게 적용할 수 있을지는 불분명하다.

이 상황에서 의사는 어디에 있나

의료계가 진정으로 질병을 예방하겠다는 서약을 지키려 한다면, 필수적이지 않은 검진 프로그램과 병이 한참 진행된 후에야 시행하는 치료 홍보에 들이는 시간을 줄이고 개인과 사회 수준 모두에서 흡연, 음주, 비만을 겨냥하는 데 더 많은 시간을 할애할 것이다.

일례로 호주에서 일광욕 문화를 바꾸고 자외선 차단 조치를 장려하기 위해 정부가 지원한 광고 프로그램은 피부암과 관련 사망을 크게 줄였다. 비만과 음주 분야에도 정부 주도 운동이 있기는 하지만 그보다 훨씬 더 많은 일을 할 수 있다. 그리고 이런 움직임을 의사들이 주도할 수 있다.

필자들은 예방에 참여하는 의사들이 겪는 주된 문제는 질병 치료가 의료 사업 모델에 훨씬 더 적합하다는 점이라고 생각한다. 예방은 대규모로 이루어지며 일반적으로 정부에 맡기는 것이 가장 좋다. 그러나 정부 입장에서조차 원천적으로 질병을 예방하는 것보다 비만의 결과로 필요해진 개별 치료(평생 당뇨 관리, 신장 투석, 족부 궤양 치료, 심장 스텐트 삽입, 관절 치환, 위 우회술)에 비용을 지불하는 편이 더 쉬워 보일 수 있다. 식이와 운동을 기반으로 한 모델에 자금을 지원하기는 어려운 반면 시술에 지원하기는 훨씬 쉽다. 의료 산업은 예방보다 발병 후 단계에 치료하는 쪽을 선호하며 병원 소유주, 의사, 약품 및 기기 제조업체와 유통업체 모두가 거기서 이득을 얻는다. 보험사 입장에서도 질병 예방보다는 이러한 형태의 의료가 예측이나 보험료 산정에 더 용이하다.

이 책에서 다루는 많은 문제가 그렇듯, 여기서 한 가지 해결책은 질병을 다루는 것에서 벗어나 건강을 개선하는 쪽으로 의료 시스템을 다시 설계하는 것이다. 더 쉬운 해결책은 일부 국가에서 도입했듯이 비효과적인 선별검사 프로그램에서 금연 프로그램과 같은 효과적인 예방 프로그램으로 자금 흐름의 방향을 바꾸는 것이다. 단, 엄격한 대규모 연구들을 통해 적합한 평가를 거쳐 '실질적인' 예방 프로그램을 도입하도록 주의를 기울여야 한다.

8장 예방

* * *

　지난 몇 세기를 거치면서 법적 규제, 세금, 광고 등을 동원한 대규모 공중보건 조치를 활용해 질병을 실질적으로 예방한 결과, 건강이 크게 향상되었다. 보다 최근에는 그러한 조치로 심장병, 폐암을 비롯한 여러 암으로 인한 수백만 명의 사망을 예방했다. 대규모 공중보건 조치는 또한, 그것을 준수한 지역에서, 코로나19로 인한 수천 건의 사망을 예방했다.

　오늘날에도 예방 프로그램은 필요하다. 현재 우리의 생활방식이 막대하게, 그러나 예방 가능하게 건강에 영향을 미치기 때문이다. 의사들은 담배 규제의 경우에서와 마찬가지로 사회에서 이러한 변화를 주도할 특별한 위치에 있다.

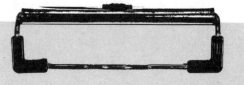

9장

정상의 의료화

내가 병약한 사람에 대해서뿐 아니라
건전한 정신과 육체를 지닌 모든 동료에 대해
특별한 의무가 있는 사회의 일원임을 명심하겠습니다.
―히포크라테스 선서

가장 훌륭한 약은 사람들에게
약이 필요 없도록 하는 방법을 가르치는 것이다.
―히포크라테스

의학은 눈부시게 발전하고 있어서
곧 우리 중 누구도 건강하지 못할 것이다.
―올더스 헉슬리

여러분은 다음 중 어떤 것을 정상으로 분류하겠는가? 청각장애, 주의력결핍과잉행동장애, 알코올의존, 발기부전, 긴장성 두통, 과민성대장증후군, 높은 콜레스테롤, 만성피로증후군, 완경, 비만. 2010년 호주에서 실시한 설문 조사에서 일반인, 의사, 간호사, 국회의원에게 60가지 상태를 제시하고 각각을 '질병' 혹은 '정상'으로 평가해달라고 했다. 연구자들은 의도적으로 다양한 상태를 포함시켰다. 설문 결과, 스펙트럼의 한쪽 끝에서는 대다수가 예컨대 유방암과 폐렴이 질병이라는 데 '강력하게 동의'했고 반대쪽 끝에서는 대다수가 노화와 동성애가 질병이 아니라는 데 동의했다. 흥미로운 점은 불일치하는 항목들이었다. 이 단락 서두에서 나열한 것과 같은 상태들이 스펙트럼의 양극단 사이에 자리했다.

정상과 질병 간 경계의 모호함을 추가로 입증하기 위해 수행한 유사한 연구에서는, 의학 용어를 사용하면 참가자가 해당 상태를 질병으로 분류할 가능성이 더 컸다. 예를 들어 발기부전과 임포텐스는 정확히 같은 상태를 가리키는 두 명칭이지만, 이 연구에서 의학 용어인 발기부전은 질병으로 간주되었고 임포텐스는 그렇지 않았다. 마찬가지로 고혈압Hypertension은 질병으로 간주되었으나 정확히 같은 뜻인 높은 혈압high blood pressure은 그렇지 않았다.

5장에서 보았듯이 인간의 정상적인 상태를 의학적 상태로 정의하고 치료하는 과정을 '의료화'라고 한다. 의료화가 **내재적으로** 나쁜 것은 아니지만 문제는 의료화가 **최종적으로** 좋은 결과를 가져오는지, 그리고 '정상'을 의료화해서 정말로 얻을 것이 있는지 여부이다.

히포크라테스 선서 가운데 이 장에서 다루는 서약은 의사들에게 **진정으로** 병약하지 않은 동료 인간, 즉 '건전한 정신과 육체를 지닌 사람', 더 구체적으로는 몸 상태가 좋다고 **느끼는** 사람에게 확실하게 해를 끼치지 않을 특별한 의무가 있음을 상기시킨다.

의료화, 할 것이냐 말 것이냐

월경전불쾌장애Premenstrual dysphoric disorder, PMDD 는 2012년 DSM(정신 질환의 진단 및 통계 편람, 이하 DSM)에 등재되면서 의학적 진단명으로 공인되었다. 월경전불쾌장애는 월경을 하는 여성의 3~8퍼센트에 영향을 미친다는 점에서는 삶의 '정상적인' 곤경으로 볼 수도 있으나, 이 진단은 심각하고 장애를 유발하는 형태의 월경전증후군을 지칭하며 정신적, 육체적 고통을 수반하는 다양한 영향을 미칠 수 있다. 정신적 영향으로는 현저한 기분 변화, 과민, 분노, 우울, 불안, 나아가 감당하기 힘들거나 통제 불가능한 느낌까지 있다. 자살 욕구를 느끼는 여성들도 있는데, 연구에 따르면 월경전불쾌장애를 겪던 여성의 15퍼센트가 자살을 시도했으며 그중 많은 경우가 사망으로 이어졌다. 이러한 증상들은 월경 전주에 나타나고 월경이 시작되면서 사라진다. 원인은 밝혀지지 않았지만 전문가들은 생식 호르몬 변동 수준에 대한 민감도 증가, 유전적 소인, 환경 스트레스 등이 복합적으로 작용해서 일 가능성이 높다고 본다.

월경전불쾌장애가 '의료화'함에 따라 레이첼은 안도했다.

레이첼 자신(과 레이첼의 환자들)이 오랫동안 겪어온 증상이 비로소 설명되었고, 그러면서 수년간 가까운 사람들에게 이런저런 일을 겪게 한 것에 대한 죄책감을 덜 수 있었다. 레이첼의 경우는 꼬리표가 붙은 것이 도움이 된 예다. 신체 이상의 기저에 있는 생물학적 과정을 더 잘 이해하면 심각한 고통을 겪는 사람들에게 더 나은 치료를 할 수 있으며 자해를 줄이는 등 임상 결과도 나아질 수 있다.

그러나 월경전불쾌장애가 의료화했어도 피해를 유발할 위험성은 있다. 이 장애는 월경전증후군 스펙트럼에서 심각한 쪽의 극단에 있는데, 비교적 가벼운 증상을 보이는 많은 여성을 포함하도록 기준을 넓히면 어떻게 될까? 2019년 BBC 〈퓨처〉란에 크리스틴 로가 기고한 글에 따르면, 월경전불쾌장애를 공인하기로 결정한 DSM 소위원회 위원들과 제약 회사 간의 관계를 두고 비판이 제기됐다. 이 장애가 영리 목적으로 과도하게 의료화할 것이라는 우려에서였다. 또한 크리스틴 로는 "여성을 비이성적이라고 표현하는 또 다른 꼬리표를 붙이는 것에 우려를 보이는 회의론자들도 있다"고 지적했다.

결론은 의료화를 단순히 좋거나 나쁘다고 전제할 수 없다는 것이다. 의료화의 이점은 자주 과대평가되는 반면 그 피해는 과소평가된다. 이 장에서 우리는 주로 과잉 진단으로 이어지는 의료화, 즉 위험 인자나 실제 질병이 없는 정상인에게 환자라는 유해한 꼬리표를 붙이는 것을 다룬다. 그러나 월경전불쾌장애의 경우, 상황에 따라서는 특별한 치료 없이 증상들을 설명하기만 해도 꼬리표 붙이기가 도움이 된다. 이런 꼬리표는 안도감을 줄 수 있으며 고통을 알아주고 증상의 실재를 공식화하는 방법이다. 반면, 일부 의학적 꼬리표는 아무 쓸모가 없고 식별 가능한 병리학적 과정이나 질병과 동떨어져 있을 수 있다. 그런 진단이 질병-질환 패러다임에 둥지를 틀면, 이득이 될 여지와는 무관하게 의사의 치료 욕구를 촉발할 수 있다.

'정상적인' 질환이 있는 사람 진단하기

어떤 증상을, 또는 증상의 어느 정도를 '정상'으로 봐야 하는지 판단하기 어려운 경우가 있다. 슬픈 사람은 우울증으로 진단해야 할까, 아니면 정상일까? 수줍음이 많은 사람이나 자폐적인 사람은 정상 스펙트럼에 속할까? 요통이나 배변 습관 변화가 정상 수준을 벗어나는 시점은 언제일까?

우울증

우울증 진단을 놓고 논란이 계속돼왔는데, 우울증은 영향을 미치는 요인이 많고 중증도와 만성성晩成性의 스펙트럼이 넓은 매우 주관적인 상태이기에 더욱 어려운 문제다. 이 스펙트럼의 한쪽 끝에는 가족과 사별하는 경우와 같은 나쁜 일이 닥쳤을 때 정상적으로 느끼는 슬픈 감정이 있다. 이는 정상적인 반응이며 치료를 받든 안 받든 대개는 자연스럽게 사라진다. 대다수 사람들은 이런 경우를 우울증으로 보지 않겠지만, 그런 상황에 처했을 때 항우울제 치료를 받는 사람들도 있다. 이 스펙트럼의 반대편 끝에는 일반적으로 정상 반응으로 분류되는 것보다 훨씬 심각한 우울증인 '주요우울장애'가 있다. 이 두 극단 사이에 정상이거나 치료가 필요한 상태로 간주될 만한 많은 사람들이 자리한다.

우울증의 의료화는 매우 성공적이었다. 행복감을 느끼지 못하는 많은 사람들이 호전되었기 때문이 아니라 그들이 의료 대상이 되어 치료를 받았다는 점에서 그러하다. 항우울제는 세계에서 가장 흔하게 처방되는 몇 가지 약물 중 하나다(호주 성인 8명 중 약 1명). 많은 항우울제가 매년 수십억 달러의 수익을 올리는 블록버스터 약물인데, 대중적인 항우울제 중 일부는 전혀 효과가 없거나 복용자 대다수에게 효과가 없고 심리적·신체적으로 해로운 영향을 끼친다.

우울증의 과잉 진단과 과잉 치료를 증명한 자료는 많다. 대표적인 첫 번째 증거로, 제약 회사들이 자사 약물에 유리한 연구만 발표하고 부정적인 연구는 저지해서 비효과적인 약물을 효과적인 것처럼 보이게 한 경우가 있다. 다음으로, 해당 약물이 효과가 없다는 양질의 증거가 있는 데다 10대 청소년 그룹에서 자살 사고思考 위험성이 증가했는데도 10대들에게 그 약물이 어떻게 사용되었는지 밝힌 사례가 있다. 또, 진단 기준을 정하는 패널에 참여한 의사들과 업계 간의 관계가 어떻게 영향을 미쳤는지 보여준 사례도 있다.

그러나 이 장에서 다루는 과잉 진단은 제약 회사가 얼마나 파렴치했는지에 관한 것이 아니라, 우울한 사람이 치료를 통해 혜택을 받고 있는지에 관한 것이다. 어떤 증상을 의료화하는 것이 좋은지 나쁜지는 그 의도를 통해서가 아니라 증거를 기반으로 검증해야 한다. 그런데 의사들은 자신의 행위가 유발한 결과를 객관적으로 평가하지 않고 의도에 따라 판단하는 경향이 있다. 우울증 치료를 받은 사람 대다수는 과잉 진단과 과잉 치료를 받은 것으로 추정된다. 다시 말하면 지구상에서 가장 흔한 진단을 받은 사람의 **대다수**가 그렇다는 얘기다. 비용 문제는 차치하더라도, 우울증이라는 낙인에 따른 심리적 피해와 약물의 악영향으로 받은 신체적 피해가 크다.

과잉 진단의 징후 중 하나는 질병 발생률이 갈수록 증가하는 것인데, 우울증이 확실히 그런 경우이다. 수년 또는 수십 년간 슬픈 사람들 수가 늘었을 것 같진 않고 문턱이 낮아졌을 가능성이 크다. 정상으로 간주됐던 사람들이 비정상으로 분류되고 있다는 뜻이다. 경종을 울려야 할 때이고, 그런 조치가 우울증 진단을 받은 사람들에게 도움이 되는지 자문해야 할 때다. 항우울제가 처음 나왔을 때, 해당 제약 회사는 수요가 별로 없을 거라고 여겼다. 그러나 이제, 미국 전 지역에 걸친 조사에 따르면 성인의 13퍼센트 이상이 지난 30일 이내에 항우울제를 복용했다. 60세이상 여성의 경우 약 4분의 1이 복용했다. 호주 자료에 따르면 2017~2018년 한 해 동안 전체 성인의 15퍼센트가 항우울제 처방을 받았으며 이는 국제적으로 가장 높은 비율에 속한다.

자폐증

자폐스펙트럼장애라고도 하는 자폐증은 어느 지점에 이르면 정상에 통합되는 질병 스펙트럼을 말한다. 자폐증을 진단함으로써 의사는 대다수 사람들과 약간 다른 사람들을 도우려고 하지만, 도우려는 의욕 때문에 보이지 않고 측정되지 않은 해를 끼치곤 한다.

자폐증 분야에서는 자폐인들을 질병 스펙트럼이 아닌 정상 스펙트럼의 일부로 간주해야 한다는 주장이 있다. 즉, 자폐인들이 '평균'과는 다르기는 해도 우리가 정상으로 여기는 것에 속한다는 것이다. 자폐증을 정상으로 대할 경우의 이점을 생각해보자.

많은 자폐인들은 장애인이 아닌 사회의 동등한 구성원으로 대우받고 싶어한다. 그들은 자신이 남과 '다른' 존재라는 생각을 거부한다. 평균적이지 않은 신체적·심리적 특성을 지닌 많은 사람들과 자신이 별반 다르지 않다고 생각한다. 자폐인 대다수는 지역 사회에서 살고 일하며 주변의 많은 사람들은 그들이 자폐라는 사실조차 모른다. 그들에게 꼬리표를 붙여서 얻는 이점이 무엇인가? 학습장애가 있는 자폐인도 있지만 그 부분은 따로 확인해 치료할 수 있다. 학습장애가 있는 사람에게 **추가로** 자폐를 진단해서 무엇이 더해지는가?

자폐증을 질병으로 분류하려는 노력의 상당 부분은 약물이 도움이 될 수 있다는 생각에서 비롯했으며, 이러한 노선을 밀어붙인 연구는 주로 약품 판매로 득을 볼 가능성이 가장 높은 측에서 자금 지원을 받았다.

자폐증의 유전적 근거는 발견되지 않았지만 명확한 유전적 근거가 있다 하더라도 꼬리표 붙이기가 늘 도움이 되는 것은 아니다. 일례로 다운증후군의 경우, 오랜 세월 동안 그들에게 상처를 주고 인간성을 부정하는 꼬리표를 붙였다. 비정상적이고 정신적으로 장애가 있다고 낙인찍는 것은 당사자에게 부정적인 영향을 미치며, 사회적으로 분리하는 데 일조하는 '타자성'이 거기서 생겨난다. 과거에 비정상으로 분류된 많은 사람들이 더 '계몽'된 시대가 오면서 정상으로 간주되었다. 현재 시점에서 자폐증은 결손, 장애, 질병, 결함으로 규정된다. 그 상태를 교정(치료)하고 싶게 만드는 부정적인 단어들로 말이다.

요통

앞서 보았듯 오랜 세월 동안 사람들은 흔하고 단순한 요통에 적절히 대처하며 살았다. 요통은 새로 등장한 질환이 아니며 과거에는 꼬리표를 붙일 만한 증상이 아니었다. 지금도 많은 원주민 집단에서는 요통이 비교적 크게 걱정할 필요가 없는 일상생활의 한 부분으로 취급된다. 그들에게 요통은, 의료화한 서구식 의료에 노출될 때만 의학적으로 문제시된다. 요통은 이제 질병-질환 패러다임에 뿌리를 내렸지만 요통이라는 정상적인 경험을 의료화하면 심각한 피해로 이어질 수 있다.

의사들은 환자에게 조언을 건네고 예상되는 좋은 결과를 확언해주기보다는 일단 치료하려는 경향이 있다. 수술, 강력한 진통제, 주사, 도수치료, 정골요법 등 효과가 있을 가능성은 있으나 대부분 입증되지는 않은 치료법이 의사들 수중에 점점 더 많이 들어오고 있다. 이러한 치료법은 국가 간에, 또 국가 내에서도 천차만별로 적용된다. 그러니까 우리가 어디에 사는지, 어떤 치료자를 만나는지에 따라 전혀 다르게 치료받을 수 있다는 얘기다. 예를 들어 요통 치료를 위해 척추에 주사를 놓는 의사를 만나면 그 치료를 권유받을 가능성이 높다. 그러나 척추 주사 치료는 위약보다 약간 더 효과적이거나 전혀 차이가 없다.

업무 관련성 요통을 수술로 치료하는 것 또한 결과가 좋지 않다. 높은 재수술 비율, 환자의 불만족, 아편 유사제의 장기간 사용, 지속적인 치료의 필요, 직장 복귀 실패 등으로 이어지기 때문이다. 아편 유사제로만 치료하는 것도 나을 바 없다. 레이첼이 가르치는 박사 과정 학생인 마이클 디 도나토가 최근 완료한 연구에 따르면, 요통으로 산업재해 보상을 받아 휴직 중인 호주 노동자들이 아편 유사제를 우려될 정도로 많이 복용하고 있었다. 그렇게 요통으로 휴직 중인 노동자들의 3분의 1은 적어도 한 가지의 아편 유사제를 처방받았고, 이 경우 휴직 기간이 긴 것과 뚜렷한 연관성을 보였다. 장기간에 걸쳐 아편 유사제를 중간치에서 대용량까지 처방받은 사람들은 휴직 기간이 2년 반(126주, 중앙값)에 육박한 반면, 처방받지 않은 사람들의 경우 휴직 기간이 7.1주, 제한된 양을 단기간만 처방받은 사람들의 경우 약 31주였다.

과민성대장증후군

과민성대장증후군Irritable bowel syndrome, IBS은 흔하게 진

단되는 위장관 질환이지만 정확히 무엇을 가리키는지는 불분명하다. IBS는 공식적인 진단 검사나 명확한 원인이 없으며 증상은 막연한 복통부터 배변 습관 변화에 이르기까지 다양하다. 그런데 정상적인 배변 습관이란 게 뭘까? 과민성대장증후군의 기준 중에는 위장 증상 호소가 지나치게 많다는 뜻일 수 있는 '내장 과민성'이 있다. 이에 대한 치료는 심리사회적 요인을 중점적으로 다룬다. 즉, IBS는 단순히 장의 문제라고 하기엔 뭔가 더 있음을 의미한다.

소화기내과의사에게 IBS란, 정형외과의사에게 요통, 류머티스내과의사에게 섬유근육통, 신경과의사에게 두통과 같은 것이다. 즉 진단이 흔히 불분명하고 종종 바뀌며, 원인에 대한 명확한 이론이 없고, 심리사회적 요인이 관련되며, 사람들이 겪는 괴로움의 정도가 많이 다르고, 효과가 의심스러운 치료법이 많다.

결론은 장의 불편함과 규칙성 면에서 '정상'은 상당히 다양하다는 것이다. 가령 IBS의 기준을 충족하더라도 의사 의견을 구할 만큼 걱정하지 않으면 IBS라고 진단받지 않는다. 반면에 같은 증상과 징후를 보여도 소화기내과의사에게 상담을 하면 IBS로 진단된다.

IBS 진단은 앞서 논의했던 다른 진단들과 같은 문제를 동반한다. 치료를 받아 호전되는 경우도 있지만, 꼬리표나 치료 없이 좋아질 수도 있다. 꼬리표가 붙은 사람 다수가 '진단'을 받아 나아진 것이 없으며 치료를 시도했다가 오히려 해를 입을 수 있다.

주의력결핍과잉행동장애

　　주의력결핍과잉행동장애ADHD는 아동기에 가장 많이 진단되는 상태이며 이제는 성인에서도 진단된다. 이것은 사실상 질병이 아니라는, 혹은 기껏해야 대단히 과잉 진단된 질병이라는 생각에는 근거가 있다. 연구들에 따르면 이 질환의 진단 및 치료 비율은 특정 연령과 성별 집단 내에서, 그리고 지역 간에 엄청나게 다양하게 나타난다. 지역 간 진단율 차이는 지역민이 서로 달라서라기보다는 지역별로 의사들의 견해가 달라서일 가능성이 높다.

　　호주에서 1인당 ADHD 약물 처방률이 가장 높은 지역의 처방률은 가장 낮은 지역의 75배이다. 어떤 지역들에서는 어린이가 과소 치료를 받는다는 뜻이거나 아니면 다른 지역들의 어린이가 과잉 치료를 받는다는 뜻이거나 둘 다라는 얘기다. 학급에서 약 10퍼센트의 아동이 ADHD로 진단되는데, 이 진단의 가장 강력한 예측 변수 하나는 아동의 출생 날짜로, 늦게 태어난 아이일수록 ADHD로 진단받을 가능성이 높다. 미성숙함이 정신 질환으로 분류되는 것이다. 이것이 진짜 질병인지 아니면 '정상' 범주에 속하는 것을 질병으로 표시해 사회적으로 구성한 것인지에 대한 논쟁은 일단 제쳐두자. ADHD가 로비 단체, 후원받는 소비자 단체, 의사들, 학계, 후원받은 연구 등을 통해 제약업계로부터 막대한 지원을 받는다는 사실도 제쳐두자. ADHD 진단을 받은 사람들에게는, 어떠한 혈액 검사나 정밀영상검사로도 '정상'과 구별할 수 없지만, 눈에 띄게 다른 점이 있다는 사실을 인정하자. 우선, 다르거나 다르게 행동하는 것이 반드시 질병 때문은 아니다. 정상이 아니게 되려면 정상인과 얼마나 '달라야'만 할까? 여러 자료에 나온 ADHD 진단 기준은 현재 매우 다양해서 이 질문에 명확히 답할 수 없다.

ADHD가 난데없이 튀어나왔을 것 같지도 않다. 질병으로 분류되기 전에도 비슷한 행동을 보이는 사람들이 아마 주변에 많았을 것이다. 과거에는 그런 사람들을 어떻게 대했을까? 이런 점에서 ADHD가 발견된 것이 아니라 발명되었다는 비난이 일었다. 의사들은 ADHD를 가진 사람에게 꼬리표를 붙이는 것이 삶을 더 좋게 만드는지는 묻지 않고, 원인에 대한 이론을 개발하고 쓸 수 있는 치료법이 있으니 꼬리표 붙이기는 정당하지 않으냐고 한다. 일부에게는 효과가 있을지 모르지만 전부에게는 아니며, ADHD를 진단하고 치료할 경우 어떤 단점이 있는지 사전에 고려하지 않고 착수할 때가 많다.

정신의학은 정상을 의료화하고 비약물 요법보다 약물에 의존한다는 점에서 널리 비판받아왔다. 자폐증과 ADHD을 언급했지만 이제 애도를 DSM으로 들여오는 추세이며 항우울제로 치료한다. 애도에 항우울제가 효과가 없다는 증거가 있으며, 애도 상담을 결정적으로 뒷받침할 양질의 증거는 없다. 애도를 의료화해서 사람들에게 도움이 되고 있는가? 분명 우리는 돕고자 하지만 꼬리표를 적용해 발생할 수 있는 피해를 충분히 고려하지 않는다면 의도가 좋아도 좋은 게 아니다.

정신건강의학의 의료화 문제는 앨런 프랜시스가 저서 《정신병을 만드는 사람들: 한 정신의학자의 정신병 산업에 대한 경고

Saving Normal》에서 다루었다. DSM 제4판의 특별위원회를 이끌었던 프랜시스 교수는 현대 정신건강의학의 문제와 그것이 정상성을 침범한다는 점을 강하게 역설하면서, 예컨대 전체 미국인의 절반은 살면서 어느 시점에서는 정신장애 진단을 받을 조건을 충족한다고 지적한다. 한 연구에서는 미국인의 80퍼센트가 성인기 초반이 되면 이미 정신장애 기준을 충족한다고 밝혔다.

근감소증

근감소증은 2016년 제10차 국제질병분류ICD에 자체 코드를 받아 '실제' 질병으로 공인된 증상으로, 근육이 줄어들거나 약한 것을 의미한다. 노화에 따라 근력이 줄어드는 것은 정상이다. 30세부터 10년마다 근육량의 4~5퍼센트가 줄어든다. 그러므로 누구나 나이가 들수록 약해지며, 운동을 할 수 없거나 하지 않으면 더욱 약해진다. 한 연구에 따르면 60세 이상의 호주인 3명 중 1명이 근감소증 상태다. 근감소증을 일으키는 특정 원인이 있고 검사로 근감소증을 식별할 수 있을까? 아니다. 그러나 근감소증에 관한 믿음에 기반해 온갖 주장이 나왔고 그에 따라 치료법들이 등장했다.

근감소증이 사망률과 연관되기 때문에 심각한 질병이라는 주장도 그중 하나다. 근육이 약할수록 사망과 신체장애가 발생할 가능성이 높아진다는 주장이다. 이 상관관계는 사실일 수 있으나 상관관계가 인과관계를 의미하지는 않는다. (어떤 이유로든) 아픈 사람은 쇠약해지며(즉 근감소증을 보이며), 근력 약화를 초래한 질병으로 사망할 수도 있다. 근력이 약해서 사망한 것이 아니다.

현재 근감소증 연구와 치료에 전념하는 의료 종사자 단체들이 있다. 노화로 근력이 떨어진 사람들에게 예컨대 운동을 처방해서 삶의 질이나 수명을 개선한다면 나쁘지 않을 것이다. 그런데 굳이 새로운 질병을 만들어내야만 그렇게 할 수 있는 걸까? 그런 꼬리표를 붙여 생겨난 피해나 의학적 치료(성장 호르몬, 테스토스테론, 그 밖에 근육 성장을 촉진하는 약물 등)로 인한 피해는 제대로 고려하지 않았다. 운동으로 근육량과 근력을 향상할 수 있다는 연구 결과를 근감소증이 존재한다는 근거로 삼았다. 필자들이 보기에 이것은 이빨 요정 과학의 또 다른 예일 수 있다.

근감소증을 치료할 새로운 약물이 만들어지고 연구 중이지만, 이 약물이 유익하며 최종적으로 이익이 유해성을 능가한다는 양질의 증거가 취합되지 않는 한 우리는 그 약의 가치에 회의적인 입장을 고수할 것이다(그것은 노화를 거스르는 일이므로 그런 증거는 나올 가능성이 낮다).

완경(폐경)

완경은 과도하게 의료화된, 정상적인 삶에 속하는 부분이다. 완경에 적용하는 호르몬 대체 요법hormone replacement therapy, HRT은 증상 예방이나 완화에 도움이 되고 심장마비(완경 후 현저히 흔하게 나타남) 감소 등 건강상 이점이 있다는 믿음으로 수년간 일상적으로 시행되어왔다. 완경 상태가 '호르몬결핍증후군'으로 명명되면서 이 요법은 더욱 촉진되었다.

이러한 관행이 자리 잡은 후 시행된, HRT를 받는 것과 받지 않는 것을 비교한 대규모 무작위 시험 결과는 예상과 반대로 HRT로 인한 심장마비 **증가**를 나타냈다. 그 결과 HRT를 일상적으로 사용하는 일은 빠르게 줄어들었다. 이후 연구가 더 많이 이루어졌으며 의학적 치료로 증상 완화에 도움을 받는 여성들도 있다. 여기서 요점은, 자연스러운 현상인 완경이 항상 치료가 필요한 의학적 상태라고 보는 관점을 사람들이 기꺼이 받아들였기에 피해가 발생했다는 것이다.

건강한 사람에게 질병 꼬리표 붙이기

'정상적인' 증상이 있는 사람에게 필요 없는 진단명을 붙이는 것은 해롭다. 그리고 건강한 사람에게 질병이 있다고 꼬리표를 붙이는 것은 최소 그만큼, 또는 그 이상의 해를 입힐 수 있다. 이러한 피해는 꼬리표 붙이기의 혜택을 못 보던 무증상 사람들을 포함하도록 기존 질병의 정의를 확장할 때, 또는 사람들한테서 나타나는 정상 범주를 설명하려고 새로운 질병이나 꼬리표를 만들어낼 때 발생할 수 있다.

고혈압 전단계

최근 비정상 혈압으로 간주되는 기준점을 낮추는 결정을 두고 격렬한 논쟁이 벌어졌다. 해당 권고는 고혈압으로 인한 피해를 예방하는 것을 목표로 한다. 혈압이 매우 높은 사람을 치료하는 것은 유익할 수 있으나, 혈압 수치가 정상보다 약간만 높은 경우에는 혈압 관련 질환이 생길 위험성이 매우 낮다. 혈압이 매우 높은 사람보다 평균에 가까운 사람들이 훨씬 더 많기 때문에 기준점을 낮추면 더 **많은** 사람들이 환자로 규정된다. 그러나 이 광범위한 집단에서 치료 이득을 볼 사람은(있다손 치더라도) 극소수일 것이다.

'정상' 혈압의 상한선이 낮아질수록 진단과 치료의 이득은 줄고 비용과 불편함, 부작용 등 치료로 인한 피해는 그대로일 것이다. 어느 지점에서는 피해가 이익보다 더 클 것이다. 그런데도 우리는 자주 이익과 피해를 저울질해보지도 않고서, 피해가 얼마나 크건 이익이 얼마나 적건 상관없이 이익의 **가능성**에만 집중한다.

혈압은 사람마다 다르며 같은 사람이라도 짧은 시간 내에 혈압이 변할 수 있다. 혈압이 명백히 높은 경우(대략 수축기 혈압 160 이상인 경우. 120 이하는 '정상'으로 정의), 약물과 함께든 아니든 간단한 생활 습관 바꾸기와 같은 치료가 권장되며 그것이 도움이 된다. 그러나 그 정도로 높은 수준의 혈압은 인구 중 적은 비율로 나타난다.

혈압이 **약간** 상승한 사람을 치료해서 나타나는 피해는 여러 가지다. 첫째, 꼬리표를 붙이는 행위 자체가 스트레스와 불안 수준을 높인다. 여러 연구 결과에서, 고혈압이라고 그저 꼬리표만 붙여도 해당하는 사람들의 직장 결근율이 혈압 수치를 모르는 사람이나 정상 혈압인 사람에 비해 더 높은 것으로 나타났다. 둘째,

이 사람들은 이제 특정 '질환', 즉 꼬리표가 붙지 않았다면 없었을 질병이나 진단명을 갖고 있다. 이 점은 의료보험, 생명보험, 여행자보험 가입에 영향을 미칠 수 있다. 셋째, 그들은 추가 치료 비용을 자비로 부담해야 할 수 있으며, 그들이 지불하지 않으면 다른 보험 가입자나 정부가 지불한다. 마지막으로, **약간** 상승한 혈압을 치료하는 데 사용하는 약물 때문에 부작용을 겪을 수 있다.

지난 수십 년에 걸쳐 고혈압의 정의는 현재 모든 성인의 40퍼센트가 고혈압 또는 '고혈압 전단계'라고 할 정도로 확대되었다. 45~75세 인구의 절반 이상이 이제 비정상적으로 높은 혈압의 정의를 충족한다. 그러나 '비정상'으로 정의된 사람 수가 인구의 절반 이상, 즉 '정상'인 수보다 많다면 그건 뭔가 문제가 있음을 시사한다.

진단과 치료 증가의 결과로 사망률 감소 또는 심혈관 질환 감소와 같은 이점이 따라온다면 이러한 점이 용인될 수 있겠지만 그렇지가 않다. 고혈압 전단계로 진단받은 건강한 사람들을 치료하는 것은 개인이나 사회에 득이 되지 않는다. 하지만 그게 사실이어도 의사들은 치료를 중단하지 않았다.

새로운 정의를 적용해 혈압을 치료한 임상시험을 검토해보니 아무런 이점이 없었고 오히려 부작용이 증가한 것으로 나타났다. 혈압을 새로운 '정상' 수준으로 낮추기 위해 사람들은 한 종류 이상의 약물을 복용해야 했고 따라서 부작용을 겪을 가능성이 더 높아졌다.

결론은 이 경우에서 의료화가 과잉 진단을 초래했다는 것이다. 질병 기준을 낮춰 수백만 명을 정상인에서 환자로 바꿔버리는 것에는 이점이 전혀 없으며 오히려 치료로 인한 직접적인 피해와 꼬리표 붙이기로 인한 간접적인 피해만 증가시킬 뿐이다. 설상가상으로, 경미한 고혈압 환자의 약물 치료에 초점을 맞추다 보니 체중 감량이나 운동과 같은 더 안전하고 저렴하며 더 좋은 치료법이 상대적으로 등한시되었다.

임신성당뇨병의 진단 기준 변경

더 많은 사람을 치료하고 건강을 향상시키려는 선의의 시도가 의도치 않은 결과를 초래한 예가 또 있다. 바로 제2형 당뇨병 진단 기준의 변화다. 제2형 당뇨병의 정의를 두고 논란이 있으나('당뇨 전단계'라는 진단명이 새롭게 등장함에 따라 중국 성인의 50퍼센트가 여기에 해당할 것으로 예상됨), 이러한 문제를 가장 잘 보여주는 것은 임신 중 진단된 당뇨 즉 임신성당뇨병이다.

임신성당뇨병은 원래 당뇨가 없었던 여성이 임신한 뒤에 걸릴 수 있으며 산모와 아기 모두에게 위험하다. 일반적으로 혈당 수치를 기준으로 진단하고 약물로 치료한다. 임신성당뇨병은 분만 중 제왕절개와 같은 개입이 늘어나는 것과도 관련이 있다. 2014년에 임신성당뇨병 진단을 위한 기준 혈당 수치가 낮아졌다. 이에 따라 임신성당뇨병 진단을 받은 임신부의 수가 2배 이상 증가했는데 이전에는 정상으로 간주되었을 터이다.

진단 기준을 변경할 경우의 이점이 명확하지 않았는데도 이점이 있을 거라는 추정에 근거해 변경이 이루어졌다. 이후 미국 국립보건원NIH이 과학적 증거를 검토했는데, 기준을 변경하는 것이 산모나 아기에게 도움이 된다는 양질의 증거가 없다고 결론 내렸다. 제안된 변경 사항을 도입하는 비용은 수십억 달러로 추산 되었다. 더욱이, 과잉 진단을 하거나 임신성당뇨병 환자라는 꼬리 표를 붙이면 심리적으로나 신체적으로 명백히 부정적인 영향을 미치는데(의학적 개입이 늘어남) 이 부분은 잠재적인 이점에 비추어 제대로 고려되거나 평가되지 않았다.

비만 전단계

WHO는 키와 몸무게를 기준으로 비만을 측정하는 체질 량 지수BMI를 이용해 BMI가 25~30이면 '비만 전단계'로 분류한 다. 이 용어를 적용해, 해당 범주에 드는 모든 사람이 BMI 30을 넘어 '비만'이 되는 것은 시간문제라고 가정한다. 일부에게는 분 명 사실이지만 모든 사람에게 해당하지는 않는다.

비만이 많은 질병과 연관성이 있고 더 높은 비만도(BMI 35 이상)가 여러 만성 질환 및 높은 사망 위험성과 관련 있다는 점은 의 심의 여지가 없다. 그러나 다양한 비만 범주별로 사망 위험성을 조 사한 검토연구에서는 '비만 전' 상태가 최저 사망률과 연관돼 있었 고 심지어 그 사망률은 '정상'에서보다도 낮게 나타났다. 이 결과에 이의가 제기되었고, 그것이 인과관계를 나타내는 것은 아닐 수도 있지만, 비만 전단계에 있으면 사망 위험성이 크다는 점은 나타나 지 않았다. '비만 전단계'라는 꼬리표가 경고로 작용하는 사람들도 있으나, 이 꼬리표의 장단점간 균형은 여전히 불분명하다.

골절 전단계: 골감소증

골감소증 역시 무증상에 정상적인 노화 과정에 속하는 상태다. 골감소증은 정상보다 낮은 골밀도로 정의되지만 어떤 것을 정상이라고 하는지에 따라 달라지기 때문에 정의 내리기가 까다롭다. 보통 골감소증을 말할 때 '정상'은 비슷한 연령(또는 같은 성별이나 민족)의 사람의 골밀도가 아닌, 건강한 젊은 사람의 골밀도이다. 골감소증은 정상적인 젊은 성인보다 한 '표준편차'만큼 낮은 것으로 정의된다. 앞서 언급한 대로 수치가 정상보다 2.5 표준편차 이하로 떨어지면 **골다공증**이라고 한다. 이 정의대로라면 완경후 여성 대다수, 그리고 같은 연령대의 남성이 이미 골감소증이거나 곧 그리 된다고 나올 것이다.

1992년, WHO가 처음으로 골감소증을 제시하고 정의했을 때(그리고 '최소외상minimal trauma으로 유발된' 골절 과거력이 있다는 전통적인 정의가 아니라 순전히 골밀도에 기반한 새로운 정의로 대체함), 그 정의는 결코 진단 수준이나 치료에서 의미 있게 활용하려던 것이 아니었다. 골감소증 기준 설정에 참여했던 전문가인 조지프 멜턴 박사가 언급한 바와 같이 그 기준은 '그저 위험한 상태로 보이는 거대한 집단을 나타내려던 것'이었다.

2003년 지나 콜라타가《뉴욕 타임스》에 기고한 글에 따르면, "골밀도 진단은 새로운 데이터를 제공하지만 답은 없다." 그 새로운 정의는 골 손실 문제에 정부의 관심을 촉구하려는 의도에서 제시되었다. 이 글에서 지나 콜라타는 어느 골다공증 역학자의 말을 인용해 "(임계값) 사용에는 생물학적, 사회적, 경제적, 치료적 근거를 비롯한 어떤 근거도 없다"고 말했다. 안타깝게도 이러한 메시지는 사라진 것 같다. 현재 50세 이상 인구의 절반 이상이 골감소증을 가진 것으로 임의 분류되었고 다수가 치료를 받았다.

골다공증과 마찬가지로 골감소증의 진단은, 뼈가 성기면 골절이 생기기 쉽고 이를 치료하면 골절이 예방된다는 개념에 초점을 둔다. 골절은 거의 모든 부위에 생길 수 있지만 손목, 발, 골반, 척추, 어깨에서 가장 흔히 발생한다. 우리가 예방하고자 하는 진짜 질병은 골절이다. 골감소증 치료는 좋은 생각 같지만 자세히 살펴보면 이해가 되지 않는 점이 있다.

첫째, 치료가 골밀도 측정치에 좌우되는 경향이 있다. 낮은 골밀도 측정치는 골절의 위험 요소이긴 하지만 그 자체로 골절을 일으키지는 않는다. 골절의 가장 흔한 원인은 낙상이다. 7장에서 보았듯이 넘어지지만 않는다면 걱정할 수준의 골절이 훨씬 줄어들 것이다.

골밀도와 골절 위험성 간의 상관관계는 단순하지 않다. 우리가 측정하는 골밀도가 전체 그림을 보여주지는 않기 때문이다. 뼈의 강도는 뼈가 성긴 정도만이 아니라 뼈를 구성하는 다양한 세포와 구조물의 배열 방식, 뼈의 크기와 모양(나이에 따라 변할 수 있음) 등 많은 요소에 따라 달라진다.

둘째, 약물 치료의 골절 예방 효과는 기껏해야 키 높이 정도에서 낙상해 생기는 골절로 정의되는 '최소외상으로 유발된' 골절을 겪었던 사람들에서만 입증되었다. 최소외상성골절을 겪은 사람들은 골밀도와 무관하게 나중에 또 골절이 될 가능성이 훨씬 더 높다. 그러나 골절된 적이 없으면서 골감소증 진단을 받은 사람들의 경우에는 약물의 효과가 입증되지 않았다. 또한 골절 예방에 사용되는 효과적인 약물은 흔히 처방되는 칼슘과 비타민D가 아니라는 점에 유의해야 한다. 칼슘과 비타민D, 그리고 이 둘의 조합은 일반적으로 골절 가능성을 낮추는 데 효과적이지 않다. 비스포스포네이트(예: 알렌드로네이트[제품명 포사맥스], 졸레드론산[제품명 아클라스타], 생물학적 제재인 데노수맙[제품명 프롤리아])와 같이 골절 가능성을 낮추는 약물은 훨씬 더 비싸며, 흔하지는 않지만 더 심각한 이상 반응, 즉 턱의 무혈성괴사(혈액 공급 중단으로 인한 치아 인접 뼈 조직의 괴사)나 대퇴골(허벅지 뼈)에 외상 없이 일상적인 부하만으로도 저절로 생기는 피로골절 등과 연관되어 있다.

　또 다른 문제는, 약물이 효과적이어서 뼈의 양을 늘리고 골밀도를 높인다 해도 그것은 순리에 따른 과정이 아니란 점이다. 이러한 약물은 그저 오래된 뼈가 소멸하는 과정을 멈추게 할 따름이다. 뼈는 미세한 수준에서 끊임없이 리모델링되고 교체된다. 이것이 바로 뼈가 오래 견디고 쉽게 부러지지 않는 이유이다. 뼈에는 흔히 미세한 부하골절이 생기는데 골절이 더 커지기 전에 복구된다. 오래된 뼈(칼슘이 포함된)는 계속 소멸하고 새로운 뼈가 그 자리를 메운다. 즉 뼈는 살아 있는 조직이다. 해당 약을 복용하면 그 과정이 완전히 중단되며, 장기간 복용하면 통증이나 뼈가 완전히 부서지는 부하골절이 생길 가능성이 **더 높아진다**. 부하골절은 대개 대퇴골, 흔히 양쪽 대퇴골 모두에서 발생하며 수술을 해야 하는 경우가 많다. 이러한 골절은 약물로 예방하려는 흔한 유형의 골절보다도 치유되기가 오히려 더 어렵다.

해당 약물은 이미 골절을 겪은 사람에서도 효과가 있을 수 있지만, 가장 일반적인 약물의 경우 고관절 골절 한 건만 예방하려 해도 3년 동안 100명(호주 기준)을 치료해야 하며, 이런 약물에 대한 연구 대부분은 고관절 골절 환자의 대다수를 차지하는 80세 이상을 대상자에 포함하지도 않았다. 이러한 약물은, 더욱이 이제는 그 부작용으로 생기는 골절의 위험성이 널리 알려진 만큼, 약물 자체가 유발하는 것보다는 더 많은 골절을 예방할 수 있을테지만, 보다시피 그렇게 간단하지 않다.

해당 약물은 골절 위험이 높지 않고 최소외상성골절 과거력도 없으며 낙상 위험성이 아주 낮은 골감소증 환자에게 투여된다. 이런 사람들에게 약물은 그다지 효과가 없을 것이다.

2008년, 치료 대상자의 정의가 개정되었다. 그렇게 변경된 기준에 따라 약물 치료를 받아야 하는 65세 이상의 미국 백인 여성의 비율이 하룻밤 사이 21퍼센트에서 72퍼센트로 증가했고, 75세 이상의 여성에서는 93퍼센트까지 증가한 것으로 추정된다. 해당 지침과 그 이후에 발표된 많은 지침은 최소외상성골절 과거력이나 골다공증 여부를 전적으로 활용하기보다는 골밀도 점수와 장래의 골절 위험 정도를 활용한다. 한편, 골밀도와 다양한 골절 예측 도구를 사용한 선별검사의 유용성에 대해서도 의문이 제기되었다. 미국예방서비스특별위원회는 명백한 질병이 없는 사람들을 대상으로 한 특정 예방 서비스의 효과를 검토해 권고안을 제시하는데, 이 위원회 역시 2018년에 의문을 제기한 바 있다.

특정한 위험 인자 또는 측정 가능한 특정한 수치에 초점을 맞추는 경향은 종종 과잉 치료와 피해를 유발할 뿐 아니라 '기회 비용'도 유발한다. 특정 위험 인자에 시간과 돈을 쓰면, 그와 동등하거나 더 중요한 다른 인자에는 시간과 돈을 들이지 않는다. 골감소증과 골다공증의 경우, 낙상 예방에 두어야 할 초점이 다른 방향으로 가버렸다.

진단 점동

이렇게 질병의 정의가 점차 바뀌는 것을 '진단 점동Diagnosis creep'이라 한다. 연구에 따르면 질병 진단 기준은 언제나 한 방향으로 가는 경향이 있다. 즉, 정의를 (좁히는 게 아닌) **넓히는** 쪽으로, (더 적은 쪽이 아니라) **더 많은** 사람이 질병에 걸렸다고 진단하는 쪽으로 진행된다. 이러한 권고를 뒷받침할 증거는 거의 없으며 피해는 제대로 고려되지 않기 일쑤라는 것은 이미 다루었다.

왜 이렇게 되는 걸까? 대개는 더 많은 사람들의 건강을 개선하기 위해 진단을 변경하지만 새롭게 등장한 진단명 중 많은 경우는 생활 방식을 바꾸는 등 다른 방법으로 치료할 수 있다. 해당 권고안이 약품 판매 증가에도 일조하는 것은 우연의 일치일까? 제약 회사와 권고안을 만드는 사람들 간에 연결 고리가 있을까? 질병 정의에 관한 진단 지침을 확대하려는 권고안을 검토연구한 결과, 그 권고안을 만드는 패널에 들어간 전문가의 4분의 3이 제약 회사와 재정적으로 연계돼 있었고 그들 중 절반은 각자 최소 7개 회사와 관련이 있었다.

9장 정상의 의료화

사회적으로 구성된 질병

지금까지 우리는 의사들이 건강을 개선하려는 목적으로 시작한, 불필요하지만 선의를 띤 의료화라는 관점에서 과잉 진단을 집중 조명했다. 과잉 진단은 문화·사회적 규범의 영향을 받을 수는 있지만 주로 의학 내부에서 생겨난다. 반면에 의료화는 특정한 문화·사회적 조건하에 생성되며 의료 안팎의 힘으로 추진할 수 있다. 실제로는 사회 문제인데 그 해결책을 의학에서 찾으려 하는 탓에 우리는 종종 의학 바깥에 있는 해결책을 간과한다. 이전 장에서 논의한 비만의 의료화를 보면 알 수 있다. 의학적 틀 안에서 비만을 다룬 탓에 우리는 문제의 원인을 (사회가 아닌) 개인 내부에서 찾는 경향이 있으며, 개인 수준의 해결책을 내놓는다(예: 위 수술). 더 나은 해결책이 가능한, 비만에 일조한 중요한 비의학적 요인을 간과한다.

사회의 규범과 가치는 건강과 의학의 문제를 구성하는 요소에 대한 우리의 인식에도 영향을 미친다. 사회가 '잘못'이나 '일탈'이라고, 정상과 '다르다'고 여기고 따라서 치료가 정당하다며 여러 상태를 의료화했던 예는 역사상으로도, 그리고 지금도 많이 있다. 의학은 또한 인종주의와 차별을 정당화하고 지지하는 데 이용되기도 했다. 예를 들어, 1851년 루이지애나 의사협회는 노예를 도망치게 만드는 정신 질환인 '출분증出奔症, drapetomania'(나가서 분주히 달리는 증상)이라는 새로운 진단명을 만들어냈다. 아마 그들이 생각할 수 있는 유일한 설명이었을 것이다. 이 용어는 1914년까지 적어도 한 권의 의학 사전에 남아 있었다. 출분증의 치료법으로는 채찍질과 양쪽 엄지발가락 제거가 제시되었다.

20세기에는 바람직하지 않은 것으로 선언된 특성에 근거해 강제 불임 수술을 하는 일이 드물지 않았다. 그 특성이란 유전적 변이, 성적 변이, 인체면역결핍바이러스HIV, 낮은 지능 지수, 특정 민족인 경우 등이었다. 의사가 불임 수술을 수행했으며 권장하기까지 했다. 소수 민족을 대상으로 한 강제 불임화는 지금도 계속되고 있다. 페루는 1996년에 빈곤 퇴치를 빌미로 여성의 이른바 자발적 불임 수술인 '가족계획 프로그램'을 시작했다. 1996년에서 2000년 사이에 25만 명 이상의 여성이 불임 수술을 받은 것으로 보고되었는데, 이들 대부분은 저소득 원주민 공동체 출신이었다. 국제앰네스티에 따르면 의사들에게 불임 수술 할당량을 맞추라는 압력이 있었고 대부분의 경우 여성들이 자발적으로 동의한 게 아니었음을 보여주는 강력한 증거가 있다. 수술하기를 거부한 의사들도 있었다. 국제 참관인들은 2017년 이래 중국 위구르 여성 출산율이 현저히 감소한 것도 강제불임수술(임신중절 포함)로 설명할 수 있다고 여긴다.

자위조차 남녀 모두에서 질병으로 간주되었다. 자위 행위는 정신과 신체에 많은 부정적인 영향을 끼쳐 광기, 백치, 통풍, 뇌전증, 요통, 두통, 여드름, 자살 등을 유발한다고 비난받았고 수술로 치료하려 했다. 자위는 1968년에야 정신과 진단명 목록에서 제외되었다. 미심쩍은 증거에 기반해 자위 행위를 의료화하려는 시도는 오늘날에도 계속되고 있다.

이제까지 정상을 의료화하는 많은 예를 살펴보았다. 의도는 좋았지만 잘못 인도한 경우가 있는가 하면 당시 사회 규범의 영향을 받은 경우도 있으며, 불순한 동기로 행한 경우가 있다. 삶의 여러 문제에 대한 해결책으로 의학적 치료를 적용하는 과정에서 일상적인 고충과 골칫거리는 치료가 필요한 상태로 탈바꿈한다. 성행위나 성적 쾌락을 비롯해 배변 습관, 통증, 슬픔, 외모(예: 대머리)까지 평균에서 벗어나는 거의 모든 것이 의료화될 수 있다.

의료화된 꼬리표를 받은 사람들 중 애초에 증상을 호소한 사람은 거의 없었다는 점을 감안할 때, 그 꼬리표를 붙여서 발생한 피해를 성찰할 필요가 있다. 요즘에는 '이상 있는' 당사자가 아닌 다른 사람이 문제를 제기하는 사례가 생겼다. 이를테면 부모가 자녀를 걱정해서 식습관의 사소한 변화로 섭식장애 진단을 받아내기도 한다. 폭식장애는 2시간 이내에 대다수 사람들이 비슷한 상황, 비슷한 시간에 먹는 것보다 명백히 많은 양의 음식을 먹는 것으로 정의되는데, 정의가 도움이 되지 않다 보니 진단을 내리는 것 자체는 오히려 쉬울 수도 있다.

* * *

이 장에서 언급한 히포크라테스 선서의 서약은 의사들에게 병약한 사람뿐 아니라 '정신과 육체가 건전한' 사람에 대해서도 책임이 있음을 상기시킨다. 의사는 사회에서 큰 권한을 갖고 있으며 사회 전체에 영향을 미치는 위치에 있다. 따라서 건강한 사람들을 의료화하지 않도록 하는 데 이 영향력을 발휘할 수 있다. 많은 의사들이 정상적인 것을 의료화하고, 사람들에게 불필요한 꼬리표를 붙이며, 자신은 윤택해지지만 환자에게는 해가 되는 치료를 처방하면서 사회에 했던 서약을 위반하고 있다.

9장 정상의 의료화

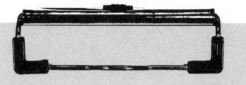

10장

치유

이 선서를 어기지 않는다면
나는 삶과 기술을 향유하고 살아 있는 동안 존경받으며
이후에는 애정을 담아 기억되게 하소서. 항상 나의 소명에 담긴
훌륭한 전통을 보존토록 행동하게 하시고
나의 도움을 구하는 사람들을 치유하는 기쁨을
오래도록 누리게 하소서.
—히포크라테스 선서

의술이 사랑받는 곳이면 어디에나 인류애도 있다.
—히포크라테스

우리는 의사로서 우리의 역할을 사랑한다. 골절을 수술한 뒤 뼈가 잘 정렬되어 낫는 것을 보거나 심각한 염증성 관절염이 현대 약품으로 해소되는 것 등을 보면서 치유의 기쁨을 느끼고, 우리가 누리는 신뢰가 유지되길 바란다. 모든 의사는 아니더라도 대부분의 의사는 환자에게 해를 끼치려 하지 않고 도우려 노력한다는 걸 우리가 믿고 있음을 분명히 하고 싶다.

앞서 히포크라테스 선서에 걸맞게 행하지 못하는 사례를 많이 제시했지만, 의도적으로 의사를 향한 신뢰를 떨어뜨리려 한 것은 아니다. 오히려 우리는 문제를 이해함으로써 바꾸어야 할 점에 집중할 수 있기를 희망하며 현대 의학의 문제를 더 많은 이들에게 알리는 것을 목표로 한다. 더 많은 의사(와 환자)들이 의료의 **진정한** 혜택과 **진짜** 해로움을 **과학에 근거해** 이해할 때 얻는 '치유의 기쁨'을 경험했으면 좋겠다.

현대 의학의 문제점을 해결할 방안은 많다. 환자가 할 수 있는 일과 의사가 해야 할 일이 있고 정부, 자금 후원자, 관련 업계, 대학, 연구자 등 사회와 시스템이 해야 할 일도 있다.

환자가 할 수 있는 일

환자는 자신의 목소리가 들리도록, 자신의 견해가 고려되도록 요구해야 하며 가능한 한 적극적으로 참여해야 한다. 개인 단위 의사 결정에서부터 국가 정책에 관한 의사 결정에 이르기까

지 의료의 모든 측면에서 환자에게 적절한 필요와 결과에 초점을
두어야 한다.

정보를 얻고 알려주기

환자와 돌봄 제공자, 대중은 정보를 제공받고 이해해야만
제대로 참여할 수 있다. 문제가 있다는 것을 모르면 당연히 정보
를 얻기 어렵고, 바로 그것이 우리가 이 책을 쓴 이유다.

앞서 살펴보았듯이, 대다수 환자는 의료(검사와 치료)를 많
이 할수록 건강에 더 도움이 된다는 신념에 동의한다. 의사와 마
찬가지로 환자들은 일반적으로 검사나 치료의 이점을 과대평가
하고 피해를 과소평가한다. 검사만으로도 해를 끼칠 수 있다는 사
실을 모르는 사람이 많다. '더 많은' 의료를 선호하는 이유는 대
개 두려워서, 그리고 나중에 후회하지 않고 싶어서(아무것도 하지 않
는 것보다 검사나 치료를 선택하게 되는 강력한 동기)라는 건 이해할 만하지
만, 우리는 이 책이 그런 신념을 완화해주길 희망한다.

환자는 또한 의사가 환자 자신에 대해 제대로 알 수 있도
록 해야 한다. 우선 개별 환자-의사의 수준에서 자신의 우려와 바
람을 분명히 하고 의사가 그것을 인정하고 고려하게끔 해야 한다.
더 넓은 수준에서, 일부 국가는 이제 환자가 기여할 수 있는 국가
건강 기록을 보유하고 있다. 일례로 호주에는 '나의 의료 기록My
Health Record, myhealthrecord.gov.au'이 있다. 이 시스템에는 의학적
상태, 과거와 현재의 치료, 검사 결과, 알레르기, 치료 선호 등의
정보가 들어 있다. 특정 상황에서 향후 치료에 대한 선호도를 진

10장 치유

술할 수 있는, 환자가 작성한 사전의료의향서도 포함된다. 환자를 치료하는 의사는 이 모든 정보를 이용할 수 있다. 이런 시스템은 낭비적이고 잘못된 치료를 최소화하는데 일조할 수 있다.

환자는 의사나 다른 사람이 권하는 검사 또는 치료에 내재한 이점과 피해에 대해 완전하고 정확한 정보를 **요구**해야만 하고 **받기**를 기대해야 한다. 복잡하거나 어려운 결정인 경우 의사에게 검사 또는 치료 선택을 돕는 의사 결정 지원 도구를 요청하거나 스스로 그것을 검색해서 찾을 수 있어야 한다. 환자는 다른 의사에게 2차 의견을 구하는 것을 두려워해서는 안 된다. 많은 환자들이 2차 의견을 구하면 자신을 담당한 의사에게 모욕이 된다고 생각하지만, 의사는 보통 2차 의견에 감사하며 자신의 결정이 다른 의사의 권고와 일치해도, 또 그 의사가 동의하지 않아서 자신의 결정을 재고하거나 변호해야 하더라도 더 안심하고 의사 결정을 할 수 있다. 2차 의견을 구하는 것에 불만을 표하는 의사는 본 적이 없다.

환자에게는 충분한 정보를 습득할 권리는 물론이고 의사와 함께 자신의 건강에 대한 의사 결정에 적극적으로 참여할 권리가 있다. 환자는 스스로 결정을 내릴 자율성이 있음을 인식하고 그 권리를 행사해야 한다.

환자가 의사에게 물으면 도움이 될 많은 질문이 있다. 검사나 치료를 고려할 때 가장 중요한 질문은 이것이다. "이 검사나 치료가 그것을 하지 않거나 더 안전한 다른 치료를 하는 것과 비교해 내 건강에 더 좋다는 근거는 무엇입니까?" 대단히 중요한 이 질문을 환자도 의사도 하지 않는 경우가 많은데, 이 질문이 과학의 핵심에 있다. 다른 말로 표현하자면, 아무것도 하지 않는 것을 포함한 대안과 비교해 제안받은 검사나 치료의 이점과 피해의 균형은 어떤지 묻는 것이다.

의료에서 불필요한 검사와 치료를 줄이기 위한 국가 차원의 목소리 중 하나인 '호주 현명한 선택Choosing Wisely Australia'은 이 중요한 질문을 5개로 나눈 다음과 같은 질문을 권장한다.

- 이 검사나 치료, 시술이 정말 필요한가?
  (즉, 가능한 이점은 무엇인가?)
- 위험성은 무엇인가? (즉, 가능한 피해는 무엇인가?)
- 더 간단하고 안전한 선택지가 있는가?
- 아무것도 하지 않으면 어떻게 되는가?
- 비용은 얼마인가?

'호주 현명한 선택'의 대변인 로빈 린드너는 많은 환자들이 질문하는 것을 불편해할 수 있다고 지적하면서, 환자와 담당 의사 및 다른 의료 제공자 간의 대화를 촉진하는 데 초점을 둘 것을 권장한다.

우리는 질문하라고 강요하고 싶지 않다. 임상의사는 환자가 스스로 질문하는 것이 불편할 수 있음을 인지하고, 이러한 대화가 이루어지도록 환자를 도와줄 수 있어야 한다.

10장 치유

지식 향상하기

　많은 사람들이 의학적 증거를 찾고 평가하는 데 어려움을 겪는다. 이것이 바로 과학 원리 또는 '과학 문해력' 교육이 중요한 이유이다. 증거가 어떻게 생성되고 평가되는지 이해하고, 신뢰할 수 있는 양질의 증거가 어떤 것인지 판별하려면 과학을 알아야 한다.

　과학적 이해가 부족하면 거짓 정보에 취약해진다. 그리고 전 세계적인 수준에서 그렇게 되면 공중보건에 큰 위협이 된다. 코로나19에 관해 널리 퍼진 거짓 정보가 그 예다. 최근 미국, 영국, 아일랜드, 스페인, 멕시코에서 대규모 설문 조사를 실시한 연구에 따르면, 과학자에 대한 신뢰도와 산술 능력이 높을수록 코로나 바이러스에 관한 거짓 정보에 덜 반응하는 것으로 나타났다. 또한 거짓 정보에 쉽게 반응하는 것과 백신 접종을 주저하는 것, 보건 지침을 준수할 가능성 저하 사이에도 뚜렷한 연관성이 있었다.

　과학 문해력은 일반적으로 교육을 개선해 향상할 수 있다. 또한 과학 지식은 인터넷에서 쉽게 얻을 수 있다. 대학 교과 과정에서부터 블로그, 채팅방에 이르기까지 모든 것이 도움이 될 수 있다. 위키피디아Wikipedia는 증거 기반 정보의 좋은 출처이다. 위키피디아는 내용이 자주 갱신되며 정보 관리자가 그 내용이 가능한 한 편향되지 않게끔 한다.

　과학은 우리가 새로운 지식을 쌓으려 할 때, 오류를 줄이는 데('가장 덜 틀린' 답을 얻는 데) 도움이 되는 도구 또는 설명서 세트와 같다. 여느 도구와 마찬가지로 과학은 적절하게 사용해야 하며 사용할수록 능숙하게 다루게 된다. 더 과학적이고 싶은 사람에게 우리가 줄 수 있는 가장 중요한 조언은 질문하기에서 시작하라는 것이다. 어떤 것도 입증된 것이나 당연한 것으로 받아들이지 말라. 그리고 이미 믿지 않는 것에 대해서만 질문하지 말라. 그건 너무 쉽다. **믿는** 것에 대해 질문하기 시작하라. 질문은 '믿지 않는다'는 의미가 아니다. 질문하기는 비판적 사고와 추론이라는 과학적 도구를 자신이 믿는 것에 적용하는 것을 의미한다.

과학 문해력만큼이나 중요하게도, 건강에 관한 결정에 적극적으로 참여하는 능력은 '건강 문해력'에 달려 있다. 건강 문해력은 건강을 위한 최선의 결정을 내리기 위해 해당 정보를 취하고, 이해하고, 활용하는 열의이자 능력이다. 건강 문해력은 무엇이 진실이고 유용한지 우리가 판단할 수 있는 정도, 확률과 위험을 이해하는 방법, 의료 전문가와의 상호 작용과 의사소통을 하는 방법에 영향을 준다.

수백 명을 대상으로 한 설문 조사에서 우리는 대다수 사람들이 **올바른** 정보를 취하고 정확하게 사용하는 능력, 즉 정보를 이해하고 평가, 적용하는 능력을 기르는 데 어려움을 겪는다는 사실을 발견했다. 교육 수준이 높은 사람들도 마찬가지였다. 배경에 관계 없이 환자들은 서로 다른 출처에서 나온 건강 정보를 비교하고 정보의 신뢰도와 정확도를 판단하기가 어렵다고 한결같이 말한다. 이로 인해 건강 관련 웹사이트에 있는 잘못된 정보와, 삶의 질 향상이나 기대 수명 연장을 약속하는 검사와 치료를 선전하는 소비자 대상 직접 광고에 매우 취약해진다.

또한 대다수 사람들은 편견이나 상업적 이익이 불필요한 치료를 부추기는 데 영향을 미친다는 사실을 잘 파악하지 못한다. 정보의 출처와 관계 없이 해당 정보의 과학적 정확성을 고려해야 한다. 이 지점에서 비판적 평가 기술이 도움이 된다. 인터넷의 많은 정보가 신뢰할 수 없고 사람들을 오도할 소지가 있지만, 어디를 봐야 하는지만 안다면 정확한 양질의 정보를 다수 얻을 수 있다. 예컨대 decisionaid.ohri.ca/AZlist.html에는 환자가 활용할 수 있는 의사 결정 지원 도구가 다양하게 제시돼 있다.

어떤 주제에 제시된 증거의 '유형'을 통해서도 해당 정보가 과학적으로 얼마나 믿을 만한지 파악할 수 있다. 검사 또는 치료를 다룬 정보에 그것을 뒷받침하는 증거나 잠재적 유해성이 언급돼 있지 않다면 주의하자. 검사와 치료에는 대개 이점과 부작용이 다 있으며, 치료법 비교 연구는 유사한 것끼리 비교하는 식으로 공정해야 한다. 또한 관련 연구가 한 건만 있는 경우에는 사람들을 오도할 소지가 있다.

환자가 정보를 얻을 수 있는 원천들 중에는 질적으로 수준이 높아 환자가 하는 평가 작업을 보다 쉽게 해주는 것들도 있다. 개인의 의견이 증거로 뒷받침되지 않은 경우에는 신뢰하기 어렵다. 체계적 문헌 고찰이라는 유형의 연구는 의학 연구들을 잘 요약해주는데, 그렇다고 해서 모든 체계적 문헌 고찰 연구가 신뢰할 만하다는 것은 아니다.

체계적 문헌 고찰과 코크란 라이브러리

의학 연구들을 요약한, 가장 신뢰할 만한 체계적 문헌 고찰 연구는 코크란 라이브러리Cochrane Library, www.cochranelibrary.com에 게시된다. 코크란 연합Cochrane Collaboration은 영국에 공익 단체로 등록된 국제 조직이다. 1993년에 설립되었고 세계 120개국에 걸쳐 8만 명 이상이 기여하고 있으며 대부분 자발적인 기여자다. 비영리적 조직으로 상업적 자금 지원을 받지 않는다. 각 의학 분야에 기반한 리뷰 그룹이 50개 이상 있다. 필자들도 수년간 참여했기에 코크란 라이브러리의 질이 높다는 점은 장담할 수 있다. 레이첼은 2005년부터 코크란 근골격계 그룹의 조정 편집자로 활동해왔고 코크란 리뷰를 100편 넘게 작성했다.

코크란 라이브러리는 구독 기반이지만 WHO에서 구축한 프로그램은 저소득 및 중위 소득 국가 대부분에 무료로 또는 저렴하게 이용권을 제공한다. 호주를 비롯한 많은 국가에서는 정부가 저작권료를 지불해 누구나 코크란 라이브러리를 무료로 이용할 수 있다. 모든 국가의 거주민이 코크란 리뷰가 첨부된 요약문을 무료로 볼 수 있으며 일반 대중을 위한 요약문도 제공된다. 코로나19 대유행 기간 동안 코크란은 전 세계 모든 사람이 해당 라이브러리를 이용할 수 있도록 한시적으로 허용했다.

적극 참여하기

환자는 또한 자신의 치료에 국한되지 않는 상위 수준의 의사 결정에 참여할 수 있다. 예컨대 정부에서 위원회를 구성해 환자들을 참여시키거나 대중의 의견을 듣기 위해 연구 결과를 알릴 때가 그런 기회다. 환자는 의료 소비자 단체에 가입할 수도 있지만, 기업이 이러한 단체에 자금을 지원해 생겨날 수 있는 이해 상충을 경계해야 한다. 업계의 지원을 받는 소비자 단체 대다수가 이런 점을 시인하지 않는 것으로 나타났다.

또 환자는 효과적인 치료를 촉진하고 유해한 치료를 줄이기 위한 정치적 변화를 촉구하는 강력한 로비 세력이 될 수 있다. 투표를 통해 시스템 변경을 요구할 수도 있다. 미국에서 의료보험, 이민, 총기 규제, 임신중단 등을 놓고 벌어지는 중대한 정치적 논쟁 중에는 공중보건에 막대한 영향을 미치는 것도 있다. 그 밖에도 공중보건에 큰 영향을 주는 중요한 논쟁 사안들이 있다. 식품·담배·주류의 가격 책정, 포장 및 광고, 환경 규제 등이 그렇다.

연구는 전통적으로 학계의 영역이지만, 이제는 환자가 참가자로서가 아니라 조사자로서 연구에 참여하는 것이 유익하다고 간주된다. 환자 스스로 연구자로서 연구팀에 참여하는 일이 갈수록 흔해지는 추세다. 이를 통해 연구 수행에 관련된 과학을 더 잘 이해할 수 있게 되지만 중요한 것은 7장에서 논의한 바와 같이 앞으로 생겨날 환자와 더 연관성 있는 연구를 수행할 수 있다는 것이다. 사람들이 연구 프로젝트에 참여하는 주된 이유 중에 이타주의(타인에 대한 배려)가 있다는 사실이 밝혀졌다. 연구 과정에 환자와 대중이 참여하면 연구 결과를 공동체 전체에 더 잘 적용할 수 있고, 임상에서 더 빨리 시행되며, 덜 낭비되고, 올바른 과학적 질문을 하게 된다.

코크란 연합은 작업의 모든 방면에 환자를 참여시킨다. 그 중에서도 흥미로운 곳은 코크란 크라우드crowd.cochrane.org/index.html인 것 같다. 누구나 '코크란 시민 과학자'가 될 수 있다. 현재까지 189개국에서 지원한 약 1만 명의 자원활동가들이 그랬다. 자원활동가는 의료 관련 증거를 분류·요약하는 일을 돕는데, 각자 일과에서 몇 분을 할애할 수도 있고 더 긴 시간도 가능하다. 의사도 코크란 시민 과학자가 될 수 있다. 경험은 필요하지 않다. 작업을 하면서 배우고 동시에 의학에 기여한다.

의사가 할 수 있는 일

개인 차원에서 의사는 환자와 의사소통한 내용과 과정을 성찰함으로써 상호 작용의 질을 높일 수 있다.

환자에게 알리기

의사는 환자가 이해할 수 있는 정보를 제공하고, 병원이나 온라인에서 활용 가능한 서면 또는 시각 정보를 활용해 환자의 이해도를 높이고 의사 결정에 대한 만족도를 높일 수 있다.

전통적인 의료 시스템에서 의사는 환자에게 언제 어떤 치료를 받아야 하는지 지시하는 권위적인 존재였고 환자는 수동적인 입장이었다. 1980년대 이후로 환자와 의사가 의료의 의사 결정 절차에 공동 참여하는 방향으로 전환한 경우가 늘었다. 공동

의사 결정 절차에서도 의료 제공자는 전문가로 인식되지만 환자에게 훨씬 더 중점을 둔다. 환자는 자신에게 필요한 것을 가장 잘 이해할 수 있는 입장이며, 어떤 치료 대안이 자신의 문화적·개인적 신념과 상황에 가장 잘 부합하는지 알기 때문이다. 의료 공동 의사 결정의 개념을 모두가 수용하지는 않았지만 2012년에 발표된 115건의 연구를 검토해보니 시간이 지남에 따라 이 방식을 수용한 환자가 증가한 것으로 나타났다.

105건의 연구를 대상으로 한 코크란의 체계적 검토에 따르면, 의사 결정 지원 도구(공유된 의사 결정을 훨씬 더 명확하게 만드는 개입)를 사용하는 환자는 자신이 내리는 의료 결정의 이점과 위험성을 더 정확하게 인식하며 자신감도 더 컸다. 또한 의사 결정 지원 도구를 사용했을 때 건강 결과나 치료 만족도에 유해한 영향은 주지 않았다.

효과적인 지식 전달자 되기

의사는 환자들이 가장 자주 의지하고 신뢰하는 정보의 원천이다. 환자들에게 효과적인 지식 번역자가 되려면(즉, 효과적으로 의사소통하려면) 환자의 건강 문해력을 이해해야 한다. 그러지 못하면 의료 격차가 발생할 수 있다.

환자의 건강 문해력을 의사가 최대한 추측한 것과, 도구를 통해 환자의 건강 문해력을 직접 측정한 결과를 비교한 연구에서는 의사의 추측이 종종 많이 틀리는 것으로 나타났다. 의사들은 소수 집단의 건강 지식을 과소평가하는 경향이 있다. 그러나 일반

적으로 최적에 미치지 못하는 건강 문해력을 예측할 수 있는 변수
로는 낮은 교육 수준, 해외 출생 및(또는) 거주 국가의 언어를 구사
하지 못함, 사회적 고립, 의료 전문가와의 관계 확립 결여 등이 있
다. 또한 여러 가지 건강 문제 또는 여러 질병에 걸린 다중이환 상
태, 불안이나 우울증 병력, 건강 행동이 불량한 환자 역시 건강 문
해력이 최적에 못 미칠 가능성이 높다.

　　대개 의사는 진찰 중에 제공한 자세한 정보를 환자가 이해
했고 기억할 거라고 착각하는데, 많게는 그 정보의 약 80퍼센트가
기억에서 사라지며 나머지 정보도 최대 절반은 틀리게 기억한다.
건강 문해력이 낮은 사람들의 경우에 그럴 가능성이 높지만 불안
한 사람들과 안 좋은 결과를 들은 사람들도 그러하다. 따라서 상
담 자리에 '두 번째 귀'를 가져오도록(다른 사람을 동반하도록—옮긴이)
환자에게 권하면 도움이 될 수 있다. 의사 결정 지원 도구의 형태
로 정보를 제공하고 과잉 진단에 대한 명시적인 정보를 포함하면
환자가 정보에 입각한 선택을 할 가능성이 높아질 수 있다.

　　의사는 환자가 이해하는 언어를 사용하면 메시지를 더 정
확하게 이해시킬 수 있다. 완전히 다 설명할 게 아니라면, 기술적
이고 의학적인 용어는 쓰지 말자. 환자의 의사 결정을 좌우할 수
있는 언어적 기교는 삼가자. 의사 본인이 의도한 대로 환자가 정
보를 이해했는지 확인하는 것도 중요하다.

　　'다시 가르치기teach back' 같은 방법을 사용하면, 환자가 기
억을 더 잘 하는 등 의사와 환자 간 의사소통이 개선되는 것으로
밝혀졌다. '다시 가르치기'는 임상의가 환자에게 알려준 정보를

환자의 말로 반복하게 하는 면담 기법이다. 이것은 의사가 환자에게 이해 가능한 정보를 주었는지 확인하는 데 도움이 된다. 건강 문해력이 낮은 사람들을 진료할 때 특히 요긴한 방법이며, 의사가 환자에게서 들은 내용이 환자의 의도대로 전해졌는지 확인하는 데에도 유용하다. 서로가 정보를 충분히 알면 환자와 의사 둘 다에게 도움이 된다.

이러한 기술을 습득하면 진료할 때 공감과 연민을 기르는 훈련이 된다. 또, 공감과 연민을 전할 수 있도록 진찰 시간을 늘리는 등으로 임상 관행을 수립하는 것도 고려하면 좋다.

과학에 근거하기

의사 진로 현대화(2005년 시작한 의대 졸업 후 의사 수련교육 프로그램—옮긴이)에 대한 조사를 주도한 것으로 가장 잘 알려진 저명한 영국 의사 존 투크 교수는 이렇게 썼다. "의사는 진단가이자 임상적 불확실성과 모호성을 다루는 사람으로서 연구에 관심을 가져야 할 뿐 아니라 기본적으로 과학과 증거 기반 의료 행위에 대해 심도 있게 배워둬야 한다."

의사들도 의심하는 습관을 가질 필요가 있다. 의사가 과학을 깊이 이해하고 있으면 개인적인 견해와 타인의 견해에서 확증 편향으로 인한 오류를 인식하고 실험과 비교 분석 등의 과학적 방법을 사용해 그 오류를 최소화할 수 있게 된다. 연구를 제대로 평가하는 일은 어렵고 의학 교육 과정에서 항상 잘 배울 수 있는 것도 아니다. 하지만 필수적인 기술이다. 쉽지 않지만 배울 수 있고 연습해야 한다. 많은 의과대학에서 대면 및 온라인 임상 역학 과정을 가르친다. 이 과정에는 임상 연구를 위한 과학적 방법과 의학 문헌에 대한 비판적 평가가 포함된다. 공중보건 과정에도 이와 관련된 주제가 포함된다.

과학적 탐구는 질문에서 출발한다. 의사는 기존 관행에 의문을 제기하고 자신의 의료 행위를 뒷받침하는 과학적 증거가 충분한지 판단해야 한다. 현재 어떤 검사나 치료가 정당하다고 인정되는지 질문하는 것으로 시작해야 하고 그다음 '다른 대안과 비교해 이 검사 또는 치료를 지지하는 증거는 무엇인지' 물어야 한다.

의사는 또한 증거가 존재할 때 그것을 찾을 수 있어야 한다. 그러려면 실무와 관련된 가장 타당하고 관련성 높은 연구를 찾기 위해 과학 문헌을 능숙하게 검색할 줄 알아야 한다. 체계적 검토연구를 비롯해 많은 진료 지침과 요약문을 사용할 수 있지만 그 정보들을 신뢰할 수 있는지 판단하기 위한 평가 기술도 갖춰야 한다.

공중보건 조치가 대부분의 현대 의학보다 건강에 더 큰 영향을 미친다는 점을 인정한다면, 지금이야말로 의사들이 더 큰 질문을 던져야 할 때다. 그러니까 '질병 퇴치'에 힘쓰는 시간을 줄이고 '건강 증진'에 시간을 더 할애해야 하지 않을까 하는 질문 말이다. 그러자면 질병에 초점을 두는 것과 건강에 초점을 두는 것이 것과 건강 위주의 것이 어떻게 다른지 이해해야 하며, 건강의 정의를 질병을 없애거나 증상을 통제하는 것에 국한하지 않고 그 이상으로 확장해야 한다.

연구에 참여하기

의사는 또한 자신의 진료를 뒷받침하는 증거를 창출할 책임이 있다. 너무나 많은 의사들이 연구를 의료 행위와 별개의 것으로 보는데 임상 행위와 임상 연구는 같은 것이며, 사람들을 위한 최상의 치료법을 찾고 실행하려는 과학적 노력이다. 일례로 영국에서는 연구 참여가 의사의 의무로 간주되고 국가보건의료서비스NHS의 원칙에도 명시되어 있다.

임상 연구에 참여하면 여러 이점이 생긴다. 의사 입장에서는 연구에 참여하는 다른 임상의나 연구원의 네트워크를 활용할 수 있다. 다시 말해 다른 사람과 비교하면서 자기 진료의 기준을 잡아가는 동시에 어려운 임상 문제를 논의할 수 있는 길이 열린다. 환자를 위한 혜택도 있다. 유망한 새로운 치료법을 더 일찍 접할 수 있고 더 나은 치료 결과를 얻을 수도 있다. 한 연구에 따르면 영국에서 연구 활동이 활발한 급성기병원에 입원한 환자의 사망률은 연구 활동이 저조한 병원에 입원한 환자의 사망률에 비해 낮았다.

증거 기반 의학을 실천하는 것은 과학 기반 의학을 실천하는 것이다. 과학 연구를 평가하는 데 필요한 기술은 곧 과학 연구를 수행하는 데 필요한 기술이다. 연구에 적극적으로 참여하면 증거 창출을 촉진할 뿐 아니라 증거에 대한 인식과 과학적 방법에 대한 지식이 늘어나 비판적 평가 기술이 향상된다.

낭비적 연구 줄이기

연구의 과학적 질 역시 개선하고 낭비적인 연구를 줄여야 한다. 많은 의사들이 질이 낮거나 임상 행위와 무관한 연구에 참여한다. 아니면 좋은 연구를 수행하지만 한 번도 발표되지 않아서 결국 묻히기도 한다. 이러한 요인들은 누구에게도 도움이 되지 않는 연구 생산에 에너지가 소비되는, 연구 낭비에 기여한다. 만약 환자가 관련되어 있다면 비윤리적이기도 하다.

안타깝게도 많은 의사들이 연구의 질에 영향을 미치는 요소를 포함해 이러한 요인들을 잘 이해하지 못한다. 그렇기 때문에 모든 의사에게 과학 문해력이 중요하다. 연구할 때 흔히 저지르는 잘못들은 다음과 같다. 건강에 도움이 되지 않을, 중요하지 않은 질문을 던지고, 체계적 검토를 통해(이렇게 하면 이미 답이 나와 있는 질문들을 확인할 수도 있음) 연구의 필요성을 수립해야 하는데 그렇게 하지 않는다. 연구의 실행 가능성을 확인하지 않고, 또는 확정적이거나 적어도 의미 있는 결과를 도출할 수 있는 의미 있는 결과를 도출할 수 있는 수의 연구 참가자를 확보하지 않은 채 수를 확보하지 않은 채 연구에 착수한다.

WHO의 국제 임상시험 등록 플랫폼에 따르면 2021년 중반까지 진행 중이거나 완료된 코로나19 연구는 9000건이 훨씬 넘었다. 코로나19 관련 연구가 많음에도 대부분은 기회주의적이며 환자 치료 개선과 관련이 없다.

연구는 중요한 건강 문제를 다뤄야 하고 질적으로 우수한 방법을 사용해야 하며 환자와 관련된 중요한 결과변수에 초점을

10장 치유

맞춰야 한다. 그리고 실행 가능해야 한다. 즉, 적절한 경우 연구 결과를 임상 행위에 쉽게 도입하고 실질적인 변화를 가져올 수 있어야 한다는 의미이다. 환자와 의사 모두 연구 프로젝트를 임상적으로 더 적절하게 만듦으로써 가치 있는 기여를 할 수 있다. 또한 결과를 전파하고 그것을 받아들여 실천에 옮기는 데 기여할 수 있다.

사회적 위치에 따르는 책임 이행하기

의사는 사회에서 높은 지위와 상당한 권력을 가지고 있다. 이러한 위치에는 자기 통제하에 있는 자원을 적절히 관리할 사회적 책임이 따른다. 의사는 진단과 치료법을 새로 도입하려 할 때, 발생 가능한 피해를 충분히 고려해 명백한 이점을 뒷받침하는 증거가 있을 때만 도입해야 한다. 방어 진료를 하기보다는 환자 중심적이어야 한다. 근본적인 불안을 파악하고 치료하는 게 아닌, '건강 염려증'이 있는 사람이나 의심 증상이 없는 사람을 더 많은 검사와 진단으로 치료하는 경우 역효과를 낳고 해를 끼칠 우려가 크다.

또한 의사는 잠재하거나 실재하는 이해 상충을 인식하고 가급적 이를 없애야 한다. 이해 상충은 진료에 부정적인 영향을 미치는 것으로 나타났으며, 그것이 있다고 공표하는 것만으로는 이해 상충이 제거되거나 무효화되지 않는다는 점을 알아야 한다.

사회에서 의사의 지위는 자율 규제로 신뢰받을 수 있으나 진정으로 그 자리에 걸맞은 자격을 갖추려면 더 높은 기준을 지켜야 한다. 겸손을 실천하고 자기 결점을 인식해 고쳐야 한다. 재정

적 갈등, 개인적인 편견, 의사소통 부족, 과학적 엄격성 결여 등을
모두 해결해야 한다.

현명한 선택 캠페인 지지하기

'현명한 선택' 캠페인은 특히 치료의 가치 향상을 목표로
의사들이 시작했기 때문에 주목할 만하다. 그 기본 원칙 하나는
검사나 약 처방, 수술보다 때로는 현명한 조언이 의사가 제공할
수 있는 가장 효과적인 치료법이라는 것이다.

이 캠페인은 미국의 윤리학자이자 가정의인 하워드 브로
디가 2010년 《뉴잉글랜드 의학 저널》에 기고한 글에 대한 반향으
로 시작되었다. 그 글 〈의료 개혁에 대한 의학의 윤리적 책임: 상
위 5개 목록〉에서 브로디 박사는 낭비적인 의료 관행을 식별하는
데 앞장서는 것이 의사의 윤리적 의무라고 했다. 그는 각 의료 전
문 단체가 해당 전문 분야에서 남용되고 환자에게 의미 있는 혜택
을 제공하지 않는 검사 및 치료법 5가지를 찾자고 제안했다. 이듬
해, 미국의 3개 일차의료 전문과인 가정의학과, 내과, 소아과에서
그 첫 번째 목록을 발표했다.

미국내과의사재단American Board of Internal Medicine Founda-
tion은 2012년에 현명한 선택 캠페인을 시작했다. 이 운동은 의료
서비스의 최대 30퍼센트가 낭비라는 점을 인식하면서 의사와 환
자 간 대화를 장려한다. 즉 환자가 불필요한 의학적 검사와 치료
를 피하고 유해하지 않으며 진정으로 필요한, 증거에 기반한 치료
를 선택하는 데 도움이 되는 대화를 말한다. 토론토 대학교 의과

대학 교수이자 캐나다 '현명한 선택' 회장인 웬디 레빈슨은 "현명한 선택은 환자와 대화한다는, 임상의사의 핵심 본질로 거슬러 올라간다"고 말했다.

현명한 선택 캠페인의 기본 틀은 새로운 의사 헌장인 〈새천년의 의료 전문성: 의사 헌장Medical Professionalism in the New Millennium: A Physician Charter〉이다. 히포크라테스 선서가 개인에 대한 치료에 초점을 맞추는 반면, 이 헌장은 의사에게 개별 환자를 넘어서는 책임이 있음을 강조한다. 그 책임으로는 한정된 자원의 공정한 분배 촉진, 이해 상충 관리, 치료의 질 향상 등이 있다. 이들 원칙은 급증하는 의료 비용과 과잉 치료로 인한 막대한 낭비, 그로 인해 필요한 치료를 받지 못하는 사람들이 있음을 인식하고 다룬다. 이에 더해 투명성과 공동 의사 결정에 대한 책무도 있다. 우리는 이 책 전반에서 이 개념들을 아울러 논의했다.

현재 호주를 비롯한 20개 이상의 국가에서 자체적으로 현명한 선택 캠페인을 진행하고 있다. 이제 낭비적인 검사와 시술에 반대하는 권고가 1000개를 훌쩍 넘겼다. 의료에서 그런 뿌리 깊은 관행을 줄이려면 동료 의료진과 환자들이 해당 권고를 공유할 필요가 있다. 이 캠페인은 또한 소비자 단체와 힘을 합쳐 일반 대중을 위해 읽기 쉬운 소책자와 환자 체험담, 기타 자료를 제작하는 것도 강조한다.

의료가 환경에 미치는 영향 줄이기

개별 의사와 전문가 단체들은 진료가 환경에 미치는 부정적인 영향을 최소화하는 데에도 중요한 역할을 할 수 있다. 많은 의사들이 이미 여러 면에서 모범을 보이고 있다. 호주에서는 환경을위한의사회Doctors for the Environment Australia, DEA, www.dea.org.au와 기후와건강연합Climate and Health Alliance, CAHA, www.caha.org.au이 정부, 기업, 대중과 의료진에게 기후 변화를 해결할 필요성을 교육하고, 알리고, 영향을 미치려 노력하고 있다. 과잉 의료가 환경에 끼치는 영향을 줄이는 것이 이 목표의 본질이다. 환경을위한의사회는 호주의사협회와 손잡고 연방 정부에 고탄소 의료 시스템 축소를 위한 국가 탄소 감축 계획을 개발하고 구현할, 지속가능개발부Sustainable Development Unit의 설립을 촉구했다. 지속가능개발부는 의료 활동이 18퍼센트 증가했음에도 2008년부터 2018년까지 탄소 배출량을 11퍼센트 줄인 영국의 조직을 모델 삼아 구성할 수 있을 것이다. 영국은 해당 조직을 통해 매년 적어도 9000만 파운드를 절약했다. 에너지와 탄소 관리부터 식품 조달, 여행 계획, 폐기물 관리에 이르기까지 광범위한 문제를 다루는 그 계획에는 의사를 비롯한 일선 임상 의료인과 직원들의 역할이 필수적이었다. 그 계획의 핵심은 과잉 처방과 과잉 치료를 줄이는 것이었다.

의료 전문 단체가 할 수 있는 일

의료는 교육 및 표준 지침과 관련해 대체로 자율적으로 규제되며 이러한 작업은 종종 의학 진료과목별 학회, 단체, 학술원 및 협회가 담당한다. 자율 규제에는 근본적인 문제가 있다. 구성원에 대한 의무와 사회 전체에 대한 의무가 서로 충돌하는 경우 등이 그러하다.

안타깝게도 현재의 자율 규제 시스템은 이러한 단체가 자체 기준을 효과적으로 강제할 만한 도구와 깊이를 갖추지 못했다. 어떤 단체도 나쁜 과학자라는 이유로 의사를 추방한 적은 없지만, 그것이 어떠한 기준을 요구하고 집행하기 시작할 수 없음을 의미하지는 않는다. 한 예로 레이첼은 한 의사가 의사 행실에 관한 전문가 협회를 대표해 활동하던 중 레이첼에게 했던 행동에 대해 그 협회한테서 뒤늦게 사과를 받았다. 받은 서신에는 전문가품행표준위원회가 가해자와 면담했으며, 그의 행동이 전문가답지 않았고 해당 협회의 대표자로서 부적절했음을 알려주었다고 명시되어 있었다. 그 의사는 '존중을 담아 활동하기' 교육 과정 이수를 요구받았고 그 사과 편지에 서명도 했지만 여전히 그 협회의 대표 역할을 맡고 있다. 안타깝게도, 임상 의료 행위에서 과학적 표준이 지켜지고 있는지를 감시하는 활동은 이보다도 훨씬 철저하지 못하다.

전문의 인증과 임상 의료 행위를 위해 갖추어야 할 자격요건은 자격증, 시험 지식, 의료 행위 검토 등을 기반으로 한다. 이것은 과학 지식(예: 연구 방법에 대한 지식 및 비판적 평가 기술)의 적합성을 보장하기에 이상적인 기전이다. 이에 관련된 협회나 위원회는 전문 과목에 기반한 기술과 지식을 넘어 필수 과학 문해력을 포함하도록 인증 요건을 확대해야 한다.

의료 전문 단체는 진료 지침과 권고안을 통해 회원의 진료에 영향을 미칠 수 있다. 또한 증거 기반 환자 교육 정보를 제공하고 건강 정책 개발을 담당하는 다른(예: 정부) 위원회에 참석할 전문가 위원을 지명하기도 한다.

사회와 제도가 할 수 있는 일

환자와 의사 각자의 변화만큼이나 제도의 변화 역시 매우 중요하다.

언론

언론에서 의학이 더 신뢰성 있게 보도되려면 언론인의 과학 문해력이 향상되어야 한다. 언론인도 연구자들과 긴밀한 관계를 통해 이득을 볼 수 있는 점을 경계하고, 편파적이고 전문성 없는 논평자는 섭외하지 말아야 한다. 현재의 경쟁적인 언론 환경과 그 기저에 깔린 사업 모델은 이러한 목표를 실현하기 어렵게 한다. 언론의 수익은 판매 부수와 클릭 수에 달려 있기 때문에 책임 있는 과학적 보도보다 흥미 위주의 기사로 흐르기 쉽다. 또한 보도할 때 항상 반대 견해를, 심지어 그 견해가 틀린 경우에도 게재해서 치우침 없이 균형 잡힌 보도인 양 보이려 하는 해묵은 관행에도 문제가 있다.

10장 치유

정부

정부는 다방면에서 국민 건강에 영향을 미칠 수 있는 막대한 힘을 가지고 있으며, 사용하는 방법 중 다수는 다른 집단에도 공통적으로 적용된다. 그 집단 각각에서 정부의 역할은 국가 간에서인지, 국가 내에서인지에 따라 다를 것이다. 정부는 앞서 살펴본 사업적 의료 수행 모델의 문제점을 해결하는 데 가장 적합한 위치에 있다.

의료 재원 조달

의료 재원을 조달하는 주체는 사후 대응하는 경향이 있다. 다시 말해 의료 시스템에서 나오는 수요 즉 주로 의사한테서 나오는 수요에 기반해 자금을 조달한다. 의료 비용은 지출한 비용 대비 가치를 분석해 더 잘 사용할 수 있다. 현재 많은 의료 재원 조달자들은 가치가 낮은 치료에 했던 투자를 거둬들이고, 모아둔 자금을 높은 가치의 치료에 투자하는 것에 집중하고 있다. 이를 효과적으로 수행하려면 가치를 제대로 측정해야 한다. 가치 측정을 제대로 하는 일은 쉽지 않다. 활용 가능한 데이터가 한정적이고 데이터의 질이 고르지 못하며, 일반적으로 수집되는 데이터가 대부분 건강에 기초한 임상 결과(예: 환자가 보고한 건강 상태, 검사와 치료의 적절성 등)가 아닌 과정(비용, 입원 기간, 수행된 검사와 시술의 수)에 기반하기 때문이다.

재원 조달자에게는 의료 서비스의 가치를 판단할 수 있는 역량이 있다. 의료 영역에서 증거를 생성하고 방대한 가용 자료를 더 잘 활용할 능력이 있다. 표준화된 전자 데이터 수집 방식의 사용을 장려하고, 데이터 접근을 더 쉽게 만들고, 데이터 시스템의 호환성을 높이며, 시스템 간의 연결을 가능하게 함으로써, 정기적으로 수집된 데이터로 의료 개입의 가치에 대한 정보를 생성하도록 영향력을 미칠 수 있다. 예를 들어 미국의 의료보험 회사 중 하나인 카이저 퍼머넌트Kaiser Permanente는 보험 가입자들의 건강과 의료 이용을 추적하는 정보화 기술에 수십억 달러를 투자했다. 카이저는 의사, 병원, 진단 서비스, 약국을 아우르는 폐쇄된 통합 네트워크이기에 완전한 그림을 얻을 수 있다. 이들 데이터를 이용해 이 회사는 환자에게 중요한 건강 결과를 기반으로 최고 가치의 치료와 예방에 집중할 수 있었다. 그리고 이보다 덜 통합적인 여타 의료보험 시스템에 비해 저렴한 비용으로 건강 면에서 더 나은 결과를 내는 치료를 제공할 수 있었다.

전 세계의 의료 재원 조달 기관들은 의학적 개입의 '가치' 또는 비용 효용성과 상대적 효과를 판단하는 임무를 맡아왔다. 관련 작업이 복잡한 탓에 해당 기관들은 종종 제한된 수량의 의료 개입만 평가할 수 있다. 그리고 그 작업을 대중에게 공개하기도 한다. 그 예로 코크란 의료기술평가Cochrane Health Technology Assessments, cochranelibrary-wiley.com/o/cochrane/cochrane_clhta_articles_fs.html, 영국 국립보건임상연구소National Institute for Health and Care Excellence, NICE, www.nice.org.uk, 미국예방서비스특별위원회www.

10장 치유

uspreventiveservicestaskforce.org, 캐나다의 헬스 에비던스Health Evidence, healthevidence.org가 있으니 참조하기 바란다.

의료 재원 조달 주체는 먼저 근거 요건을 강화한 다음에 새로운 검사와 치료법에 대한 자금이나 보조금 지급에 동의해야 한다. 재원 조달 주체들은 보조금을 지급 중인 치료를 철회하고자 할 때 그것이 의사들에게 뿌리 박힌 당시의 신념에 반하면 효과가 부족하다는 이유만 가지고는 충분하지 않다는 것을 알았다. 의사들의 반발과는 별개로, 환자들은 보조금 지급 대상 치료라고 하면 그 치료는 분명 효과가 있으리라고 여긴다.

재원 조달 주체는 적어도 2개의 수준 높은 무작위 대조 시험을 요구해야 하며 가능하다면 적어도 하나는 위약 대조군을 포함하도록 해야 한다. 수준 높은 증거가 없는 경우 검증하는 시험을 자체적으로 주관하는 것과, 새로운 치료법의 효과 여부를 보는 연구에 환자가 참여하는 경우에 한해 그 치료법을 보험 급여 처리해주는 것을 고려할 수 있다. 임상시험 및 그 연구 설계에 대한 지원을 구축할 때 초기부터 환자와 임상의, 전문 학회를 참여하게 한다면 과학 문해력도 배양될 것이다.

최근 몇몇 국가에서는 가치가 낮은 치료 분야를 대상으로 검사와 시술에 주어지는 정부 보조금을 검토했다. 호주에서는 일부 시술에 대한 지원을 철회하는 과정에 의료보험 급여 수가표 검토가 들어 있다. 영국에서는 이와 유사한 검토에서 가치가 낮다고 발표된 18가지 치료법(인후통에 대한 편도 절제술, 월경 출혈 과다에 대한 자궁 절제술, 골관절염에 대한 무릎 관절경, 견봉 골극 제거 수술, 스테로이드 척추 주사 등)의 적용을 제한했고, 이를 통해 매년 2억 파운드(한화 약 3000억 원—옮긴이)를 절감할 것이다. 지불 계획을 혁신함으로써 증거 기반 의료 행위를 보상하는 방법에 더 주의를 기울일 수도 있다. 임상 의료 행위의 지리적 차이를 추가로 연구하면 의료 남용이나 과소 사용 영역을 식별하고 목표로 삼을 수 있다.

마지막으로, 의료 피해를 줄이려면 그 피해를 더 잘 측정해야 한다. 지금까지 의료 피해에 대한 연구 대부분은 병원 기록을 취합해 그것을 검토해가는 방식으로 이루어졌다. 이제는 진료 기록이 전산화된 만큼 낙상, 욕창, 약물 반응, 감염, 혈전, 나아가 기존에 측정하기 어려웠던 환자 불만과 같은 결과까지 자동으로 감지할 수 있어야 한다. 정부와 규제 기관은 정기적으로 수집된 데이터로 구성된 대규모 데이터 세트를 이용해 불필요한 치료와 그로 인한 피해를 보다 정확하게 측정할 수 있다.

연구비 지원

의학 연구비 제공 주체들은 연구 낭비를 줄이고 주요 건강 문제를 해결하며 건강 향상을 가져올 가능성이 가장 높은 연구 프로젝트에 자금을 지원할 수 있는 위치에 있다. 네덜란드 정부는 평가를 수행하는 조건으로(이 비용도 정부가 지원) 새롭거나 입증되지 않은 치료법을 보험 급여화하는 제도를 도입했다. 환자와 의사를 포함한 이해관계자는 평가를 시작할 때 치료할 환자의 유형, 평가할 결과를 포함해 요구받을 증거에 대해 합의한다. 이 제도를 통해, 최근 고주파 신경제거술이라는 기술에 초기 보조금이 지급

　　　　　　　　　　　　　　　　　10장 치유

되었다가 이후 2건의 임상시험에서 이 기술이 요통 치료에 위약보다 낫지 않음이 밝혀지면서 적용 제외되었다. 영국 NHS 예산의 1퍼센트는 NHS 내의 연구를 지원하는 데 사용된다. 이는 연구 결과를 임상 실무에 적용하는 데 매우 성공적이었다.

개별 연구자들도 그래야 하지만, 연구비 제공 주체들은 실행 가능하고 중요한 문제를 해결하는, 구현 가능한 양질의 연구에 자금을 지원해 연구 낭비를 방지해야 한다. 또한 자금을 지원한 연구 결과가 널리 이용 가능하게 해야 한다. 모든 연구 결과는 유료 열람 형식보다는 가급적 무료 제공 형식으로 발표할 것을 주장해야 한다.

연구비 제공 주체와 대학은 또한 그들이 자금을 지원하는 연구자들을 보호하고 지원하기 위해 무엇을 할 수 있을지 고려해야 한다. 개별 연구자는 이해관계자들로부터 더 잘 보호받을 필요가 있고 이에 대한 절차를 필요로 한다. 조언과 지원을 요청할 수 있는 핫라인 설치도 써볼 만한 전략에 속한다. 연구자는 자신이 지지받고 있다는 사실과 자신의 권리 및 권리 구제를 받는 경로를 알아야 한다.

연구 때문에 위협을 당했던 여러 후배 연구자들은 이 책에서 그들의 이야기를 들려달라는 우리의 제안을 거절했다. 그렇게 했다가는 그들의 경력과 연구비 조달이 위태로워질까 봐 두려워서였다. 수준 높은 연구에서 의료 행위의 가치를 평가할 필요성이 갈수록 더 인정됨에 따라 더 많은 연구자들이 그 평가 결과로 영향을 받는 이해관계자들로부터 공격받을 우려가 있다. 이에 따라 임상 연구 경력을 쌓으려는 인력이 줄어들 수 있다.

규제

　　연구에 대한 규제 여건은 정비할 필요가 있다. 현재 규제 여건은, 예컨대 새로 나온 항암제의 유효성 연구에 적용되는 윤리와 관리 면에서의 필수 요건이, 흔히 쓰이는 치료법 두 가지를 비교하는 간단한 연구에도 적용된다. 이런 점은 흔히 쓰이고 잘 알려진 안전한 치료법들의 효과를 비교하는 간단한 연구를 하려는 사람들에게 불필요한 장애물로 작용한다. 특정 질환을 치료하는 방식이 서로 다른 경우, 각각의 방식으로 도출된 결과를 구조화된 연구로 적절하게 비교하지 않은 채 환자들을 계속 다르게 치료하도록 방치하는 것은 비윤리적이라고 우리는 주장한다.

　　흥미롭게도, 의사가 새로운 유형의 수술(예: 고관절 치환술을 수행하는 새로운 방법)을 개발하면 연구윤리위원회의 승인 없이 사용을 시작할 수 있다. 그런데 같은 외과의사가 나중에 환자에게 연락해 그 이전 유형의 수술로 치료한 환자와 비교해 새로운 유형의 수술이 나은 점이 있는지 알아보고자 한다면 상당한 규제 장애물에 부딪힐 것이다. 우선, 그런 목적으로 자기 환자에게 연락하려면 윤리위원회의 정식 승인이 필요하다. 현재의 체제를 따르면 연구 수행은 매우 어려운 반면, 어떤 치료가 최선인지 알지 못하는 채로 사람들을 계속 다르게 치료하기는 아주 쉽다. 이 분야가 달라진다면, 연구자의 부담이 크게 줄어들 것이고 시의적절하고 위험도가 낮은 연구를 수행할 때 주되게 작용하는 걸림돌이 사라질 것이다.

의학적 개입이나 연구를 직접, 또 개별적으로 전달하는 방식 말고 건강에 영향을 줄 방법을 더 많이 고려해야 한다. 비만, 신체 운동, 담배와 술을 포함한 약물 사용 등 건강의 주요 결정 요인을 겨냥한 예방 전략을 통해 건강을 개선하고 비용을 절감할 수 있다.

대중의 지식 향상을 목표로 하는 정책은 사회 전반의 건강에 강력하고 긍정적인 영향을 미칠 수 있다. 미국 성인의 약 절반이 건강 정보를 이해하고 그것을 실행하는 데 어려움을 겪는다고 추정되며, 이 문제는 일반적으로 문해력 및 수리력과 밀접한 관련이 있다. 개인의 교육 수준과 건강 간에는 강한 상관관계가 있다. 교육 수준이 높은 사람들은 식이, 운동, 흡연과 같이 건강에 영향을 미치는 인자를 더 잘 이해하며 훨씬 수월하게 의료 시스템과 상호 작용한다. 일반적으로 건강 문해력과 건강 둘 다 교육 수준과 밀접히 관련된다.

의료 과오 관련 법률도 따져봐야 한다. 예를 들어 뉴질랜드, 덴마크, 스웨덴에서는 보상 제도가 있어서 법정에 가거나 의료 과오로 높은 보험료가 드는 일이 거의 없다. 이런 보상 시스템이 있으면 의료 피해가 평균 이하로 낮아지며 해당 환경에서는 방어 진료도 덜하다. 병원 운영 비용도 낮아, 과잉 치료로 이어지는 요인이 제거된다. 4장에서 논의한 바와 같이 의료과오법을 통해 의사를 통제하는 식으로는 이 책에서 논의하는 문제들을 해결하지 못한다.

국가 면허 제도 같은 외부 규제가 의사를 통제하기에 더 나은 제도이다. 모든 의사에게 적용되고 법 제도보다 변화에 더 개방적이기 때문이다. 또한 의사의 자율 규제를 허용했을 때 발생하는 규제 공백을 해소할 수 있다.

외부 규제가 작동했던 과거 사례들을 보면 이 방식은 대개 '물 흐리는 미꾸라지'(제공한 서비스에 대해 말도 안 되게 과도한 부당 청구를 하는 사람들)를 잡아내기 위한 것이며 평범한 수준의 진료를 하는 의사를 잡아내기 위한 것이 아니다. 규제 기관에게 의료화를 감시하라는 요구는 지나친 것일 수 있지만 대규모 규제 기관이 할 수 있는 몇 가지 일이 있다.

우선, 전문 학회를 감독하고 회원에 대한 감독 기준을 설정할 수 있다. 또한 면허 부여 시점에 전문성과 책임을 증진할 수 있다. 의학 교육도 정부에서 감독하는 나라들이 많은데, 이를 통해 과학에 기반한 의료를 장려하고 의료 피해의 범위와 그 원인에 대한 인식을 높이는 기회를 제공한다.

호주 보건부는 최근 감사監查와 감사 결과 회신을 이용해 과잉 검사와 과잉 치료를 억제했다. 이 방식은 '다량 처방자'로 확인된 의사들에게 의료의 질 개선 훈련의 일환으로, 동료 의사들과 자신의 진료를 비교하고 반성하도록 하는 데 목적이 있다. 코크란 리뷰에서 연구 140건을 기반으로 이러한 감사와 회신의 효과를 요약한 바에 따르면, 해당 조치를 통해 바람직한 진료가 평균 약 4퍼센트(인구 집단 수준에서 상당한 양) 증가했다.

해당 주제로는 일반 감기에 대한 항생제 처방, 아편 유사제 처방, 근골격계 질환에 대한 영상 검사 등이 있었다. 감사 결과 회신에서는 다량 처방하는 의사의 검사 또는 처방 횟수를 비슷한 지역의 동료들과 비교해 제시하고, 필요한 경우 진료 방식을 바꾸는 데 도움이 되는 증거 기반 권장 사항과 수단을 제공한다. 후속 회신에서는 해당 의사들의 진료 행위가 시간이 지남에 따라 어떻게 변했는지 보여준다.

이 방식에 몇 가지 비판이 제기되었다. 우선 감사 결과 회신을 받는 의사들이 두려움을 느낄 수 있다는 비판이다. 또한 감사 결과 회신은 (국가 의료 최고 책임자가 아닌) 신뢰할 수 있는 동료나 감독자가 제시할 때 더 효과적이다. 뿐만 아니라, 다량 처방자를 식별하는 방법이 매우 조잡하며 환자의 필요에 따라 처방한 적절한 다량 사용인지, 부적절한 다량 사용인지 구별할 수 없다는 비판이 있다. 그럼에도 결과는 고무적이었으며, 이제 축적된 경험으로, 또 감사와 피드백 편지를 대상으로 최근 시행된 수준 높은 평가 등을 통해 해당 프로그램은 개선되리라 본다.

병원을 비롯한 의료 기관

의사와 의료 재원 조달자, 규제 기관에 적용되는 많은 해결책이 병원 등의 의료 기관에도 적용된다. 우선, 연구 활동과 의료 행위가 서로 연관된 것으로 보인다. 앞서 언급했듯이 영국에서 연구가 활발한 병원은 그렇지 않은 병원들에 비해 더 나은 치료를 제공하며 급성 질환으로 입원했을 때 사망률이 낮다. 최고 수준의 연구 자금을 받는, 연구가 활발한 병원에서의 사망률은 연구 자금이 적은 병원에 비해 훨씬 낮다. 연구가 활발한 병원이 진료 지침에 더 잘 부합하는 진료를 제공할 가능성도 높으며, 연구 네트워크를 갖춘 병원이 진료에 과학적 근거를 더 신속하고 쉽게 구현하는 경향이 있다. 또 연구가 활발한 병원이 더 많은 지식을 축적하고 더 나은 인프라를 개발하며, 임상 진료를 더 광범위하게 개선할 자원을 유치할 수 있다는 의견도 나왔다. 따라서 병원에서 연구 네트워크를 장려하면 모두에게 유리하다.

최적의 진료를 제공하기 위해 의료 기관들도 의사와 마찬가지로 환자의 필요와 선호를 이해해야 한다. 의료 기관에서 환자들의 건강 문해력을 파악하고 있으면, 사람들이 병원 등 의료 기관을 찾아와 서비스를 이용하려 할 때 겪는 문제를 더 잘 통찰할 수 있다. 이에 따라 기관은 환자가 건강과 의료에 더 잘 관여하게 만드는 방안을 찾을 수도 있고, 그럼으로써 건강 결과를 개선하는 방안도 마련할 수 있다.

의료 기관에서 환자의 건강 문해력을 판단한 다음에 취해 볼 만한 접근 방식은, 환자의 개별적 요구를 충족해줄 개입 방법을 만들고 검증하는 과정에 직원을 참여시키는 것이다. 필자들이 했던 연구 중에도 좋은 예가 있다. 해당 연구에는 9개 의료 기관에 소속된, 환자를 진료하는 의료인들과 함께하는 워크숍이 포함되었는데, 이 경우에 환자의 건강 문해력 문제를 해결하기 위한 개입 방법을 놓고 기관당 21~78개의 아이디어가 나왔다.

건강 문해력을 위해 임상 의료인들의 기술과 자원을 계발하는 것과 관련하여 나온 아이디어로는 다음과 같은 것들이 있었

10장 치유

다. 건강 메시지 전파를 위해 지역 자원활동가 참여시키기, 의료 정보 검색법 수업을 개설하는 등 소비자의 건강 문해력 직접 향상하기, 기존 서비스의 재설계 등이다. 이후 각 기관은 개입 아이디어를 하나씩 정해 시행하고 개선해나갔으며, 그 결과 의미 있는 의료 서비스 개선을 보여주었다.

이러한 접근법을 채택하기 위해, 입원 전 작성하는 표준 양식에 건강 문해력을 알아보는 질문을 포함하고 진료 계획에도 통합할 수 있다. 이와 관련된 직원은 건강 문해력에 대한 필수 교육을 이수해야 하며 전담 직원 또는 훈련받은 자원활동가를 활용해 구체적인 건강 문해력 문제가 확인된 사람들을 도울 수 있다.

병원은 또한 교육이나 절차, 규제 전략을 통해 증거 기반 진료를 최적화하고 기관 내에서 나타나는 진료 차이를 모니터링할 수 있다. 검사나 치료를 위한 신기술에 투자하기에 앞서 병원은 신기술을 현재 기술과 비교했을 때 의도하지 않은 해로운 결과가 생길 가능성이 있는지, 재정을 다른 곳에 쓰는 것이 더 나은지 등 상대적인 효과와 안전성을 고려해야 한다. 이때 새로운 검사와 치료법을 도입하는 주된 목적은 병원 평판을 높이거나 이윤을 향상하는 것이 아니라 건강을 개선하는 데 있어야 한다.

가치가 낮은 치료를 줄이기 위한 감사 및 감사 결과 회신 전략은 병원에서도 수립할 수 있다. 호주의 일부 주에서는 이미 데이터 플랫폼과 대시보드를 통해 그 접근 방식에 투자하고 탐색 중이다. 이를 이용하면 실시간으로 임상의에게 데이터를 제공해 환자 치료를 개선할 수 있다.

병원은 또한 의료의 환경 지속 가능성을 보장하는 데 중요한 역할을 한다. 의료 서비스를 받는 사람에게는 유익할지라도 다른 사람의 건강에 의도하지 않은 해를 끼칠 수 있다. 호주의 몇 개주에서는 이미 의료 시스템으로 인한 온실가스 배출량을 줄여야 한다는 인식을 하고 전략 계획을 세웠다.

의료 산업

의료업계가 이윤을 좇을수록 건강 최적화보다는 높은 가격과 더 많은 의료소비가 유발된다. 이 때문에 비효과적이고 유해한 치료와 가치가 낮은 돌봄이 이루어졌다.

업계가 새로운 치료법 개발과 약품·장비의 효율적인 생산에 중요한 역할을 하고는 있지만, 약품 및 장비 **사용**을 통제하는 규제 환경과는 분리되어 있어야 한다. 미국과 같은 일부 국가에서는 의약품 규제 기관(FDA)이 대부분 업계에서 자금을 지원받으며, 의약품과 장비 사용을 통제하는 위원회는 위원회가 내린 결정을 통해 혜택을 받는 업계로부터 재정 지원을 받는 위원들이 자리를 차지하고 있다. 이러한 자금 지원 모델이 약품 승인 과정에 영향을 미칠 수 있다고 우려하는 것은 타당하다. 약품 쪽 광고주와 관계가 있는 위원들이 해당 약품 승인에 투표할 가능성이 더 높다는 증거가 있다.

규제를 잘 관리하는 좋은 사례가 있다. 호주의 약제급여자문위원회 및 의료서비스자문위원회로, 업계와 무관한 관리 구조와 회원 자격을 갖추어 활동하는 정부 기관이다. 이 위원회는 엄격한 이해 상충 정책 역시 갖추고 있다.

대학 교육

의학 교육 과정에서 다루는 내용은 분량이 한정돼 있으며, 쓸 수 있는 강의 시간을 확보하기 위한 경쟁도 치열하다. 대학을 갓 졸업한 의사가 필수 사항을 전부 알 거라 기대할 수는 없지만, 필자들이 생각하기에 과잉 치료와 의료 피해의 문제를 해결하기 위해 우선해야 할 두 가지 의학 교육 영역이 있다. 첫째, 의사는 자신의 결정에 따른 상대적인 위험성과 이점을 완전히 이해할 수 있도록 과학 기반 의학의 방법론과 실무에 대해 훈련받아야 한다. 이러한 훈련이란 그들이 새롭게 등장한 정보를 일상적으로 정확하게 평가하고 적절한 경우 그 정보를 업무에 적용한다는 의미이기도 하다. 때로는 뭔가를 다른 방식으로 하거나 전혀 하지 않는 것을 의미할 수도 있다. 둘째, 4장에서 설명한 대로 환자와 의사소통하는 방법을 교육받아야 한다.

많은 대학교에서 의과대학은 수입원이며 때로는 수익성이 낮은 다른 학부에 보조금을 지원하기도 한다. 의학 교육을 이수하는 데 드는 비용은 갓 개업한 의사에게 막대한 부채가 되어, 간접적으로 치료비를 올리고 치료를 더 많이 제공하는 요인으로 작용할 수 있다. 미국 의과대학 졸업자의 학자금 부채는 평균 20만 달러(한화 2억 6000여 만 원—옮긴이)에 약간 못 미친다. 진료를 시작하려면 부채를 늘려야 하는 경우가 많기 때문에 의사가 소득 창출에 우선순위를 두지 않기는 어렵다.

필자들은 운 좋게도 호주에서 고등 교육이 무료였던 시대에 교육을 받았고, 그에 따라 공공 서비스에 대한 책임을 부여받았다고 생각한다. 호주도 현재는 학비를 내는 체제가 되었지만 학생들은 개인적으로 학자금 대출을 받지 않고도 교육을 마칠 수 있다. 정부가 부채를 지고 채무자의 소득이 일정 기준 이상일 때만 해당 부채를 회수하는데, 기준 도달 시점 이후에 임금에서 공제해 대출금을 점진적으로 상환하게 한다.

최근 호주 의과대학들과 의대생 협회는 앞으로 의사들이 환경적으로 지속 가능한 의료를 실천할 수 있게 미리 준비해야 한다는 인식을 같이하고, 의학 교육 과정에 건강의 결정 요인으로 환경을 포함하도록 하는 자료를 제작했다. 또한 여러 대학교에서 지구보건학과를 개설했다. 이 학과에서는 연구 필요성이 매우 큰 분야, 즉 의료가 환경에 끼치는 영향과 그것을 가장 잘 해결할 수 있는 방안을 연구하는 데 힘을 실을 예정이다.

***

환자, 의사, 언론, 정부, 보험사, 그 밖의 이해관계자 모두는 의료를 더 효과적이고 덜 해롭고 저렴하게 만드는 데 기여할 수 있다. 그런데 앞에서 설명한 여러 조치를 하기 위해서는 의료 서비스의 효과와 피해, 전반적인 가치를 정확하게 평가해야 한다. 무엇보다도 대중, 의사, 정부 모두가 의료 제도의 문제와 왜곡된 유인책을 인식하고 뭔가 잘못되었음을, 즉 우리가 돈을 낭비하고 사람들에게 해를 끼치고 있다는 점을 인정해야 한다. 우리는 승인된 약품 한 가지가 임상에 널리 채택되어 수만 명의 사람들을 죽일 수 있는 체제 안에 살고 있으며 대중은 그렇다는 사실을 거의 알지 못한다. 의료가 사망의 세 번째 주요 원인이라는 비난을 받고 있는데 알 바 아니라는 듯 어깨를 으쓱하는 것 이상의 반응은 사실상 나오지 않고 있다.

　　의료가 유발하는 피해가 자료로 나와 있는데도, 마치 그런 피해는 현대 의료에서 얻는 풍성한 혜택에 응당 지불해야 하는 대가라는 듯이 무시하는 사람이 많다. 하지만 의료 피해 중 많은 부분은 전적으로 예방할 수 있으므로 불가피한 것으로 일축해서는 안 된다. 우리 모두는 현 상태에 도전하는 질문을 시작해야 한다. 어떤 하나의 해법도 단독으로 작동할 수 없다. 복잡한 의료 시스템의 모든 부분이 조화를 이루어서 의료뿐 아니라 건강을 개선해야 한다.

감사의 말

이 책은 록펠러재단 아카데믹 라이팅 레지던시의 지원으로 이탈리아 벨라지오 센터에서 집필되었습니다. 벨라지오 센터에서 지내며 다른 저술가들과 교류한 덕분에 책 집필이 실현되었고 내용이 풍성해졌습니다.

　　우리의 작업을 지원하고 격려해준 동료들에게 감사드립니다. 자신들의 이야기를 싣도록 허락해준 친구이자 동료 셰린 가브리엘, 알렉산드라 배럿, 미나 요한손 박사에게 감사를 표합니다. 편집과 전반적인 조언, 탁월하고 전문적인 지원을 해준 출판사에도 감사드립니다. 가족들의 지지에 감사하며, 초기 논의와 편집에 기여한(책 제목도 제안해준) 동료 의사들의 조언에 특별히 감사드립니다. 이들은 책을 쓸 시간을 배려해주었고 같이 휴가를 보내는 동안 이 책에 대해 끝없이 상의하려 드는 걸 다 받아주었습니다. 책이 나오기까지 귀중한 피드백과 조언을 건네준 친인척과 친구들에게도 감사드립니다.

옮긴이의 말

2022년 초, 영국의사협회지 팟캐스트를 듣다가 이 책의 존재를 알게 되었습니다. 진료를 하며 제가 많이 고민하는 지점을 짚어주는듯 하여 바로 찾아 읽어보니 우리나라 상황과 통하는 면이 많고, 안타깝게도 한국의 갑상선암 과잉진단-치료 사건을 비중 있게 언급하기도 하여 이 책을 국내에 소개하고 싶다고 생각하던 중에, 이 책의 가치를 알아봐주신 책세상의 결단으로 히포크라시가 한국 독자들을 만날 수 있게 되었습니다.

우선 이 책의 제목에 대해 간단히 설명을 드리겠습니다. 히포크라시Hippocrasy란 '의사들은 어떻게 (히포크라테스) 선서를 배신하고 있는가'라는 부제에서 알 수 있듯 히포크라테스Hippocrates와 '위선'을 의미하는 히포크리시Hipocrisy를 합친 신조어입니다.

이 책은 출판 직후부터 다수의 영어권 언론 매체를 통해 소개되었는데, 재미있는 점은 다른 의료 비판서와는 달리 당사자인 의사들이, 개인 혹은 학회 자격으로 지면이나 팟캐스트 등을 통해 내용을 자세히 소개하고 저자들에게 직접 질의응답을 하는 등 이 책을 상당히 진지하게 다루었다는 점입니다. 이 책에서 야박하다 싶을 정도로 혹평을 받은 관절경을 하는 의사 몇 명은 격정적인 리뷰를 써서 권위 있는 국제학술지에 발표하기도 하였습니다.

솔직히 말씀드리면, 저자들이 내부자가 아니었다면, 또한 직접 환자를 진료하는 의사가 아니라 그저 책상물림 연구자였다면 이만큼의 반응을 이끌어내지는 못했을 것입니다. 더구나 어느 모로 보나 훌륭한 연구 성과를 내는, 국제적으로 인정 받는 의대 교수들이니 아무것도 모르는 사람들이 무턱대고 비난하는 것이라며 일축하기는 어려웠을 것입니다.

이 책은 시중에 나와 있는 많은 의료 비판서와 분명하게 구별되는 관점을 가지고 있습니다. 과학적 증거가 미비한 의료행위가 만연하고 그것을 무비판적으로 행하는 의사들이 환자와 사회에 해를 끼치고 있다는 관점으로 현대 의료의 문제를 파헤칩니다. 과도하게 영리를 좇다가 타락해버린 의료 시스템을 고발하는 다른 책들과 구별되는 지점으로, 이 책이 윤리적으로 한 차원 더 높은 감각을 지니고 있다고 하겠습니다.

그러다 보니 이 책은 환자를 위하는 마음으로 나름 성의껏 진료하는, 대다수의 평범한 의사들에게 당혹감을 안겨줍니다. 저도 이 책을 읽다가 억울함을 느낀 순간들이 있었습니다. 대놓고 나쁜 의사도 있는데 왜 배운 대로 성실히 진료하는 사람들을 매도하는지, 증거 기반 의학은 그럼 완벽한 것인지, 당신들에게 유리한 증거만 일방적으로 담은 것은 아닌지 따지고 싶었습니다. 책 내용이 얼마나 가차없던지 저자들과 비슷한 학문적 배경을 가져서 책의 메시지를 충분히 이해할 만한 저조차 서운함을 느낄 정도였습니다.

옮긴이의 말

저는 저자들처럼 환자를 직접 보는 의사면서 인과관계를 따지는 학문인 역학을 전공한 예방의학전문의입니다. 2010년경부터는 의료윤리를 공부하고 강의하고 있는데, 2018년부터 과학적 증거가 부족한데 "어떤 이유에선지" 임상에 매우 신속하게 적용되고 있는 의료의 과학적 측면과 윤리적 측면을 성찰하는 대학원 강의를 하고 있기도 합니다. 증거가 부족한 의료는, 심지어 직접적인 피해를 유발하지 않는 듯 보여도, 그 자체로 비윤리적이라고 보는 저의 관점이 저자들과 통한다고 하겠습니다. 여담으로, 저는 이 주제로 생명윤리 박사학위 논문을 썼는데, 심사위원 교수님 중 유일한 의사였던 분께서 애초에 이게 왜 윤리 문제인지 도저히 이해할 수 없다는 발언을 하셔서, 저의 어두운 미래를 예감했던 그날이 생각납니다.

이런 저이지만, 환자를 보는 중에 증거 기반 의학의 결론과 저의 진료 관행이 충돌했을 때, 예를 들어 제가 몇 년이나 봐서 온갖 검사 결과를 다 꿰고 있고, 환자분의 건강에 영향을 주는 수많은 요인들(직업, 음주, 흡연, 운동 여부와 가족력, 심지어 자녀의 수와 나이까지)을 낱낱이 알고 있는데 제 환자를 만나본 적도 없는 연구자 몇 명이 저더러 틀렸다고 한다면, 우선 거부감이 드는 것이 사실입니다. 하지만 이 책엔 누구도 부인하기 어려운 진실이 담겨있고 우리나라 의료에도 시사하는 바가 있습니다.

이 책에서 다루고 있는 과잉 의료의 문제는 행위별 수가제 기반의 전국민의료보험이 있고 2022년 말 기준 국민 3997만 명이 의료실손보험에 가입한 우리나라에서도 똑같이, 경우에 따라서는 더 심각한 수준으로 나타나고 있습니다.

우선, 공적·사적 보험의 영향으로 병원 문턱이 낮아지자 환자, 때론 환자가 아닌 분들까지 많은 양의 의료를 이용하고 있습니다. 하나의 검사가 또 다른 여러 개의 검사로 이어지고 그것이 또 여러 개의 치료적 행위로 이어집니다. 가벼운 마음으로 검진센터에 들어갔는데 여러 임상과를 가야 하는 신세가 됩니다. 그것이 모두 필요하고 유익한 의료라면 좋겠지만 꼭 그렇지만도 않습니다.

작년 모 학회에서 있었던 일 하나만 소개하겠습니다. 서울의 몇몇 대학병원 검진센터 교수들이 인기리에 시행 중인 고가 검사 몇 가지를 소개했는데 재미있게도 발표자들은 자신이 매일 시행하고 있는 그 검사들의 의학적 가치에 회의적이었습니다. 심지어 한 분은 "그러면 대체 그런 검사를 왜 하느냐고 물으신다면 다른 검진센터에서 모두 하고 있으니까 한다고 말씀드려야 할 것 같다"라고 하셔서 청중들의 마음을 참으로 복잡하게 만들어주셨습니다.

이런 문제점을 지적하고 개선하려는 노력이 없는 것은 아닙니다. 현재 우리나라에서는 대한민국의학한림원이 이 책에서 소개한 〈현명한 선택〉 캠페인을 주도하고 있습니다. 국내 의료에 불필요한 검사와 처치가 상당수 존재하고 있음을 지적하며 2015년에 시작되어 현재까지 진행 중입니다. 최근의 활동을 몇 가지 소개하자면, 2022년 11월 2일과 21일, 〈과잉 건강검진 이대로 좋은가〉라는 도발적인 제목으로 심포지엄을 두 차례 개최하였고 12월 15일에는 〈현명한 선택 심포지엄 2022〉를 열어, 대한가정의학회·대한고혈압학회·대한중환자의학회 등 8개 전문과학회가 선정한 현명한 선택 리스트를 공개하기도 했습니다.

그래서 저도 진료 시간의 꽤 많은 부분을, 하지 않았어도 될 검사를 받은 후 불필요하게 불안해하시는 환자분들에게 검사 결과와 그 의미를 설명하고 안심시켜드림으로써 과잉 의료의 쳇바퀴에 올라타는 것을 막는 데 쓰고 있습니다. 그래도 제가 부족한 탓인지 실패하는 경우가 많습니다. 그런 현상이 안타까왔는지 저자들도 이 책을 일반 대중을 위해 썼다고 말합니다. 의사들은 이미 이 문제를 어느 정도 알고 있지만 대중들은 거의 모르고 있기 때문이라고 합니다.

의료 이용량을 극대화하려는 환경과 의료 제도를 바꾸기는 정말 힘들고 바뀐다 하더라도 상당한 시간이 필요합니다. 이런 상황에서 의료인도, 일반 대중도 문제점을 인식하는 것 외엔 당장 할 수 있는 일이 많지는 않지만 저자들이 몇 가지 유용한 제안을 하고 있으니 참고하셔서 행동으로 옮겨보시길 바랍니다.

마지막으로 독자들께 당부드리고 싶은 것은, 이 책에서 다룬 문제적 의료행위들에 대해 새로운 과학적 증거가 등장하면 그 가치에 대한 판단은 얼마든 달라질 수 있다는 점입니다. 그것이 과학이고 저자들이 보여주고 싶었던 바이기도 합니다. 제가 이런 입장인 것을 알면 저자들이 싫어할까요? 아닐 것입니다. 무엇도 당연히 여기지 말라는 메시지에 자신들의 책, 주장도 당연히 여기지 말라는 것도 포함되어 있기에 분명 흐뭇해하리라 믿습니다. 독자들께서도 이 책을 통해 의료의 불확실성과 선한 의도를 가진 의사들마저 어렵게 하는 상황을 아셨으니 매사 확인하고 질문하시면서 스스로의 건강을 지키는 데에 더욱 적극적으로 참여하시길 부탁드립니다.

2023년 6월
임선희

옮긴이의 말

참고 문헌

들어가는 말

+ Brownlee S, Chalkidou K, Doust J et al., 'Evidence for overuse of medical services around the world', *Lancet*, 2017, vol. 390, no. 10090, pp. 156–168.

+ Institute of Medicine (US) Committee on Quality of Health Care in America, Kohn LT, Corrigan JM, Donaldson MS (eds), *To Err Is Human: Building a Safer Health System*, National Academies Press, Washington, DC, 2000, ‹https://doi. org/10.17226/9728›.

+ Taber JM, Leyva B, Persoskie A, 'Why do people avoid medical care? A qualitative study using national data', *Journal of General Internal Medicine*, 2015, vol. 30, pp. 290–297.

+ Kuehn BM, 'Shifting hydroxychloroquine patterns raise concern', *JAMA*, 2020, vol. 324, p. 1600.

+ Australian Government Department of Health, 'Pete Evans' company fined for alleged COVID-19 advertising breaches', Therapeutic Goods Administration, 24 April 2020, ‹www.tga.gov.au/media-release/pete-evans-company-fined-alleged-covid19-advertising-breaches›.

+ Australian Government Department of Health, 'SGC products fined $63,000 for alleged unlawful advertising on "Dr Ageless"website in relation to COVID-19', Therapeutic Goods Administration, 31 July 2020, ‹www.tga.gov.au/media-release/sgc-products-fined-63000-alleged-unlawful-advertising-dr-ageless-websiterelation-covid-19›.

+ Thien F, Beggs PJ, Csutoros D et al., 'The Melbourne epidemic thunderstorm asthma event 2016: an investigation of environmental triggers, effect on health services, and patient risk factors', *Lancet Planet*

Health, 2018, vol. 2, no. 6, pp. e255–263.

+ Duckett S, Mackey W, Stobart A, 'The health effects of the 2019–20 bushfires: submission to the Royal Commission into National Natural Disaster Arrangements', Grattan Institute, 2020, ‹https://grattan. edu.au/wp-content/ uploads/2020/04/Grattan-Institute-submission-to-Royal-Commission.pdf›.

+ Malik A, Lenzen M, McAlister S, McGain F, 'The carbon footprint of Australian health care', *Lancet Planet Earth*, 2018, vol. 2, no. 1, pp. e27–35.

1장 무엇보다 해를 끼치지 말라

+ Walton M, 'Deep sleep therapy and Chelmsford Private Hospital: have we learnt anything?', *Australasian Psychiatry*, 2013, vol. 21, no. 3, pp. 206–212.

+ Pols H, 'The Chelmsford scandal—reflection on physicians doing wrong', *Australasian Psychiatry*, 2013, vol. 21, no. 3, pp. 216–219.

+ New South Wales (Slattery JP), *Report of the Royal Commission into Deep Sleep Therapy*, 14 vols, Government Printing Service, Sydney, 1990.

+ 'Chelmsford doctors trying to "rewrite history" lose defamation case against publisher', *The Guardian*, 25 November 2020, ‹www.theguardian.com/australia-news/2020/nov/25/chelmsford-doctors-trying-to-rewrite-history-lose-defamation-caseagainst-publisher›.

+ Prasad V, Vandross A, Toomey C et al., 'A decade of reversal: an analysis of 146 contradicted medical practices', *Mayo Clinic Proceedings*, 2013, vol. 88, no. 8, pp. 790–798.

+ Gerstein HC, Miller ME, Byington RP, et al., Action to Control Cardiovascular Risk in Diabetes Study Group. 'Effects of intensive glucose lowering in type 2 diabetes', N Engl J Med, 2008, vol. 358, no. 24, pp. 2545–2559.

+ Patel A, MacMahon S, Chalmers J, et al., ADVANCE Collaborative Group. 'Intensive blood glucose control and vascular outcomes in patients with type 2 diabetes', N Engl J Med, 2008, vol. 358, no. 24, pp. 2560–2572.

+ Grufferman S, Kim SYS, 'Clinical epidemiology defined', *New England Journal of Medicine*, 1984, vol. 311, pp. 541–542.

+ Krogsbøll LT, Jørgensen KJ, Grønhøj Larsen C, Gøtzsche PC, 'General health checks in adults for reducing morbidity and mortality from disease', *Cochrane Database of Systematic Reviews*, 2012, issue 10, article no. CD009009.

+ Institute of Medicine (US) Committee on Quality of Health Care in America, Kohn LT, Corrigan JM, Donaldson MS (eds), *To Err is Human: Building a Safer Health System*, National Academies Press, Washington, DC, 2000, ‹https://doi. org/10.17226/9728›.

+ Institute of Medicine, Committee on the Learning Health Care System in America, Smith M, Saunders R, Stuckhardt L, McGinnis JM (eds), *Best Care at Lower Cost: The Path to Continuously Learning Health Care in America*, National Academies Press, Washington, DC, 2013, ‹www.nap.edu/catalog/13444/best-care-at-lowercost-the-path-to-continuously-learning›.

+ Wilson RM, Runciman WB, Gibberd RW et al., 'The Quality in Australian Health Care Study', *Medical Journal of Australia*, 1995, vol. 163, pp. 458–471.

+ De Vries EN, Ramrattan MA, Smorenburg SM et al., 'The incidence and nature of in-hospital adverse events: a systematic review', *BMJ Quality and Safety*, 2008, vol. 17, pp. 216–223.

+ Rafter N, Hickey A, Conroy RM et al., 'The Irish National Adverse Events Study (INAES): the frequency and nature of adverse events in Irish hospitals–a retrospective record review study', *BMJ Quality and Safety*, 2017, vol. 26:1, pp. 11–19.

+ Wilson RM, Michel P, Olsen S et al., 'Patient safety in developing countries: retrospective estimation of scale and nature of harm to patients in hospital', *BMJ*, 2012, vol. 344, article no. e832.

+ Slawomirski L, Auraaen A, Klazinga N, *The Economics of Patient Safety: Strengthening a Value-based Approach to Reducing Patient Harm at National Level*, OECD, Paris, 2017, <www.oecd.org/els/health-systems/The-economics-of-patient-safetyMarch-2017.pdf>.

+ Davis P, Roy Lay-Yee R, Briant R et al., 'Adverse events in New Zealand public hospitals I: occurrence and impact', Occasional Paper no. 3, New Zealand Ministry of Health, Wellington, 2001, <www.health.govt.nz/system/files/ documents/publications/adverseevents.pdf>.

+ NORC at the University of Chicago and IHI/NPSF Lucian Leape Institute, *Americans' Experiences with Medical Errors and Views on Patient Safety*, Institute for Healthcare Improvement and NORC at the University of Chicago, Cambridge, MA, 2017, <www.ihi.org/about/news/Documents/IHI_NPSF_NORC_Patient_ Safety_Survey_2017_Final_Report.pdf>.

+ Korenstein D, Harris R, Elshaug AG et al., 'To expand the evidence base about harms from tests and treatments', *Journal of General Internal Medicine*, 2021.

+ Louis PCA, 'Researches on the effects of blood-letting in some inflammatory diseases, and on the influence of tartarised antimony and vesication in pneumonitis', *American Journal of the Medical Sciences*, 1836, vol. 18, pp. 102–111.

+ Milne I, Chalmers I, 'Alexander Lesassier Hamilton's 1816 report of a controlled trial of bloodletting', *Journal of the Royal Society of Medicine*, 2015, vol. 10, no. 2, pp. 68–60.

+ Greenwood M., 'Louis and the numerical method', *The Medical Dictator and Other Biographical Studies*, London: Williams & Northgate, 1936, pp. 123–141.

+ Stubbs JW, 'Sharing knowledge is part of a modern Hippocratic Oath', President's Message, American College of Physicians Internist, June

2009, ‹https:// acpinternist.org/archives/2009/06/presidents.htm›.

+ McVean A, 'The history of hysteria', Office for Science and Society, McGill University, 31 July 2017, ‹www.mcgill.ca/oss/article/history-quackery/history-hysteria›.

+ Warner JH, 'Attitudes to foreign knowledge', *The Therapeutic Perspective: Medical Practice, Knowledge, and Identity in America, 1820–1885*, Harvard University Press, Cambridge, MA, 1986, pp. 185–206.

+ Tan SY, Yip A, 'António Egas Moniz (1874–1955): lobotomy pioneer and Nobel laureate', *Singapore Medical Journal*, 2014, vol. 55, pp. 175–176.

+ Rangachari PK, 'Evidence-based medicine: old French wine with a new Canadian label?', *Journal of the Royal Society of Medicine*, 1997, vol. 90, pp. 280–284.

+ Brennan TA, Mello MM, 'The controversy over high-dose chemotherapy with autologous bone marrow transplant for breast cancer', *Health Affairs*, 2001, vol. 20, no. 5, pp. 101–117.

+ Farquhar C, Marjoribanks J, Lethaby A, Azhar M, 'High-dose chemotherapy and autologous bone marrow or stem cell transplantation versus conventional chemotherapy for women with early poor prognosis breast cancer', *Cochrane Database of Systematic Reviews*, 2016, issue 5, article no. CD003139.

+ Rettig RA, Jacobson PD, Farquhar CM, Aubry WM, *False Hope: Bone Marrow Transplantation for Breast Cancer*, Oxford University Press, New York, 2007.

+ Bjelakovic G, Nikolova D, Gluud LL et al., 'Antioxidant supplements for prevention of mortality in healthy participants and patients with various diseases', *Cochrane Database of Systematic Reviews*, 2012, issue 3, article no. CD007176.

+ Vargesson N, 'Thalidomide-induced teratogenesis: history and mechanisms. Birth Defects Research Part C', *Embryo Today*, 2015, vol. 105, pp. 140–156.

+ Watts G, 'Frances Oldham Kelsey', *Lancet*, 2005, vol. 386, no. 10001, p.

1334.

+ Vianna FSL, Lopez-Camelo JS, Leite JCL, 'Epidemiological surveillance of birth defects compatible with thalidomide embryopathy in Brazil', *PLOS ONE*, vol. 6, article no. e21735.

+ Goetzsche P, *Deadly Medicines and Organised Crime: How Big Pharma Has Corrupted Healthcare*, CRC Press, London, 2013.

+ Rosen CJ, 'The Rosiglitazone story–lessons from an FDA advisory committee meeting', *New England Journal of Medicine*, 2007, vol. 357, pp. 844–846.

+ Rosen CJ, 'Revisiting the Rosiglitazone story – lessons learned', *New England Journal of Medicine*, 2010, vol. 363, pp. 803–806.

+ Pantillo K, 'Accuracy of emergency nurses in assessment of patients' pain', *Pain Management Nursing*, 2003, vol. 4, no. 4, pp. 171–175.

+ Lipman AG, 'Pain as a human right: the 2004 Global Day Against Pain', *Journal of Pain, Palliative Care and Pharmacotherapy*, 2005, vol. 19, no. 3, pp. 85–100.

+ Gart M, 'Pain is not the fifth vital sign', *Medical Economics*, 20 May 2017, ‹www. medicaleconomics.com/medical-economics-blog/pain-not-fifth-vital-sign›.

+ Chaparro EL, Furlan AD, Deshpande A et al., 'Opioids compared to placebo or other treatments for chronic low-back pain', *Cochrane Database of Systematic Reviews*, 2013, issue 8, articleno. CD004959.

+ Centers for Disease Control and Prevention, 'US opioid dispensing rate maps', 5 March 2020, ‹www.cdc.gov/drugoverdose/maps/rx-rate-maps.html›.

+ National Institute on Drug Abuse, 'Opioid overdose crisis', 27 May 2020, ‹www. drugabuse.gov/drug-topics/opioids/opioid-overdose-crisis›.

+ Galofaro C, Schmall E, 'Far from U.S. epidemic, "the other opioid crisis" rages in vulnerable countries', *Los Angeles Times*, 13 December 2019, ‹www.latimes.com/world-nation/story/2019-12-13/safer-opioid-has-sparked-a-crisis-in-vulnerablecountries›.

+ Blanch B, Pearson SA, Haber PS, 'An overview of the patterns of pre-
  scription opioid use, costs and related harms in Australia', *British Jour-
  nal of Clinical Pharmacology*, 2014, vol. 78, no. 5, pp. 1159–1166.

+ Davis CS, 'The Purdue Pharma Opioid Settlement – accountability,
  or just the cost of doing business?', *New England Journal of Medicine*,
  2021, vol. 384, no. 2, pp. 97–99.

+ Keefe PR, 'Empire of pain: the Sackler family's ruthless promotion of
  opioids generated billions of dollars and millions of addicts', *New York-
  er*, 30 October 2017.

+ Keefe PR, 'The Sackler family's plan to keep its billions', *New Yorker*, 4
  October 2020.

+ Pratt M, Stevens A, Thuku M et al., 'Benefits and harms of medical
  cannabis: a scoping review of systematic reviews', *Systematic Reviews*,
  2019, vol. 8, article no. 320.

+ Farrell M, Buchbinder R, Hall W, 'Should doctors prescribe cannabi-
  noids?', *BMJ*, 2014, vol. 348, article no. g2737.

+ Hoffmann TC, Del Mar C, 'Patients'expectations of the benefits and
  harms of treatments, screening, and tests: a systematic review', *JAMA
  Internal Medicine*, 2015, vol. 175, no. 2, pp. 274–286.

+ Hoffmann TC, Del Mar C, 'Clinicians' expectations of the benefits and
  harms of treatments, screening, and tests: a systematic review', *JAMA
  Internal Medicine*, 2017, vol. 177, no. 3, pp. 407–419.

+ Buchbinder R, Bourne A, 'Content analysis of consumer information
  about knee arthroscopy in Australia', *Australian and New Zealand
  Journal of Surgery*, 2018, vol. 88, no. 4, pp. 346–353.

+ Sheetz KH, Dimick JB, 'Is it time for safeguards in the adoption of ro-
  botic surgery?', *JAMA*, 2019, vol. 321, no. 20, pp. 1971–1972.

+ Anand R, Graves SE, de Steiger RN et al., 'What is the benefit of in-
  troducing new hip and knee prostheses?' *Journal of Bone and Joint Sur-
  gery*(American), 2001, vol. 93, supplement no. 3, pp. 51–54.

- Harris IA, Harris AM, Adie S et al., 'Discordance between patient and surgeon satisfaction after total joint arthroplasty', *Journal of Arthroplasty*, 2013, vol. 28, no. 5, pp. 722–727.
- Harris IA, Dao ATT, Young JM et al., 'Predictors of patient and surgeon satisfaction after orthopaedic trauma', *Injury*, 2009, vol. 40, no. 4, pp. 377–384.
- Courtney D, Huseyin N, Evrim G et al., 'Availability of evidence of benefits on overall survival and quality of life of cancer drugs approved by European Medicines Agency: retrospective cohort study of drug approvals 2009–13', *BMJ*, 2017, vol. 359, article no. j4530.
- Mailankody S, Prasad V, 'Overall survival in cancer drug trials as a new surrogate end point for overall survival in the real world', *JAMA Oncology*, 2017, vol. 3, no. 7, pp. 889–890.
- Chalmers I, Glasziou P, 'Avoidable waste in the production and reporting of research evidence', *Lancet*, 2009, vol. 374, no. 9683, pp. 86–89.
- Cilo CM, Larson EB, 'Exploring the harmful effects of healthcare', *JAMA*, 2009, vol. 302, pp. 89–89.
- Illich I, *Limits to Medicine. Medical Nemesis: The Expropriation of Health*, Marion Boyars, New York, 1995.
- Mackary MA, Daniel M, 'Medical error –the third leading cause of death in the US', *BMJ*, 2016, vol. 353, article no. i2139.
- Prasad V, Cifu A, Ioannidis JP, 'Reversals of established medical practices evidence to abandon ship', *JAMA*, 2012, vol.. 307, pp. 37–38.
- Epstein D, 'When evidence says no, but doctors say yes', *The Atlantic*, 22 February 2017, ‹www.theatlantic.com/health/archive/2017/02/when-evidence-says-no-butdoctors-say-yes/517368›.
- James JT, 'A new, evidence-based estimate of patient harms associated with hospital care', *Journal of Patient Safety*, 2013, vol. 9, no. 3, pp. 122–1228.
- Davis P, Roy Lay-Yee R, Briant R, 'Adverse events in New Zealand public hospitals I: occurrence and impact', *New Zealand Medical Jour-*

참고 문헌

nal, 2002, vol. 115, no. 1167, article no. U271.

+ Leape LL, Shore MM, Dienstag JL et al., 'Perspective: a culture of respect, part 1: the nature and causes of disrespectful behavior by physicians', *Academic Medicine*, 2012, vol. 87, no. 7, pp. 845–852.

+ Baker GR, Norton P, 'Addressing the effects of adverse events: study provides insights into patient safety at Canadian hospitals', *Healthcare Quarterly*, 2004, vol. 7, no. 4, pp. 20–21.

+ Jha AK, Larizgoitia I, Audera-Lopez C et al., 'The global burden of unsafe medical care: analytic modelling of observational studies', *BMJ Quality and Safety*, 2013, vol. 22, pp. 809–815.

+ Slawomirski L, Auraaen A, Klazinga N, 'The Economics of Patient Safety: Strengthening a Value-based Approach to Reducing Patient Harm at National Level', OECD, Paris, 2017, ‹www.oecd.org/els/health-systems/The-economicsof-patient-safety-March-2017.pdf›.

+ Lyu H, Cooper MA, Mayer-Blackwell BBS et al., 'Medical harm: patient perceptions and follow-up actions', *Journal of Patient Safety*, 2017, vol. 13, no. 4, pp. 199–201.

+ Lyu H, Xu T, Brotman D et al., 'Overtreatment in the United States', *PLOS ONE*, 2017, vol. 12, no. 9, article no. e0181970.

+ Jena AB, Prasad V, Goldman DP, Romley J, 'Mortality and treatment patterns among patients hospitalized with acute cardiovascular conditions during dates of national cardiology meetings', *JAMA Internal Medicine*, 2015, vol. 175, no. 2, pp. 237–244.

+ Wang L, Hong PJ, May C et al., 'Medical cannabis for chronic pain: a systematic review and meta-analysis of randomized clinical trials', *BMJ*, 2021, vol. XX, article no. XX.

+ The National Institute for Health and Care Excellence (NICE), Cannabis-based Medicinal Products: [B] Evidence Review for Chronic Pain, NICE Guideline NG144, NICE, London, 2019, ‹www.nice.org.uk/guidance/ng144/evidence/ b-chronic-pain-pdf-6963831759›.

+ Kim C, Prasad V, 'Strength of validation for surrogate end points used

in the US Food and Drug Administration's approval of oncology drugs',
Mayo Clin Proc 2016, vol, 91, pp. 713-725.

- Lenzen M, Malik A, Li M et al., 'The environmental footprint of health care: a global assessment', *Lancet Planet Health*, 2020, vol. 4, no. 7, pp. e271–279.
- Costello A, Abbas M, Allen A et al., 'Managing the health effects of climate change: *Lancet* and University College London Institute for Global Health Commission', *Lancet*, 2009, vol. 373, no. 9676, pp. 1693–2033.
- McAlister S, Ou Y, Neff E et al., 'The environmental footprint of morphine: a life cycle assessment from opium poppy farming to the packaged drug', *BMJ Open*, 2016, vol. 6, article no. e013302
- Thiel CL, Eckelman MJ, Guido R et al., 'Environmental impacts of surgical procedures: life cycle assessment of hysterectomy in the US', *Environmental Science and Technology*, 2015, vol. 49, pp. 1779–1786.
- Sherman J, Le C, Lamers V, Eckelman M, 'Life cycle greenhouse gas emissions of anesthetic drugs', *Anesthesia and Analgesia*, 2012, vol. 114, pp. 1086–1090.
- McAlister S, Barratt AL, Bell KJL et al., 'The carbon footprint of pathology testing', *Medical Journal of Australia*, 2020, vol. 212, no. 8, pp. 377–382.
- McGain F, Blashki GA, Moon KP, Armstrong FM, 'Mandating sustainability in Australian hospitals', *Medical Journal of Australia*, 2009, vol. 190, no. 12, pp. 719–720.

2장 과학이 중요하다

- Harris IA, Sidhu V, Mittal R, Adie S, 'Surgery for chronic musculoskeletal pain: the question of evidence', *Pain*, 2020, vol. 161, no. 9, supplement no. 1, pp. S95–103.
- McGlynn EA, Asch SM, Adams J et al., 'The quality of health care de-

livered to adults in the United States', *New England Journal of Medicine*, 2003, vol. 348, pp. 2635–2645.

+ Runciman WB, Hunt TD, Hannaford NA et al., 'CareTrack: assessing the appropriateness of health care delivery in Australia', *Medical Journal of Australia*, 2012, vol. 197, no. 2, pp. 100–105.

+ Glasziou P, Haynes B, 'The paths from research to improved health outcomes', *BMJ Evidence-Based Medicine*, 2005, vol. 10, pp. 4–7.

+ Morris ZS, Wooding S, Grant J, 'The answer is 17 years, what is the question: understanding time lags in translational research', *Journal of the Royal Society of Medicine*, 2011, vol. 104, no. 12, pp. 510–520.

+ World Health Organization, *Bridging the 'Know–Do' Gap:. Meeting on Knowledge Translation in Global Health, 10–12 October 2005*, WHO, Geneva, 2006.

+ Gaynes RP, *Germ Theory: Medical Pioneers in Infectious Diseases*, John Wiley & Sons, New York, 2011

+ World Health Organization, *Guidelines on Core Components of Infection Prevention and Control Programmes at the National and Acute Health Care Facility Level*, WHO, Geneva, 2016.

+ Grayson ML, Russo PL, Cruickshank M et al., 'Outcomes from the first 2 years of the Australian National Hand Hygiene Initiative', *Medical Journal of Australia*, 2011, vol. 195, no. 10, pp. 615–619.

+ Moore LD, Robbins G, Quinn J, Arbogast JW, 'The impact of COVID-19 pandemic on hand hygiene performance in hospitals', *American Journal of Infection Control*, 2020, vol. 49, no. 1, pp. 30–33.

+ Green LW, 'Making research relevant: if it is an evidence-based practice, where's the practice-based evidence?', *Family Practice*, 2008, vol. 25, supplement no. 1, pp. i20–24.

+ Balas EA, Biren SA, 'Managing clinical knowledge for health care improvement', *Yearbook of Medical Informatics*, 2000, vol. 1, pp. 65–70.

+ Mickan S, Burls A, Glasziou P, 'Patterns of "leakage" in the utilisation of clinical guidelines: a systematic review', *Postgraduate Medical Jour-*

nal, 2011, vol. 87, pp. 670–679.

+ Cabana MD, Rand CS, Powe NR et al., 'Why don't physicians follow clinical practice guidelines? A framework for improvement', *JAMA*, 1999, vol. 282, no. 15, pp. 1458–1465.

+ Lantin B, 'A miracle for bone fractures', *Telegraph* (London), 2 April 2003, ‹www. telegraph.co.uk/news/health/elder/3301063/A-miracle-for-bone-fractures.html›.

+ Buchbinder R, Osborne R, 'Vertebroplasty: a promising but as yet unproven intervention for painful osteoporotic spinal fractures', *Medical Journal of Australia*, 2016, vol. 185, no. 7, pp. 351–352.

+ Buchbinder R, Osborne RH, Ebeling PR et al., 'A randomized trial of vertebroplasty for painful osteoporotic vertebral fractures', *New England Journal of Medicine*, 2009, vol. 361, pp. 557–568.

+ Kallmes DF, Comstock BA, Heagerty PJ et al., 'A randomized trial of vertebroplasty for osteoporotic spinal fractures', *New England Journal of Medicine*, 2009, vol. 361, pp. 569–579.

+ Buchbinder R, Johnston R, Rischin KJ et al., 'Percutaneous vertebroplasty for osteoporotic vertebral compression fracture', *Cochrane Database of Systematic Reviews*, 2018, issue 11, article no. CD006349.

+ Buchbinder R, Busija L, 'Why we should stop performing vertebroplasties', *Internal Medicine Journal*, 2019, vol. 49, pp. 1367–1371.

+ Carragee E, 'The vertebroplasty affair: the mysterious case of the disappearing effect size', *Spine Journal*, 2010, vol. 10, no. 3, pp. 191–192.

+ Wulff KC, Miller FG, Pearson SD, 'Can coverage be rescinded when negative trial results threaten a popular procedure? The ongoing saga of vertebroplasty', *Health Affairs*, 2011, vol. 30, no. 12, pp. 2269–2276.

+ Pinsker J, 'The covert world of people trying to edit Wikipedia – for pay', *The Atlantic*, 11 August 2015, ‹www.theatlantic.com/business/archive/2015/08/wikipediaeditors-for-pay/393926›.

+ Hayes MJ, Kaestner V, Mailankody S, Prasad V, 'Most medical practices are not parachutes: a citation analysis of practices felt by biomedical authors to be analogous to parachutes', *Canadian Medical Association Journal Open*, 2018, vol. 6, pp. E31–38.

+ Carvalho C, Caetano JM, Cunha L et al., 'Open-label placebo treatment in chronic low back pain: a randomized controlled trial', *Pain*, 2016, vol. 157, pp. 2766–2772.

+ Wood L, Egger M, Gluud LL et al., 'Empirical evidence of bias in treatment effect estimates in controlled trials with different interventions and outcomes: metaepidemiological study', *BMJ*, 2008, vol. 336, article no. 601.

+ Siemieniuk RAC, Harris IA, Agoritsas T et al., 'Arthroscopic surgery for degenerative knee arthritis and meniscal tears: a clinical practice guideline', *BMJ*, 2017, vol. 357, article no. j1982.

+ Vandvik PO, Lähdeoja T, Ardern C et al., 'Subacromial decompression surgery for adults with shoulder pain: a clinical practice guideline', *BMJ*, 2019, vol. 364, article no. l294.

+ Karjalainen TV, Jain NB, Page CM et al., 'Subacromial decompression surgery for rotator cuff disease', *Cochrane Database of Systematic Reviews*, 2019, issue 1, article no. CD005619.

+ Karjalainen TV, Jain NB, Heikkinen H et al., 'Surgery for rotator cuff tears', *Cochrane Database of Systematic Reviews*, 2019, issue 12, article no. CD013502.

+ Gupta VK, Saini C, Oberoi M, Imran Nasir Md, 'Semmelweis reflex: an age-old prejudice', *World Neurosurgery*, 2020, vol. 136, pp. e119–125.

+ Daube M, 'Targets and abuse: the price public health campaigners pay', *Medical Journal of Australia*, 2015, vol. 202, no. 6, pp. 294–296.

+ Pincock S, 'Nobel Prize winners Robin Warren and Barry Marshall', *Lancet*, 2005, vol. 366, no. 9495, p. 1429.

+ Laskas JM, 'Bennet Omalu, concussions, and the NFL: how one doctor changed football forever', *GQ*, 15 September 2009, ‹www.gq.com/story/nfl-players-braindementia-study-memory-concussions›.

+ Laskas JM, *Concussion*, Random House, New York, 2015.
+ Belson K, 'The concussion crisis in Australian Rules Football', *New York Times*, 26 September 2019.
+ Gabriel SE, O'Fallon WM, Kurland LT et al., 'Risk of connective-tissue diseases and other disorders after breast implantation', *New England Journal of Medicine*, 1994, vol. 330, pp. 1697–1702.
+ Angel M, *Science on Trial: The Clash of Medical Evidence and the Law in the Breast Implant Case*, W.W. Norton & Company, New York, 1996.
+ Buchbinder R, Ptasznik R, Gordon J et al., 'Ultrasound-guided extracorporeal shock wave therapy for plantar fasciitis: a randomized controlled trial', *JAMA*, 2002, vol. 288, pp. 1364–1372.
+ Van der Weyden MB, 'Vertebroplasty, evidence and professional protest', *Medical Journal of Australia*, 2010, vol. 192, no. 6, pp. 301–302.
+ Staples MP, Kallmes DF, Comstock BA et al., 'Effectiveness of vertebroplasty using individual patient data from two randomised placebo controlled trials: metaanalysis', *BMJ*, 2011, vol. 342, article no. d3952.
+ Mann ME, *The Hockey Stick and the Climate Wars*, Columbia University Press, New York, 2012.
+ Barratt A, Howard K, Irwig L, Salkeld G, Houssami N, 'Model of outcomes of screening mammography: information to support informed choices', *BMJ*, 2005, vol. 330, article no. 936.
+ Johansson M, Hansson A, Brodersen J, 'Estimating overdiagnosis in screening for abdominal aortic aneurysm: could a change in smoking habits and lowered aortic diameter tip the balance of screening towards harm?', *BMJ*, 2015, vol. 350, article no. h825.
+ Johansson M, Jørgensen KJ, Brodersen J, 'Harms of screening for abdominal aortic aneurysm: is there more to life than a 0·46% disease-specific mortality reduction?', *Lancet*, 2016, vol. 387, no. 10015, pp. 308–310.
+ Buchbinder R, Harris I, 'Arthroscopy for osteoarthritis of the knee?', *Medical Journal of Australia*, 2012, vol. 197, no. 7, pp. 364–365.

참고 문헌

- 'Wasted', *Four Corners*, ABC, 28 September 2015, ‹www.abc.net. au/4corners/wastedpromo/6804372›.

- Fritz A, 'The confidence of the incompetent', *Financial Review*, 14 January 2019.

- Begley CG, Ellis LM, 'Drug development: raise standards for preclinical cancer research', *Nature*, 2012, vol. 483, pp. 531–533.

- Ioannidis JPA, 'Contradicted and initially stronger effects in highly cited clinical research', *JAMA*, 2005, vol. 294, no. 2, pp. 218–228.

- Prinz F, Schlange T, Asadullah K, 'Believe it or not: how much can we rely on published data on potential drug targets?', *Nature Reviews Drug Discovery*, 2011, vol. 10, article no. 712.

- Prasad V, Vandross A, Toomey C et al., 'A decade of reversal: an analysis of 146 contradicted medical practices', *Mayo Clinic Proceedings*, 2013, vol. 88, no. 8, pp. 790–798.

3장 과잉 치료

- Kaiser AD, 'Results of tonsillectomy: a comparative study of twenty-two hundred tonsillectomized children with an equal number of controls three and ten years after operation', *JAMA*, 1930, vol. 95, no. 12, pp. 837–842.

- Washington Health Alliance, *First, Do No Harm: Calculating Health Care Waste in Washington State*, WHA, Seattle, 2018, ‹www.wacommunitycheckup.org/ media/47156/2018-first-do-no-harm.pdf›.

- 'Wasted', *Four Corners*, ABC, 28 September 2015, ‹www.abc.net. au/4corners/wastedpromo/6804372›.

- Brodersen J, Schwartz LM, Heneghan C et al., 'Overdiagnosis: what it is and what it isn't', *BMJ Evidence-Based Medicine*, 2018, vol. 23, pp. 1–3.

- BMJ, 'Too Much Medicine' series, ‹www.bmj.com/too-much-medicine›.

+ JAMA Network, 'Less is More' series, ‹jamanetwork.com/collec-tions/44045/less-is-more› *Journal of Hospital Medicine*, 'Choosing Wisely: Things We Do for No Reason' series, ‹www.journalofhospital-medicine.com/jhospmed/choosing-wisely-things-we-dono-reason›.

+ 'National Action Plan: Initial Statement to underpin the development of a National Action Plan to Prevent Overdiagnosis and Overtreat-ment in Australia', ‹www.wiserhealthcare.org.au/national-action-plan›.

+ Lyu H, Xu T, Brotman D et al., 'Overtreatment in the United States', *PLOS ONE*, 2017, vol. 12, no. 9, article no. e0181970.

+ Institute of Medicine (US) Committee on Quality of Health Care in America; Kohn LT, Corrigan JM, Donaldson MS (eds), *To Err is Human: Building a Safer Health System*, National Academies Press, Washington, DC, 2000.

+ Landrigan CP, Parry GJ, Bones CB et al., 'Temporal trends in rates of patient harm resulting from medical care', *New England Journal of Medicine*, 2010, vol. 363, no. 22, pp. 2124–2134.

+ Scott IA, 'Audit-based measures of overuse of medical care in Austra-lian hospital practice', *Internal Medicine Journal*, 2019, vol. 49, no. 7, pp. 893–904.

+ Hoffmann TC, Del Mar C, 'Clinicians'expectations of the benefits and harms of treatments, screening, and tests: a systematic review', *JAMA Internal Medicine*, 2017, vol. 177, no. 3, pp. 407–419.

+ Committee on the Learning Health Care System in America; Insti-tute of Medicine; Smith M, Saunders R, Stuckhardt L et al. (eds), *Best Care at Lower Cost: The Path to Continuously Learning Health Care in America*, National Academies Press, Washington, DC, 2013.

+ Brownlee S, Chalkidou K, Doust J et al., 'Evidence for overuse of med-ical services around the world', *Lancet*, 2017, vol. 390, no. 10090, pp. 156–168.

+ Boden WE, O'Rourke RA, Teo KK et al. for the COURAGE Trial In-vestigators, 'Optimal medical therapy with or without PCI for stable coronary disease', *New England Journal of Medicine*, 2007, vol. 356, pp. 1503–1516.

+ Sedlis SP, Hartigan PM, Teo KK et al. for the COURAGE Trial Investigators, 'Effect of PCI on long-term survival in patients with stable ischemic heart disease', *New England Journal of Medicine*, 2015, vol. 373, pp. 1937–1946.

+ Al-Lamee R, Thompson D, Dehbi H-M et al., 'Percutaneous coronary intervention in stable angina (ORBITA): a double-blind, randomised controlled trial', *Lancet*, 2018, vol. 391, no. 10115, pp. 31–40.

+ Maron DJ, Hochman JS, Reynolds HR et al., 'Initial invasive or conservative strategy for stable coronary disease', *New England Journal of Medicine*, 2020, vol. 382, pp. 1395–1407.

+ Salazar JW, Redberg RF, 'Two remedies for inappropriate percutaneous coronary intervention—closing the gap between evidence and practice', *JAMA Internal Medicine*, 2020, no. 1, pp. 1536–1537.

+ Australian Commission on Safety and Quality in Health Care and National Health Performance Authority, *Australian Atlas of Healthcare Variation*, ACSQHC, Sydney, 2015, <www.safetyandquality.gov.au/our-work/healthcare-variation/atlas-2015>.

+ Australian Commission on Safety and Quality in Health Care and Australian Institute of Health and Welfare, *The Second Australian Atlas of Healthcare Variation*, ACSQHC, Sydney, 2017, <www.safetyandquality.gov.au/our-work/healthcarevariation/atlas-2017>.

+ Australian Commission on Safety and Quality in Health Care and Australian Institute of Health and Welfare, *The Third Australian Atlas of Healthcare Variation*, 2018, ACSQHC, Sydney, <www.safetyandquality.gov.au/our-work/healthcare-variation/ third-atlas-2018>.

+ Försth P, Ólafsson G, Carlsson T et al., 'A randomized, controlled trial of fusion surgery for lumbar spinal stenosis', *New England Journal of Medicine*, 2016, vol. 374, no. 15, pp. 1413–1423.

+ Mello MM, Chandra A, Gawande A, Studdert DM, 'National costs of the medical liability system', *Health Affairs*, 2010, vol. 29, no. 9, pp. 1569–1577.

+ Naugler C, 'More than half of abnormal results from laboratory tests ordered by family physicians could be false-positive', *Canadian Family Physician*, 2018, vol. 64, pp. 202–203.

+ Rozbroj T, Haas R, O'Connor D et al., 'A thematic meta-synthesis of qualitative studies investigating how patients and the public understand overtesting and overdiagnosis', *Social Science & Medicine*, 2021, manuscript under review.

+ Franz EW, Bentley JN, Yee PPS et al., 'Patient misconceptions concerning lumbar spondylosis diagnosis and treatment', *Journal of Neurosurgery Spine*, 2015, vol. 22, no. 5, pp. 496–502.

+ Haas R, Buchbinder R, 'Weighing up the potential benefits and harms of comprehensive full body health checks', Croakey, 24 August 2020, www.croakey.org/weighingup-the-potential-benefits-and-harms-of-comprehensive-full-body-health-checks›.

+ Krogsbøll LT, Jørgensen KJ, Gøtzsche PC, 'General health checks in adults for reducing morbidity and mortality from disease', Cochrane Database of Systematic Reviews, 2019, Issue 1, article no. CD009009.

+ Carter SM, Doust J, Degeling C et al., 'A definition and ethical evaluation of overdiagnosis: response to commentaries', *Journal of Medical Ethics*, 2016, vol. 42, pp. 722–724.

+ Wiener RS, Schwartz LM, Woloshin S, 'When a test is too good: how CT pulmonary angiograms find pulmonary emboli that do not need to be found', *BMJ*, 2013, vol. 347, article no. f3368.

+ Wennberg J, 'Commentary: a debt of gratitude to J. Alison Glover', *International Journal of Epidemiology*, 2008, vol. 37, no. 1, pp. 26–29.

+ Hutchinson BD, Navin P, Marom EM, Truong MT, Bruzzi JF, 'Overdiagnosis in pulmonary embolism by pulmonary CT angiography', *American Journal of Roentgenology*, 2015, vol. 205, no. 2, pp. 837–842.

+ Lenza M, Buchbinder R, Staples MP et al., 'Second opinion for degenerative spinal conditions: an option or a necessity? A prospective observational study', *BMC Musculoskeletal Disorders*, 2017, vol. 18, p. 354.

+ Glasziou P, Jones M, Pathirana T, Barratt A, Bell K, 'Estimating the magnitude of cancer overdiagnosis in Australia', *Medical Journal of Australia*, 2020, vol. 212, pp. 163–168.

+ Gøtzsche PC, Jørgensen KJ, 'Screening for breast cancer with mammography', Cochrane Database of Systematic Reviews, 2013, Issue 6, article no. CD001877.

+ Cancer Australia, *Report on the Lung Cancer Screening Enquiry*, Cancer Australia, Sydney, 2020.

+ Menon U, Gentry-Maharaj A, Burnell M et al., 'Ovarian cancer population screening and mortality after long-term follow-up in the UK Collaborative Trial of Ovarian Cancer Screening (UKCTOCS): a randomised controlled trial', *Lancet*, 2021, vol. 397, no. 10290, pp. 2182–2193.

+ Jacobs IJ, Menon U, Ryan A et al., 'Ovarian cancer screening and mortality in the UK Collaborative Trial of Ovarian Cancer Screening (UKCTOCS): a randomised controlled trial', *Lancet*, 2016, vol. 387, no. 10022, pp. 945–956.

+ Bleyer A, Welch HG, 'Effect of three decades of screening mammography on breast cancer incidence', *New England Journal of Medicine*, 2012, vol. 367, pp. 1998–2005.

+ Ahn HS, Kim HJ, Welch HG, 'Korea's thyroid-cancer "epidemic" – screening and overdiagnosis', *New England Journal of Medicine*, 2014, vol. 371, pp. 1765–1767.

+ Tsubono Y, Hisamichi S, 'A halt to neuroblastoma screening in Japan', *New England Journal of Medicine*, 2004, vol. 350, pp. 2010–2011.

+ Ellison LM, Heaney JA, Birkmeyer JD, 'Trends in the use of radical prostatectomy for treatment of prostate cancer', *Effective Clinical Practice*, 1999, vol. 2, pp. 228–233.

+ Fenton JJ, Weyrich MS, Durbin S et al., 'Prostate-specific antigen–based screening for prostate cancer: evidence report and systematic review for the US Preventive Services Task Force', *JAMA*, 2018, vol. 319, no. 18, pp. 1914–1931.

+ US Preventive Services Task Force, 'Screening for prostate cancer: US Preventive Services Task Force recommendation statement', *JAMA*, 2018, vol. 319, no. 18, pp. 1901–1913.

+ Ilic D, Neuberger MM, Djulbegovic M, Dahm P, 'Screening for prostate cancer', *Cochrane Database of Systematic Reviews*, 2013, issue 1, article no. CD004720.

+ Allred DC, 'Ductal carcinoma in situ: terminology, classification, and natural history', *Journal of the National Cancer Institute Monographs*, 2010, vol. 2010, no. 41, pp. 134–138.

+ Narod SA, Iqbal J, Giannakeas V, Sopik V, Sun P, 'Breast cancer mortality after a diagnosis of ductal carcinoma in situ', *JAMA Oncology*, 2015, vol. 1, no. 7, pp. 888–896.

+ Barrio AV, Van Zee KJ, 'Controversies in the treatment of DCIS', *Annual Review of Medicine*, 2017, vol. 68, pp. 197–211.

+ Sadate A, Occean BV, Beregi J-P et al., 'Systematic review and meta-analysis on the impact of lung cancer screening by low-dose computed tomography', *European Journal of Cancer*, 2020, vol. 134, pp. 107–114.

+ Schwitzer G, 'How do journalist cover treatments, tests, products, and procedures? An evaluation of 500 stories', *PLOS Medicine*, 2008, vol. 5, no. 5, article no. e95.

+ O'Keeffe M, Nickel B, Dakin T et al., 'Journalists' views on media coverage of medical tests and overdiagnosis: a qualitative study', *BMJ Open*, 2021, vol. 11, article no. e043991.

+ Selvaraj S, Borkar DS, Prasad V, 'Media coverage of medical journals: do the best articles make the news?', *PLOS ONE*, 2014, vol. 9, no. 1, article no. e85355.

◆ Moynihan R, Medew J, 'Improving coverage of medical research in a changing media environment', *Canadian Medical Association Journal*, 2017, vol. 189, pp. E551–552.

◆ Li M, Chapman S, Agho K, Eastman CJ, 'Can even minimal news coverage influence consumer health-related behaviour?', *Health Education Research*, 2008, vol. 23, no. 3, pp. 543–548.

◆ Prasad V, Lenzer J, Newman DH, 'Why cancer screening has never been shown to "save lives" – and what we can do about it', *BMJ*, 2016, vol. 352, article no. h6080.

◆ Wilson J, Junger G, 'Principles and practice of screening for disease', Public Health Paper no. 34, World Health Organization, Geneva, 1968.

◆ Andermann A, Blancquart I, Beauchamp S, Déry V, 'Revisiting Wilson and Jungner in the genomic age: a review of screening criteria over the past 40 years', *Bulletin of the World Health Organization*, 2008, vol. 86, no. 4, pp. 317–319.

◆ Brinjikji W, Luetmer PH, Comstock BW et al., 'Systematic literature review of imaging features of spinal degeneration in asymptomatic populations', *American Journal of Neuroradiology*, 2015, vol. 36, pp. 2394–2399.

◆ Maher C, O'Keeffe M, Buchbinder R, Harris I, 'Musculoskeletal healthcare: have we over-egged the pudding?', *International Journal of Rheumatic Disease*, 2019, vol. 22, no. 11, pp. 1957–1960.

◆ Bell KJ, Doust J, Glasziou P et al., 'Recognizing the potential for overdiagnosis: are high-sensitivity cardiac troponin assays an example?', *Annals of Internal Medicine*, 2019, vol. 170, no. 4, pp. 1–4.

◆ Biller-Andorno N, Jüni P, 'Abolishing mammography screening programs? A view from the Swiss Medical Board', *New England Journal of Medicine*, 2014, vol. 370, no. 21, pp. 1965–1967.

◆ Barratt A, Jørgensen KJ, Autier P, 'Reform of the National Screening Mammography Program in France', *JAMA Internal Medicine*, 2018, vol. 178, no. 2, pp. 177–178.

+ Independent UK Panel on Breast Cancer Screening, 'The benefits and harms of breast cancer screening: an independent review', *Lancet*, 2012, vol. 380, no. 9855, pp. 1778–1786.

4장 온정과 공감

+ Holmes D, 'Mid Staffordshire scandal highlights NHS cultural crisis', *Lancet*, 2013, vol. 381, no. 9866, pp. 521–522.

+ Singer T, Klimecki OM, 'Empathy and compassion', *Current Biology*, 2014, vol. 24, no. 18, pp. R875–878.

+ Shelley BP, 'A value forgotten in doctoring: empathy', *Archives of Medical and Health Sciences*, 2015, vol. 3, pp. 169–173.

+ Barsky AJ, 'The iatrogenic potential of the physician's words', *JAMA*, 2017, vol. 318, no. 24, pp. 2425–2426.

+ Kaptchuk TJ, Kelley JM, Conboy LA et al., 'Components of placebo effect: randomised controlled trial in patients with irritable bowel syndrome', *BMJ*, 2008, vol. 336, no. 7651, pp. 999–1003.

+ Emanuel EJ, 'The status of end-of-life care in the United States: the glass is half full', *JAMA*, 2018, vol. 320, no. 3, pp. 239–241.

+ Howick J, Moscrop A, Mebius A et al., 'Effects of empathic and positive communication in healthcare consultations: a systematic review and metaanalysis', *Journal of the Royal Society of Medicine*, 2018, vol. 111, no. 7, pp. 240–252.

+ John M Kelley et al., 'Patient and practitioner influences on the placebo effect in irritable bowel syndrome', *Psychosomatic Medicine*, 2009, vol. 71, no. 7, p. 789.

+ Patel S, Pelletier-Buli A, Smith S et al., 'Curricula for empathy and compassion training in medical education: a systematic review', *PLOS ONE*, vol. 14, no. 8, article no. e0221412.

+ Young ME, Norman GR, Humphreys KR, 'The role of medical language in changing public perceptions of illness', *PLOS ONE*, 2008, vol. 3, no. 12, article no. e3875.

✦ Tulsky JA, Arnold RM, Alexander SC et al., 'Enhancing communication between oncologists and patients with a computer-based training program: a randomized trial', *Annals of Internal Medicine*, 2011, vol. 155, no. 9, pp. 593–601

✦ Boodman SG, 'How to teach doctors empathy: "Being a good doctor requires an understanding of people, not just science"', *The Atlantic*, 15 March 2015, ‹www.theatlantic.com/health/archive/2015/03/how-to-teach-doctorsempathy/387784›

✦ Coan JA, Schaefer HS, Davidson RJ, 'Lending a hand: social regulation of the neural response to threat', *Psychological Science*, 2006, vol. 17, no. 12, pp. 1032–1039.

✦ Nickel B, Barratt A, Copp T et al., 'Words do matter: a systematic review on how different terminology for the same condition influences management preferences', *BMJ Open*, 2017, vol. 7, article no. e014129.

✦ Rosenkrantz AB, 'Differences in perceptions among radiologists, referring physicians, and patients regarding language for incidental findings reporting', *American Journal of Roentgenology*, 2017, vol. 208, no. 1, pp. 140–143.

✦ Bossen JKJ, Hageman MGJS, King JD, Ring DC, 'Does rewording MRI reports improve patient understanding and emotional response to a clinical report?', *Clinical Orthopaedics and Related Research*, 2013, vol. 471, no. 11, pp. 3637–3644.

✦ Slade D, Manidis M, McGregor J et al., *Communicating in Hospital Emergency Departments*, Springer, Berlin, Heidelberg, 2015.

✦ Slade D, Scheeres H, Manidis M et al., 'Emergency communication: the discursive challenges facing emergency clinicians and patients in hospital emergency departments', *Discourse and Communication*, 2008, vol. 2, no. 3, pp. 271–298.

✦ Allegretti A, Borkan J, Reis S, Griffiths F, 'Paired interviews of shared experiences around chronic low back pain: classic mismatch between patients and their doctors', *Family Practice*, 2010, vol. 27, pp. 676–683.

- Stacey D, Légaré F, Lewis K et al., 'Decision aids for people facing health treatment or screening decisions', *Cochrane Database of Systematic Reviews*, 2017, issue 4, article no. CD001431.
- Huntington B, Kuhn N, 'Communication gaffes: a root cause of malpractice claims', *Proceedings* (Baylor University Medical Center), 2003, vol. 16, no. 2, pp. 157–161.
- Krouss M, Croft L, Morgan DJ, 'Physician understanding and ability to communicate harms and benefits of common medical treatments', *JAMA Internal Medicine*, 2016, vol. 176, no. 10, pp. 1565–1567.
- Ubel PA, Angott AM, Zikmund-Fisher BJ, 'Physicians recommend different treatments for patients than they would choose for themselves', *Archives of Internal Medicine*, 2011, vol. 171, no. 7, pp. 630–634.
- Kachalia A, Kaufman SR, Boothman R et al., 'Liability claims and costs before and after implementation of a medical error disclosure program', *Annals of Internal Medicine*, 2010, vol. 153, pp. 213–221.
- Blake V, 'Medicine, the law, and conceptions of evidence', *AMA Journal of Ethics*, 2013, vol. 15, no. 1, pp. 46–50.
- Mello MM, Brennan TA, 'Deterrence of medical errors: theory and evidence for malpractice reform', *Texas Law Review*, 2002, vol. 50: 1595–1637.

5장 나는 모른다

- Bongers, PM Kremer AM, ter Laak J, 'Are psychosocial factors, risk factors for symptoms and signs of the shoulder, elbow, or hand/wrist?: A review of the epidemiological literature', *American Journal of Industrial Medicine*, 2002, vol. 41, no. 5, pp. 315–342.
- Lucire Y, *Constructing RSI*, UNSW Press, Sydney, 2004.
- Hadler NM, 'Industrial rheumatology: the Australian and New Zea-

land experience', *Disability and Rehabilitation*, 1990, vol. 12, no. 3, pp. 130–133.

374   참고 문헌

land experiences with arm pain and back ache in the workplace', *Medical Journal of Australia*, 1986, vol. 144, pp. 191–195.

+ Ferguson DA,' "RSI": putting the epidemic to rest', *Medical Journal of Australia*, 1987, vol. 147, pp. 213–214.

+ Barton N,'Repetitive strain disorder', *BMJ*, 1989, vol. 299, no. 6696, pp. 405–406.

+ Hadler NM,'Work-related disorders of the upper extremity part I: cumulative trauma disorders – a critical review', in NM Hadler, WB Bunn (eds), *Occupational Problems in Medical Practice*, Delacorte Press, New York, 1990, pp. 219–248.

+ Semple JC,'Tenosynovitis, repetitive strain injury, cumulative trauma disorder, and overuse syndrome et cetera', *Journal of Bone and Joint Surgery*(British), 1991, vol. 73, no. 4, pp. 536–538.

+ Stevenson N,'Autism doesn't have to be viewed as a disability or disorder', *The Guardian*, 16 July 2015, ‹www.theguardian.com/science/blog/2015/jul/16/autism-doesnthave-to-be-viewed-as-a-disability-or-disorder›

+ Jordan R and Collins G (an exchange of letters),'What's the point of the "autism" label?', *The Psychologist*, 2015, vol. 28, ‹thepsychologist.bps.org.uk/volume-28/march-2015/ whats-point-autism-label›

+ Harris IA,'The association between compensation and outcome after injury', PhD thesis, University of Sydney, 2006, ‹http://hdl.handle.net/2123/1892›

+ Hartvigsen J, Hoy D, Smeets R et al., for the *Lancet* Low Back Pain Series Working Group,'What low back pain is and why we need to pay attention', *Lancet*, 2018, vol. 391, no. 10137, pp. 2356–2367.

+ Foster NE, Koes B, Chou R et al.,'Prevention and treatment of low back pain: evidence, challenges, and promising directions', *Lancet*, 2018, vol. 391, no. 10137, pp. 2368–2383.

+ Buchbinder R, van Tulder M, Öberg B et al.,'Low back pain: a call for action', *Lancet*, 2018, vol. 391, no. 10137, pp. 2384–2388.

- Buchbinder R, Maher C, Underwood M, Hartvigsen J, 'The *Lancet* series call to action to reduce low value care for low back pain: an update', *Pain*, 2020, vol. 161, pp. S57–64.
- Artus M, van der Windt DA, Jordan KP, Hay EM, 'Low back pain symptoms show a similar pattern of improvement following a wide range of primary care treatments: a systematic review of randomized clinical trials', *Rheumatology*, 2010, vol. 49, no. 12, pp. 2346–2356.
- Buchbinder R, Batterham R, Eldsworth G et al., 'A validity-driven approach to the understanding of the personal and societal burden of low back pain: development of a conceptual and measurement model', *Arthritis Research and Therapy*, 2011, vol. 13, article no. R152.
- Williams CM, Maher CG, Latimer J et al., 'Efficacy of paracetamol for acute low-back pain: a double-blind, randomised controlled trial', *Lancet*, 2014, vol. 384, no. 9954, pp. 1586–1596.
- Chou R, Wagner J, Ahmed AY et al., *Treatments for Acute Pain: A Systematic Review*, Comparative Effectiveness Review no. 240, AHRQ Publication No. 20(21)-EHC006, Agency for Healthcare Research and Quality, Rockville, MD, 2020.
- Enke O, New HA, New CH et al., 'Anticonvulsants in the treatment of low back pain and lumbar radicular pain: a systematic review and meta-analysis', *Canadian Medical Association Journal*, 2018, vol. 190, pp. E786–793.
- Gomes T, Greaves S, van den Brink W et al., 'Pregabalin and the risk for opioid-related death: a nested case control study', *Annals of Internal Medicine*, 2018, vol. 169, no. 10, pp. 732–734.
- Buchbinder R, Jolley D, Wyatt M, 'Population based intervention to change back pain beliefs and disability: three part evaluation', *BMJ*, 2001, vol. 322, pp. 1516–1520.
- Buchbinder R, Jolley D, Wyatt M, '2001 Volvo Award Winner in Clinical Studies: Effects of a media campaign on back pain beliefs and its potential influence on management of low back pain in general prac-

tice', *Spine*, 2001, vol. 26, no. 23, pp. 2535–2542.

+ Buchbinder R, Staples M, Jolley D, 'Doctors with a special interest in back pain have poorer knowledge about how to treat back pain', *Spine*, 2009, vol. 34, no. 11, pp. 1218–1226.

+ Turner DJ, Xie W, Naylor JM, Harris IA, 'Strong versus weak opioids for post-discharge analgesia after surgery, a randomised trial', manuscript under review.

+ Welch HG, Skinner JS, Schroeck FR, Zhou W, Black WC, 'Regional variation of computed tomographic imaging in the United States and the risk of nephrectomy', *JAMA Internal Medicine*, 2018, vol. 178, no. 2, pp. 221–227.

+ Davenport R, 'Headache', *Practical Neurology*, 2008, vol. 8, pp. 335–343.

+ Fisayo A, Bruce B, Newman NJ, Biousse V, 'Overdiagnosis of idiopathic intracranial hypertension', *Neurology*, 2016, vol. 86, pp. 341–350.

+ Stunkel L, Kung NH, Wilson B, McClelland CM, Van Stavern GP, 'Incidence and causes of overdiagnosis of optic neuritis', *JAMA Ophthalmology*, 2018, vol. 136, no. 1, pp. 76–81.

+ Pu Y, Mahankali S, J Hou J et al., 'High prevalence of pineal cysts in healthy adults demonstrated by high-resolution, noncontrast brain MR imaging', *American Journal of Neuroradiology*, 2007, vol. 28, no. 9, pp. 1706–1709.

+ 'Pineal gland cysts: an evidence synthesis', Health Technology Assessment Unit, University of Calgary, 5 April 2016.

6장 탄생과 죽음

+ Johansen R, Newburn M, MacFarlane A, 'Has the medicalisation of childbirth gone too far?', *BMJ*, 2002, vol. 324, pp. 892–895.

+ Alfirevic Z, Devane D, Gyte GML, Cuthbert A, 'Continuous cardiotocography (CTG) as a form of electronic fetal monitoring (EFM) for fetal assessment during labour', *Cochrane Database of Systematic Reviews*, 2017, issue 2, article no. CD006066.

• Tan A, Schulze AA, O'Donnell CPF, Davis PG, 'Air versus oxygen for resuscitation of infants at birth', *Cochrane Database of Systematic Reviews*, 2005, issue 2, article no. CD002273.

• Jiang H, Qian X, Carroli G, Garner P, 'Selective versus routine use of episiotomy for vaginal birth', *Cochrane Database of Systematic Reviews*, 2017, issue 2, article no. CD000081.

• Viswanathan M, Hartmann K, Palmieri R et al., 'The use of episiotomy in obstetrical care: a systematic review: summary', 2005, *AHRQ Evidence Report Summaries*, Agency for Healthcare Research and Quality, Rockville, MD, 1998–2005.

• Boatin AA, Schlotheuber A, Betran AP et al., 'Within country inequalities in caesarean section rates: observational study of 72 low and middle income countries', *BMJ*, 2018, vol. 360, article no. k55.

• Human Reproduction Program, *WHO Statement on Caesarean Section Rates*, Department of Reproductive Health and Research, WHO, Geneva, 2015.

• World Health Organization, *WHO Recommendations: Intrapartum Care for a Positive Childbirth Experience*, WHO, Geneva, 2018.

• Einion AB, 'Women need more freedom during labour, not a medicalised birth script to follow', *The Conversation*, 8 March 2018, ‹https://theconversation.com/ women-need-more-freedom-during-labour-not-a-medicalised-birth-script-tofollow-92079›.

• 'National Core Maternity Indicators', Australian Institute for Health and Welfare, last updated 20 October 2020, ‹www.aihw.gov.au/reports/per/095/ncmi-datavisualisations/contents/labour-birth/b5›.

• Australian Institute of Health andWelfare, Peripartum hysterectomy in Australia: a working paper using the National Hospital Morbidity Database 2003–04 to 2013–14. Cat. no. PER 85, AIHW, Canberra, 2016.

- Frigerio M, Mastrolia SA, Spelzini F et al., 'Long-erm effects of episiotomy on urinary incontinence and pelvic organ prolapse: a systematic review', *Archives of Gynecology and Obstetrics*, 2019, vol. 299, pp. 317–325.

- Begum T, Saif-Ur-Rahman KM, Yaqoot F et al., 'Global incidence of caesarean deliveries on maternal request: a systematic review and meta-regression', *BJOG*, 2021, vol. 128, pp. 798–806.

- Borges NC, de Deus JM, Guimarães RA et al., 'The incidence of chronic pain following Cesarean section and associated risk factors: a cohort of women followed up for three months', *PLOS ONE*, 2020, vol. 15, no. 9, article no. e0238634.

- Clark D, 'Between hope and acceptance: the medicalisation of dying', *BMJ*, 2002, vol. 324, no. 7342, pp. 905–907.

- QuickStats: Percentage distribution of deaths, by place of death– United States, 2000–2014. *MMWR Morbidity and Mortality Weekly Reports*, 2016, vol. 65, p. 357, ‹http://dx.doi.org/10.15585/mmwr.6513a6›.

- Doyle K, 'Out-of-hospital births on the rise in U.S.', *Scientific American*, 28 March 2016, ‹www.scientificamerican.com/article/out-of-hospital-births-on-the-rise-in-u-s›.

- Moskowitz EH, Nelson JL, 'The best laid plans', *Hastings Centre Report*, 1995, vol. 25, no. 6, pp. S3–5.

- Zhang B, Wright AA, Huskamp HA et al., 'Health care costs in the last week of life: associations with end-of-life conversations', *Archives of Internal Medicine*, 2009, vol. 169, no. 5, pp. 480–488.

- Ubel PA, Angott AM, Zikmund-Fisher BJ, 'Physicians recommend different treatments for patients than they would choose for themselves', *Archives of Internal Medicine*, 2011, vol. 171, no. 7, pp. 630–634.

- Clark D, 'Between hope and acceptance: the medicalisation of dying', *BMJ*, 2002, vol. 324, pp. 905–907.

- Kavalieratos D, Corbelli J, Zhang D et al., 'Association between palliative care and patient and caregiver outcomes', *JAMA*, 2016, vol. 316, no. 20, pp. 2104–2114.

+ Morris DB, *Illness and Culture in the Postmodern Age*, University of California Press, Berkley, 1998.

+ Glazier RH, Dalby DM, Badley EM et al., 'Determinants of physician confidence in the management of musculoskeletal disorders', *Journal of Rheumatology*, 1996, vol. 23, pp. 351–356.

+ Glazier RH, Dalby DM, Badley EM et al., 'Management of common musculoskeletal problems: a survey of Ontario primary care physicians', *Canadian Medical Association Journal*, 1998, vol. 158, pp. 1037–1040.

+ Cancer Australia, *Report on the Lung Cancer Screening Enquiry*, Cancer Australia, Sydney, 2020.

7장 문제 치료하기

+ Aberegg SK, O'Brien JM Jr, 'The normalization heuristic: an untested hypothesis that may misguide medical decisions', *Medical Hypotheses*, 2009, vol. 72, no. 6, pp. 745–748.

+ The NICE_SUGAR Study Investigators, 'Intensive versus conventional glucose control in critically ill patients', *New England Journal of Medicine*, 2009, vol. 360, pp. 1283–1297.

+ Kemp R, Prasad V, 'Surrogate endpoints in oncology: when are they acceptable for regulatory and clinical decisions, and are they currently overused?', *BMC Medicine*, 2017, vol. 15, article no. 134

+ Palmer SC, Saglimbene V, Mavridis D et al., 'Erythropoiesis-stimulating agents for anaemia in adults with chronic kidney disease: a network meta-analysis', *Cochrane Database of Systematic Reviews*, 2014, issue 12, article no. CD010590.

+ Coyne DW, Goldsmith D, Macdougall IC, 'New options for the anemia of chronic kidney disease', *Kidney International Supplements*, 2017, vol. 7, no. 3, pp. 157–163.

+ Little WC, Constantinescu M, Applegate RJ et al., 'Can coronary angiography predict the site of a subsequent myocardial infarction in patients with mild-to-moderate coronary artery disease?', *Circulation*, 1988, vol. 78, pp. 1157–1166.

+ Ambrose JA, Tannenbaum MA, Alexopoulos D et al., 'Angiographic progression of coronary artery disease and the development of myocardial infarction', *Journal of the American College of Cardiology*, 1988, vol. 12, no. 1, pp. 56–62.

+ Al-Lamee R, Thompson D, Dehbi H-M et al., 'Percutaneous coronary intervention in stable angina (ORBITA): a double-blind, randomised controlled trial', *Lancet*, 2018, vol. 391, no. 10115, pp. 31–40.

+ Boden WE, O'Rourke RA, Teo KK et al. for the COURAGE Trial Investigators, 'Optimal medical therapy with or without PCI for stable coronary disease', *New England Journal of Medicine*, 2007, vol. 356, pp. 1503–1516.

+ Sedlis SP, Hartigan PM, Teo KK et al. for the COURAGE Trial Investigators, 'Effect of PCI on long-term survival in patients with stable ischemic heart disease', *New England Journal of Medicine*, 2015, vol. 373, pp. 1937–1946.

+ Böhlke M, Barcellos FC, 'From the 1990s to CORAL (Cardiovascular Outcomes in Renal Atherosclerotic Lesions) Trial results and beyond: does stenting have a role in ischemic nephropathy?', *American Journal of Kidney Diseases*, 2015, vol. 65, pp. 611–622.

+ Buchbinder R, Busija L, 'Why we shouldstop performing vertebroplasties', *Internal Medicine Journal*, 2019, vol. 49, pp. 1367–1371.

+ Ilic D, Neuberger MM, Djulbegovic M, Dahm P, 'Screening for prostate cancer', *Cochrane Database of Systematic Reviews*, 2013, issue 1, article no. CD004720

+ US Preventive Services Task Force, 'Screening for prostate cancer: US Preventive Services Task Force Recommendation Statement', *JAMA*,

2018, vol. 319, no. 18, pp. 1901–1913.

Pinsky PF, Prorok PC, Kramer BS, 'Prostate cancer screening–a perspective on the current state of the evidence', *New England Journal of Medicine*, 2017, vol. 376, pp. 1285–1289.

Echt DS, Liebson PR, Mitchell LB et al., 'Mortality and morbidity in patients receiving encainide, flecainide, or placebo – the Cardiac Arrhythmia Suppression Trial', *New England Journal of Medicine*, 1991, vol. 324, pp. 781–788.

Poise Study Group, 'Effects of extended-release metoprolol succinate in patients undergoing non-cardiac surgery (POISE trial): a randomised controlled trial', *Lancet*, 2008, vol. 371, no. 9627, pp. 1839–1847.

Wiysonge CS, Bradley HA, Volmink J et al., 'Beta-blockers for hypertension', *Cochrane Database of Systematic Reviews*, 2017, issue 1, article no. CD002003.

Aberegg SK, O'Brien JM, 'The normalization heuristic: an untested hypothesis that may misguide medical decisions', *Medical Hypotheses*, 2009, vol. 72, no. 6, pp. 745–748.

The EC/IC Bypass Study Group, 'Failure of extracranial–intracranial arterial bypass to reduce the risk of ischemic stroke – results of an international randomized trial', *New England Journal of Medicine*, 1985, vol. 313, pp. 1191–1200.

Goetzsche P, *Deadly Medicines and Organised Crime: How Big Pharma Has Corrupted Healthcare*, CRC Press, London, 2013.

Prasad VK, Cifu AS, *Ending Medical Reversal: Improving Outcomes, Saving Lives*, Johns Hopkins University Press, Baltimore, 2015.

Fleming TR, 'Surrogate endpoints and FDA's accelerated approval process', *Health Affairs*, 2005, vol. 24, no. 1, pp. 67–78.

Kunnumakkara AB, Bordoloi D, Sailo BL, et al., 'Cancer drug development: the missing links', Exp Biol Med, 2019, vol.244, no. 8, pp. 663–689.

Kim C, Prasad V, 'Strength of validation of surrogate endpoints used in the US Food and Drug Administration's approval of oncology drugs', Mayo Clin Proc 2016, vol. 91, pp. 713–725.

+ Viswanathan M, Reddy S, Berkman N et al., 'Screening to prevent osteoporotic fractures: updated evidence report and systematic review for the US Preventive Services Task Force', *JAMA*, 2018, vol. 319, no. 24, pp. 2532–2551.

+ Morrisroe K, Nakayama A, Soon J et al., 'EVOLVE: the Australian Rheumatology Association's "top five" list of investigations and interventions doctors and patients should question', *Internal Medicine Journal*, 2018, vol. 48, pp. 135–143.

+ George JN, Vesely SK, Woolf SH, 'Conflicts of interest and clinical recommendations: comparison of two concurrent clinical practice guidelines for primary immune thrombocytopenia developed by different methods', *American Journal of Medical Quality*, 2013, vol. 29, pp. 53–60.

+ Buhagiar MA, Naylor JM, Harris IA et al., 'Effect of inpatient rehabilitation vs a monitored home-based program on mobility in patients with total knee arthroplasty: the HIHO randomized clinical trial', *JAMA*, 2017, vol. 317, no. 10, pp. 1037–1046.

+ Australian Private Hospitals Association, 'Knee surgery rehabilitation: new research not the whole story', media release, 15 March 2017, ‹phnews.org.au/knee-surgeryrehabilitation-new-research-not-the-full-story›.

+ Levin D, Rao VM, 'Turf wars in radiology: updated evidence on the relationship between self-referral and the overutilization of imaging', *Journal of the American College of Radiology*, 2008, vol. 5, no. 7, pp. 806–810.

+ Gazelle GS, Halpern EF, Ryan HS, Tramontano AC, 'Utilization of diagnostic medical imaging: comparison of radiologist referral versus same-specialty referral', *Radiology*, 2007, vol. 245, no. 2, pp. 517–522.

+ Lungren MP, Amrhein TJ, Paxton BE et al., 'Physician self-referral: frequency of negative findings at MR imaging of the knee as a marker of appropriate utilization', *Radiology*, 2013, vol. 269, no. 3, pp. 810–815.

+ Ma X, Wang H, Yang L, Shi L, Liu X, 'Realigning the incentive system for China's primary healthcare providers', *BMJ*, 2019, vol. 365, article no. l2406.

+ Blumenthal D, Hsiao W, 'Lessons from the East–China's rapidly evolving health care system', *New England Journal of Medicine*, 2015, vol. 372, no. 14, pp. 1281–1285.

8장 예방

+ Enright P, 'A homeopathic remedy for early COPD', *Respiratory Medicine*, 2011, vol. 105, pp. 1573–1575.

+ 'Pharma watch: raising awareness or drumming up sales?', *Scientific American*, ‹www.scientificamerican.com/article/pharma-watch-raising-awareness-or-drummingup-sales›.

+ Lindsay GB, Merrill RM, Hedin RJ, 'The contribution of public health and improved social conditions to increased life expectancy: an analysis of public awareness', *Journal of Community Medicine and Health Education*, 2014, vol. 4, article no. 311.

+ Centers for Disease Control and Prevention (CDC), 'Ten great public health achievements–United States, 1900–1999', *MMWR Morbidity and Mortality Weekly Report*, 1999, vol. 48, no. 12, pp. 241–243.

+ Hunink MG, Goldman L, Tosteson AN et al., 'The recent decline in mortality from coronary heart disease, 1980–1990: the effect of secular trends in risk factors and treatment', *JAMA*, 1997, vol. 277, pp. 535–542.

+ Goldman L, Cook EF, 'The decline in ischemic heart disease mortality rates: an analysis of the comparative effects of medical interventions and changes in lifestyle', *Annals of Internal Medicine*, 1984, vol. 101, pp. 825–836.

+ GBD 2015 DALYs and HALE Collaborators, 'Global, regional, and national disability-adjusted life-years (DALYs) for 315 diseases and injuries and healthy life expectancy (HALE), 1990–2015: a systematic analysis for the Global Burden of Disease Study 2015', *Lancet*, 2016, vol. 388, no. 10053, pp. 1603–1658.

+ Helmuth L, 'Nine important things we've learned about the coronavirus pandemic so far', *Scientific American*, 5 September 2020, ‹www.scientificamerican.com/article/ nine-important-things-weve-learned-about-the-coronavirus-pandemic-so-far›.

+ Joyce M, 'Osteoporosis and vertebral compression fractures: advocacy groups and medical device maker spin misleading message', Healthnewsreview.org, 2 August 2018, ‹www.healthnewsreview.org/2018/10/osteoporosis-and-vertebralcompression-fractures-advocacy-groups-and-medical-device-maker-spinmisleading-message›.

9장 정상의 의료화

+ Tikkinen KAO, Leinonen JS, Guyatt GH et al., 'What is a disease? Perspectives of the public, health professionals and legislators', *BMJ Open*, 2012, vol. 2, article no. e001632.

+ Erueti C, Glasziou P, Del Mar C, van Driel ML, 'Do you think it's a disease? A survey of medical students', *BMC Medical Education*, 2012, vol. 12, article no. 19.

+ Epperson CN, Steiner M, Hartlage SA et al., 'Premenstrual dysphoric disorder: evidence for a new category for DSM-5', *American Journal of Psychiatry*, 2012, vol. 169, no. 5, pp. 465–475.

+ Hantsoo L, Epperson CN, 'Premenstrual dysphoric disorder: epidemiology and treatment', *Current Psychiatry Reports*, 2015, vol. 17, no. 11, article no. 87.

+ Ro C, 'The overlooked condition that can trigger extreme behaviour', BBC *Future*, 16 December 2019, ‹www.bbc.com/future/

article/20191213-pmdd-a-littleunderstood-and-often-misdiag-
nosed-condition›.

+ Khera R, Yuan L, Jiapeng L et al., 'Impact of 2017 ACC/AHA guide-
lines on prevalence of hypertension and eligibility for antihypertensive
treatment in United States and China: nationally representative cross
sectional study', *BMJ*, 2018, vol. 362, article no. k2357.

+ Bell KJL, Doust J, Glasziou P, 'Incremental benefits and harms of the
2017 American College of Cardiology/American Heart Association
high blood pressure guideline', *JAMA Internal Medicine*, 2018, vol. 178,
no. 6, pp. 755–757.

+ Xu Y, Wang L, He J et al., 'Prevalence and control of diabetes in Chi-
nese adults', *JAMA*, 2013, vol. 310, no. 9, pp. 948–959.

+ Cundy T, Ackermann E, Ryan EA, 'Gestational diabetes: new criteria
may triple the prevalence but effect on outcomes is unclear', *BMJ*, 2014,
vol. 348, article no. g1567.

+ Vandorsten JP, Dodson WC, Espeland MA et al., 'NIH consensus de-
velopment conference: diagnosing gestational diabetes mellitus', *NIH
Consensus and State-of-the-Science Statements*, 2013, vol. 29, no. 1, pp.
1–31.

+ Järvinen TLN, Michaëlsson K, Jokihaara J et al, 'Overdiagnosis of bone
fragility in the quest to prevent hip fracture', *BMJ*, 2015, vol. 350, arti-
cle no. h2088.

+ Viswanathan M, Reddy S, Berkman N et al., 'Screening to prevent os-
teoporotic fractures: updated evidence report and systematic review
for the US Preventive Services Task Force', *JAMA*, 2018, vol. 319, no.
24, pp. 2532–2551.

+ Kolata G, 'Bone diagnosis gives new data but no answers', *New York
Times*, 28 September 2003, ‹www.nytimes.com/2003/09/28/us/
bone-diagnosis-givesnew-data-but-no-answers.html›.

+ Zhao J, Zeng X, Wang J, Liu L, 'Association between calcium or vita-
min D supplementation and fracture incidence in community-dwelling

older adults: a systematic review and meta-analysis', *JAMA*, 2017, vol. 318, no. 24, pp. 2466–2482.

✦ Avenell A, Mak JCS, O'Connell D, 'Vitamin D and vitamin D analogues for preventing fractures in post-enopausal women and older men', *Cochrane Database of Systematic Reviews*, 2014, issue 4, article no. CD000227.

✦ Moynihan R, 'Caution! Diagnosis creep', *Australian Prescriber*, 2016, vol. 39, no. 2, pp. 30–31.

✦ Bi S, Klusty T, 'Forced sterilizations of HIV-positive women: a global ethics and policy failure', *AMA Journal of Ethics*, 2015, vol. 17, no. 10, pp. 952–957.

✦ Patel P, 'Forced sterilization of women as discrimination', *Public Health Reviews*, 2017, vol. 38, article no. 15.

✦ Gordon P, 'Is depression overdiagnosed? Yes', *BMJ*, 2007, vol. 335, p. 328.

✦ Whitely M, Raven M, '1 in 8 (over 3 million) Australians are on antidepressants – Why is the Lucky Country so miserable?', PsychWatch Australia, accessed 2 April 2021, ‹www.psychwatchaustralia.com/post/1-in-8-over-3-million-australians-are-on-antidepressants-why-is-the-lucky-country-so-miserable›.

✦ Healy D, *Let Them Eat Prozac*, New York University Press, New York, 2004

✦ Goetzsche P, *Deadly Medicines and Organised Crime: How Big Pharma Has Corrupted Healthcare*, CRC Press, London, 2013.

✦ Cipriani A, Zhou X, Del Giovane C et al., 'Comparative efficacy and tolerability of antidepressants for major depressive disorder in children and adolescents: a network meta-analysis', *Lancet*, 2016, vol. 388, no. 10047, pp. 881–890.

✦ Sharma T, Guski LS, Freund N, Gøtzsche PC, 'Suicidality and aggression during antidepressant treatment: systematic review and meta-analyses based on clinical study reports', *BMJ*, 2016, vol. 352, article no. i65.

+ Stevenson N, 'Autism doesn't have to be viewed as a disability or dis-
order', *The Guardian*, 16July 2015, ‹www.theguardian.com/science/
blog/2015/jul/16/autism-doesnthave-to-be-viewed-as-a-disability-
or-disorder›.

+ Buchbinder R et al., Low Back Pain Series, *Lancet*, 2018, ‹www.thel-
ancet.com/series/ low-back-pain›.

+ Bernstein DN, Brodell D, Li Y et al., 'Impact of the economic down-
turn on elective lumbar spine surgery in the United States: a national
trend analysis, 2003 to 2013', *Global Spine Journal*, 2017, vol. 7, no. 3,
pp. 213–219.

+ Harris IA, Traeger A, Stanford R, Maher CG, Buchbinder R, 'Lumbar
spine fusion: what's the evidence?', *Internal Medicine Journal*, 2018,
vol. 48, no. 12, pp. 1430–34 Machado G, Lin C, Harris I, 'Spinal fusion
surgery for lower back pain: it's costly and there's little evidence it'll
work', *The Conversation*, 19 February 2018, ‹https:// theconversation.
com/spinal-fusion-surgery-for-lower-back-pain-its-costly-andtheres-
little-evidence-itll-work-91829›.

+ Harris IA, Dantanarayana N, Naylor JM, 'Spine surgery outcomes',
Australian and New Zealand Journal of Surgery, 2012, vol. 82, pp.
625–629.

+ Di Donato MF, Xia T, Iles R, Buchbinder R, Collie A, 'Patterns of opi-
oid prescription and associated wage replacement duration in workers
with accepted compensation claims for low back pain: a retrospective
cohort study', *Pain*, 2021, manuscript under review.

+ Blanchette MA, Rivard M, Dionne CE, Hogg-Johnson S, Steenstra I,
'Association between the type of first healthcare provider and the du-
ration of financial compensation for occupational back pain', *Journal of
Occupational Rehabilitation*, 2017, vol. 27, pp. 382–392.

+ Webster BS, Bauer AZ, Choi YS et al., 'Iatrogenic consequences of
early magnetic resonance imaging in acute, work-related, disabling low

back pain', *Spine*, 2013, vol. 38, no. 22, pp. 1939–1946.

+ Emery DJ, Shojania KG, Forster AJ et al., 'Overuse of magnetic resonance imaging', *JAMA Internal Medicine*, 2013, vol. 173, no. 9, pp. 823–825.

+ Foster NE, Koes B, Chou R et al., 'Prevention and treatment of low back pain: evidence, challenges, and promising directions', *Lancet*, 2018, vol. 391, no. 10137, pp. 2368–2383.

+ Rae T, Mitchell GK, Batstra L, 'Attention-deficit/hyperactivity disorder: are we helping or harming?', *BMJ*, 2013, vol. 347, article no. f6172.

+ Paris J, Bhat V, Thombs B, 'Is adult attention-deficit hyperactivity disorder being overdiagnosed?', *Canadian Journal of Psychiatry*, 2015, vol. 60, no. 7, pp. 324–328.

+ Waller A, Turon H, Mansfield E et al., 'Assisting the bereaved: a systematic review of the evidence for grief counselling', *Palliative Medicine*, 2015, vol. 30, no. 2, pp. 132–148.

+ Frances A, 'Keith Connors, father of ADHD, regrets its current misuse: setting things straight on the ADHD diagnosis', *Psychology Today*, 28 March 2016, ‹www.psychologytoday.com/intl/blog/saving-normal/201603/keith-connors-fatheradhd-regrets-its-current-misuse›.

+ Schwartz A, *ADHD Nation: Children, Doctors, Big Pharma, and the Making of an American Epidemic*, Simon & Schuster, New York, 2016.

+ Frances A, *Saving Normal: An Insider's Revolt Against Out-of-control Psychiatric Diagnosis, DSM-5, Big Pharma, and the Medicalization of Ordinary Life*, William Morrow & Co., New York, 2013.

+ 'Sarcopenia: new disease affects thousands', SBS News, 10 November 2016, ‹www.sbs. com.au/news/sarcopenia-new-disease-affects-thousands›.

+ Joyner MJ, Paneth N, 'Promises, promises, and precision medicine', *Journal of Clinical Investigation*, 2019, vol. 129, no. 3., pp. 946–948.

+ Gilbody S, Wilson P, Watt I, 'Benefits and harms of direct to consumer advertising: a systematic review', *BMJ Quality and Safety*, 2005, vol. 14, vol. 246–250.

10장 치유

+ Choosing Wisely, '5 questions to ask your doctor or other health professional', ‹www.choosingwisely.org.au/resources/consumers/5-questions-to-ask-your-doctor› Moynihan R, Sweet M, *Ten Questions You Must Ask Your Doctor: How to Make Better Decisions About Drugs, Tests and Treatments*, Allen & Unwin, Sydney, 2008.

+ 'Questions to ask your doctor', Healthdirect, ‹www.healthdirect.gov.au/questions-toask-your-doctor›

+ National Prescribing Service (NPS), 'Making wise choices about medicines', ‹www.nps.org.au/consumers/making-wise-choices-about-medicines›.

+ Roozenbeek J, Schneider CR, Dryhurst S et al., 'Susceptibility to misinformation about COVID-19 around the world', *Royal Society Open Science*, 2020, vol. 7, article no. 201199.

+ Institute of Medicine (US), *Roundtable on Value & Science-driven Health Care: Learning What Works: Infrastructure Required for Comparative Effectiveness Research: Workshop Summary*, National Academies Press, Washington, DC, 2011.

+ Miller JD, 'Study affirms pharma's influence on physicians', *JNCI: Journal of the National Cancer Institute*, 2007, vol. 99, no. 15, pp. 1148–1150.

+ Engelberg, J, Parsons CA, Tefft J, 'Financial conflicts of interest in Medicine', SSRN, 2014, ‹https://ssrn.com/abstract=2297094›.

+ Steinman MA, Shlipak MG, McPhee SJ, 'Of principles and pens: attitudes and practices of medicine housestaff toward pharmaceutical industry promotions', *American Journal of Medicine*, 2001, vol. 110, pp. 551–557.

+ Doust J, Vandvik PO, Qaseem A et al., 'Guidance for modifying the

참고 문헌

definition of diseases. a checklist', *JAMA Internal Medicine*, 2017, vol. 177, no. 7, pp. 1020–1025.

+ Moynihan RN, Cooke GPE, Doust JA et al., 'Expanding disease definitions in guidelines and expert panel ties to industry: a cross-sectional study of common conditions in the United States', *PLOS Medicine*, 2013, vol. 10, no. 8, article no. e1001500.

+ Donaldson MG, Cawthon PM, Lui L-Y et al., 'Estimates of the proportion of older white women who would be recommended for pharmacologic treatment by the new U.S. National Osteoporosis Foundation Guidelines', *Journal of Bone and Mineral Research*, 2009, vol. 24, no. 4, pp. 675–680.

+ Nelson F, 'What do we mean when we call something a disease?', Medical Republic, 20 July 2018, ⟨http://medicalrepublic.com.au/mean-call-somethingdisease/15737⟩.

+ Saiz LC, Gorricho J, Garjón J et al., 'Blood pressure targets for the treatment of people with hypertension and cardiovascular disease', *Cochrane Database of Systematic Reviews*, 2018, issue 7, article no. CD010315.

+ Tikkinen KAO, Leinonen JS, Guyatt GH et al., 'What is a disease? Perspectives of the public, health professionals and legislators', *BMJ Open*, 2012, vol. 2, article no. e001632.

+ Flegal KM, Kit BK, Orpana H, Graubard BI, 'Association of all-cause mortality with overweight and obesity using standard body mass index categories: a systematic review and meta-analysis', *JAMA*, 2013, vol. 309, no. 1, pp. 71–82.

+ Heath I, *The Mystery of General Practice*, Nuffield Provincial Hospitals Trust, London, 1995.

+ Harris IA, Dao AT, 'Trends of spinal fusion surgery in Australia: 1997 to 2006', *Australia and New Zealand Journal of Surgery*, 2009, vol. 79, pp. 783–788.

+ Harris I, Mulford J, Solomon M et al., 'Association between compensation status and outcome after surgery: a meta-analysis', *JAMA*, 2005, vol. 293, no. 13, pp. 1644–52 Shepstone L, Lenaghan E, Cooper C et al., 'Screening in the community to reduce fractures in older women (SCOOP): a randomised controlled trial', *Lancet* 2018, vol. 391, no. 10122, pp. 741–747.

✦ Verbeek JH, Martimo KP, Karppinen J et al., 'Manual material handling advice and assistive devices for preventing and treating back pain in workers', *Cochrane Database of Systematic Reviews*, 2011, issue 6, article no. CD005958.

✦ Beauchamp A, Batterham RW, Dodson S et al., 'Systematic development and implementation of interventions to Optimise Health Literacy and Access(Ophelia)', *BMC Public Health*, 2017, vol. 17, article no. 230.

✦ Austvoll-Dahlgren A, Oxman AD, Chalmers I et al., 'Key concepts that people need to understand to assess claims about treatment effects', *Journal of Evidence-ased Medicine*, 201, vol. 8, pp. 112–125.

✦ Bourne AM, Peerbux S, Jessup R et al., 'Health literacy profile of recently hospitalised patients in the private hospital setting: a cross sectional study', *BMC Health Services Research*, 2018, vol. 18, no. 1, article no. 877.

✦ Jessup RL, Osborne RH, Beauchamp A et al., 'Health literacy of recently hospitalised patients: a cross-sectional survey using the Health Literacy Questionnaire (HLQ)', *BMC Health Services Research*, 2017, vol. 17 article no. 52.

✦ Kelly PA, Haidet P, 'Physician overestimation of patient literacy: a potential source of health care disparities', *Patient Education and Counseling*, 2007, vol. 66, pp. 119–122.

✦ Main CJ, Buchbinder R, Porcheret M, Foster N, 'Addressing patient beliefs and expectations in the consultation', *Best Practice & Research Clinical Rheumatology*, 2010, vol. 24, no. 2-2, pp. 219–225.

✦ Hersch J, Barrat A, Jansen J et al., 'Use of a decision aid including information on overdetection to support informed choice about breast cancer screening: a randomised controlled trial', *Lancet*, 2015, vol. 385, no. 9978, pp. 1642–1652.

+ Tooke J, *Aspiring to Excellence: Final Report of the Independent Inquiry into Modernising Medical Careers*, MMC Inquiry, London, 2008.

+ Best D, Lopes J, Pugh C, 'Re:' "It's the duty of every doctor to get involved with research" ', *BMJ*, 2015, vol. 351, article no. h6329.

+ Ozdemir BA, Karthikesalingam A, Sinha S et al., 'Research activity and the association with mortality', *PLOS ONE*, 2015, vol. 10, article no. e0118253.

+ Casarett D, 'The science of choosing wisely – overcoming the therapeutic illusion', *New England Journal of Medicine*, 2016, vol. 374, pp. 1203–1205.

+ 'Choosing Wisely: a special report on the first five years 2017', Choosing Wisely, ‹www. choosingwisely.org/wp-content/uploads/2017/10/Choosing-Wisely-at-Five.pdf›.

+ Brody H, 'Medicine's ethical responsibility for health care reform—the Top Five List', *New England Journal of Medicine*, 2010, vol. 362, no. 4, pp. 283–285.

+ The Good Stewardship Working Group, 'The "Top 5" lists in primary care', *Archives of Internal Medicine*, 2011, vol. 171, no. 15, pp. 1385–1390.

+ O'Donnell J, 'The Kaiser Way: lesson for U.S. health care?', *USA Today*, 13 August 2014, ‹https://eu.usatoday.com/story/news/nation/2014/08/06/kaiser-permanenteobamacare-accountable-care-organizations-hospitals/12763591›.

+ Abelson R, 'The face of future health care', *New York Times*, 20 March 2013, ‹www.nytimes.com/2013/03/21/business/kaiser-permanente-is-seen-as-face- of-futurehealth-care.html›.

+ Wulff KC, Miller FG, Pearson SD, 'Can coverage be rescinded when negative trial results threaten a popular procedure? The ongoing saga of vertebroplasty', *Health Affairs*, 2011, vol. 30, pp. 2269–2276.

+ 'Items which should not routinely be prescribed in primary care: guidance for CCGs', NHS Clinical Commissioners, London, 2017.

+ Juch JNS, Maas ET, Ostelo RWJG et al., 'Effect of radiofrequency denervation on pain intensity among patients with chronic low back pain: the MINT randomized clinical trials', *JAMA*, 2017, vol. 318, pp. 68–81.

+ Ozdemir BA, Karthikesalingam A, Sinha S et al., 'Research activity and the association with mortality', *PLOS ONE*, 2015, vol. 10, no. 2, article no. e0118253.

+ Laliberte L, Fennell ML, Papandonatos G, 'The relationship of membership in research networks to compliance with treatment guidelines for early-stage breast cancer', *Medical Care*, 2005, vol. 43, no. 5. pp. 471–479.

+ Wolfe SM, 'Does $760m a year of industry funding affect the FDA's drug approval process?', *BMJ*, 2014, vol./ 349, article no. g5012.

+ Pham-Kanter G, 'Revisiting financial conflicts of interest in FDA advisory committees', *Milbank Quarterly*, 2014, vol. 92, no. 3, pp. 446–470.

+ Pathirana T, Clark J, Moynihan R, 'Mapping the drivers of overdiagnosis to potential solutions', *BMJ*, 2017, vol. 358, article no. j3879.

+ Nutbeam D, 'Health literacy as a public health goal: a challenge for contemporary health education and communication strategies into the 21st century', *Health Promotion International*, 2006, vol. 15, no. 3, pp. 259–267.

+ Frakes MD, Gruber J, 'Defensive medicine: evidence from military immunity', NBER Working Paper No. 24846, National Bureau of Economic Research, Cambridge, MA, 2018.

+ Bishop GF, Thomas RK, Wood JA, Gwon M, 'Americans' scientific knowledge and beliefs about human evolution in the year of Darwin', *National Center for Science Education*, 2010, vol. 30, no. 3, pp. 16–18, ‹https://ncse.com/library-resource/ americans-scientific-knowledge-beliefs-human-evolution-year›.

+ Gwon M, 'Measuring and understanding public opinion on human evolution', PhD thesis University of Cincinnati, 2012, ‹http://rave.ohiolink.edu/etdc/view?acc_ num=ucin1353342586›.

+ Kindig DA, Panzer AM, Nielsen-Bohlman L (eds), *Health Literacy: A Prescription to End Confusion*, National Academies Press, Washington, DC, 2004.

+ Bauchner H, Fontanarosa PB, Thompson AE, 'Professionalism, governance, and selfregulation of medicine', *JAMA*, 2015, vol. 313, no. 18, pp. 1831–1836.

+ Stacey D, Légaré F, Lewis K et al., 'Decision aids for people facing health treatment or screening decisions', *Cochrane Database of Systematic Reviews*, 2017, issue 4, article no. CD001431.

+ Colla CH, Kinsella EA, Morden NE et al., 'Physician perceptions of Choosing Wisely and drivers of overuse', *American Journal of Managed Care*, 2016. vol. 22, no. 5, pp. 337–343.

+ Jones K, 'In whose interest? Relationships between health consumer groups and the pharmaceutical industry in the UK', *Sociology of Health & Illness*, 2008, vol. 30, pp. 929–943.

+ Smith R, 'Medicine's need for philosophy', The BMJ Opinion (blog), 8 April 2016, ‹https://blogs.bmj.com/bmj/2016/04/08/richard-smith-medicines-need-forphilosophy›.

+ Glasziou P, Sander S, Hoffmann T, 'Waste in COVID-19 research', *BMJ*, 2020, vol. 369, article no. m1847

+ Roozenbeek J, Schneider CR, Dryhurst S et al., 'Susceptibility to misinformation about COVID-19 around the world', *Royal Society Open Science*, 2020, vol. 7, article no. 201199.

+ Madden DL, McLean M, Horton GL, 'Preparing medical graduates for the health effects of climate change: an Australasian collaboration', *Medical Journal of Australia*, 2018, vol. 208, pp. 291–292.

+ Salas RN, Maibach E, Pencheon D et al., 'A pathway to net zero emissions for healthcare', *BMJ*, 2020, vol. 371, article no. m3785.

+ Ivers N, Jamtvedt G, Flottorp S et al., 'Audit and feedback: effects on professional practice and healthcare outcomes', *Cochrane Database of Systematic Reviews*, 2012, issue 6, article no. CD000259.

+ Badgery-Parker T, Pearson SA, Chalmers K et al., 'Low-alue care in Australian public hospitals: prevalence and trends over time', *BMJ Quality and Safety*, 2019, vol. 28, pp. 205–214.

+ Brehaut JC, Colquhoun HL, Eva KW et al., 'Practice feedback interventions: 15 suggestions for optimising effectiveness', *Annals of Internal Medicine*, 2016, vol. 164, pp. 435–441.

+ Chalmers K, Badgery-Parker T, Pearson SA et al., 'Developing indicators for measuring low-alue care: mapping Choosing Wisely recommendations to hospital data', *BMC Research Notes*, 2018, vol. 11, article no. 163.

+ Chivian E, 'Why doctors and their organisations must help tackle climate change: an essay by Eric Chivian', *BMJ*, 2014, vol. 348, article no. g2407.

+ Sainsbury P, Charlesworth K, Madden D et al., 'Climate change is a health issue: what can doctors do?', *Internal Medicine Journal*, 2019, vol. 49, pp. 1044–1048.

+ Talley NJ, 'A sustainable future in health: ensuring as health professionals our own house is in order and leading by example', *Medical Journal of Australia*, 2020, vol. 212, p. 344.

+ Madden DL, Capon A, Truskett PG, 'Environmentally sustainable health care: now is the time for action', *Medical Journal of Australia*, 2020, vol. 212, pp. 361–362.

+ Australian Medical Association, 'Environmental sustainability in health care – 2019', AMA, 20 March 2019, ‹https://ama.com.au/position-statement/environmentalsustainability-health-care-2019›.

+ Doctors for the Environment Australia, 'An Australian Healthcare Sustainability Unit(HSU) – DEA proposal', ‹www.dea.org.au/wp-content/

uploads/2021/01/DEAHSU-Proposal-Final-.pdf›.

+ Pencheon D, 'Developing a sustainable health care system: the United Kingdom experience', *Medical Journal of Australia*, 2018, vol. 208, pp. 284–285.

+ Behavioural Economics Team of the Australian Government, 'Nudge vs superbugs: using behavioural economics to reduce the overprescribing of antibiotics', Department of the Prime Minister and Cabinet, 21 June 2018, ‹https://behaviouraleconomics.pmc.gov.au/projects/nudge-vs-superbugs-behaviouraleconomics-trial-reduce-overprescribing-antibiotics›.

+ 'Reducing musculoskeletal diagnostic imaging requests in general practice', Trial Review, Australian New Zealand Clinical Trial Registry, ACTRN 12619001503112, registered 31 October 2019, ‹www.anzctr.org.au/Trial/Registration/TrialReview.aspx?id=378625&isReview=true›.

히포크라시

초판 1쇄 발행 2023년 7월 4일
초판 2쇄 발행 2023년 8월 18일

지은이 레이첼 부크바인더·이언 해리스
옮긴이 임선희

펴낸이 김현태
펴낸곳 책세상

등록 1975년 5월 21일 제2017-000226호
주소 서울시 마포구 잔다리로 62-1, 3층(04031)
전화 02-704-1251
팩스 02-719-1258
이메일 editor@chaeksesang.com
광고·제휴 문의 creator@chaeksesang.com
홈페이지 chaeksesang.com
페이스북 /chaeksesang 트위터 @chaeksesang
인스타그램 @chaeksesang 네이버포스트 bkworldpub

ISBN 979-11-5931-955-6 03510